執筆・執筆協力

小原　啓子	デンタルタイアップ代表
橋本　正毅	橋本歯科クリニック院長
正岡麻由香	橋本歯科クリニックチーフ　歯科衛生士
久保　　修	阿品ファミリー歯科院長
久保　博子	阿品ファミリー歯科副院長・院長夫人
山田亜希子	阿品ファミリー歯科チーフ　受付
鎌田　賢介	カマタ歯科クリニック院長
高橋　一江	カマタ歯科クリニック歯科衛生士・院長夫人
柿本　智美	カマタ歯科クリニック歯科衛生士
伊藤　尚史	伊藤歯科クリニック院長

写真協力

鈴木歯科クリニック

中西歯科矯正歯科

This book was originally published in Japanese
under the title of :

TIIMU DE TORIKUMU SHIKAIIN NO KASSEIKA
— GENBA DE OKORU HENKAKU NO DORAMA
(Guide for Team Approach to Dental Office Revolution:
Renovate Teamwork and Change Your Everyday Practice)

Editor :

OBARA, Keiko
Dental Tie-Up Director

ISHIYAKU PUBLISHERS, INC.
7-10, Honkomagome 1 chome, Bunkyo-ku,
Tokyo 113-8612, Japan

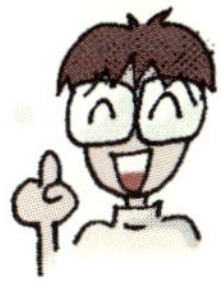

はじめに

二〇〇六年、『輝く華の歯科衛生士―これからの歯科医院経営をチームで考える』を出版させていただいて、早十年が過ぎました。多くの方々にお読みいただきまして、誠にありがとうございました。おかげ様で、いろいろな形でお声をかけていただくようになりました。

前著の中で述べた「スタッフもマネジメント感覚を持とう。そしてチームとして歯科医院の経営を考えよう」という内容は、歯科業界では初めてのことでしたので、いくつかの波紋を生んだと思います。

「スタッフに経営のことなど言われたくない」

「私達もそこまでは知りたくない」

という声。

「小原さんは、歯科医師の免許を取られたらどうですか。そしたら、歯科医師はあなたの発言を聞くようになるでしょう」というアドバイスをいただくこともありましたが、これは「経営」という言葉の解釈がそれぞれで違っている結果であり、本当の意味での経営への理解を得るためには、相当な時間がかかって当然のことなのだと、その都度覚悟したものでした。

したがって、私が講演を依頼された場合は、基本的に講演時間が長いのが特徴です。

「経営とは『仕事の仕組み作り』であり、『人の能力をどのように生かすか』なのだから、それぐらいの時間がないと説明できない」と、主催者には、講演としては破格の三時間設定をお願いしてきました。

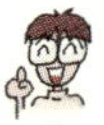

さて、その中で私は、『理念を基本とする創造型の経営』を提案しています。

そうすると、研修会で多くの方々からいろいろな質問や悩みを頂戴しました。

「理念を作ることが大切だとわかりましたが、理念は、どうやって作るのですか」

「これ以上のことはできないとスタッフに言われる中で、歯科医院の変革など、どのように説明すればよいのでしょうか」

「院長とスタッフには溝があって、妻である私も板挟みになっています」

時には、「チームでやっていくことはわかっているのですが、この研修会場にさえ一緒に来ることができないのです」と訴えられることがありました。

この状態の打破には、まず院長の覚悟が必要です。しかし、何事も一人ではできません。その解決は、この本の中にあると思っています。

私は、最初の一年で三千人ほどの方々に語り続けました。講演のたびに熱き思いを会場からいただき、時代のうねりを感じることも多々ありました。

しかし、講演会やセミナーでお会いする受講者の方々の人数や、セミナーの時間的制約の中では、お伝えできることには限界があります。きちんと整理したうえで、書物として提案していく必要性を感じました。

あれからいろいろな歯科医院と一緒に、歯科医院の変革にも携わっています。日々の仕事を通して、学問とは本当に大切なものだとしみじみと感じます。なぜなら、歯科の治療がエビデンスに基づく治療をしているように、歯科医院という組織を変えていくという試みも、経営学という学問に基づいて行うことで、その変化を実感できるからです。経営学でいう「戦略経営での順番」を踏むという流れは、組織の混乱を避け、確実な進歩を認識できるという点において重要です。

こうすれば患者さんが来てくれる、収入が増えるというセミナーや出版物もありますが、世の中には特効薬的なものはありません。

いつでも「最善の歯科医療サービスを提供するためにはどうしたらいいのか」という意識を持って、地道に歯科医院内での改善を繰り返すことが基本であり、その結果として組織の活性化が起こり、地域や患者さんの理解を得て患者数が増えたり、収入が得られるという成果をみることができます。事実、本書に登場する歯科医院では、過去最高の患者数や収益を変革後一～二年で体験しています。

今やっと、歯科医院の変革を本にまとめてご提案できる時期がきました。

「まだまだ」と感じられるところもあるかと思いますが、一緒に考えていきましょう。まずは初めての体験をされてください。

いつでも尋ねられる「小原がなぜ経営学に興味を持ったのか」という質問に対して……

私は、歯科業界で三十六年仕事をしています。

アッという間の出来事です。その中で、いつでも全力で仕事をしてきました。

歯科での仕事は、歯科医院で直接患者さんと接し、いつでも「ありがとう」という言葉を頂戴する、毎日がとても幸せな気持ちになるいい仕事です。

治療だけでなく、メインテナンスや定期検診などで一生のお付き合いになる方も少なくなく、患者さんとは共に人生を歩むという気持ちになります。だから、私は歯科業界で仕事をすることに誇りを持っています。

私はこの三十六年の間で今の仕事の外に、歯科衛生士育成のための教育、広島口腔保健センターでの活動、そして歯科衛生士会の活動に参加してきました。一般の診療以外は、無歯科医地区の小学校や保育園で集団治療や歯科衛生教育を行った「僻地巡回診療」、「身体障害者の方々の治療」、会社の健診や指導を行う「企業健診」、地域の公民館や小学校、健康まつりでの「公衆衛生活動」、介護保険が始まる前からの高齢者施設での「訪問歯科診療」、県民の方々の口の健康を電話で受ける「歯のイキイキ健康電話相談」等です。健康電話相談では担当窓口でしたので、十二年で二千人程の県民の相談を受けることで、一般の方々の本音の部分を聞く立場にありました。この状況で、歯周病の患者さんとの深いお付き合いがあり、その内容が『アッチョ～歯科医院の女神さま』

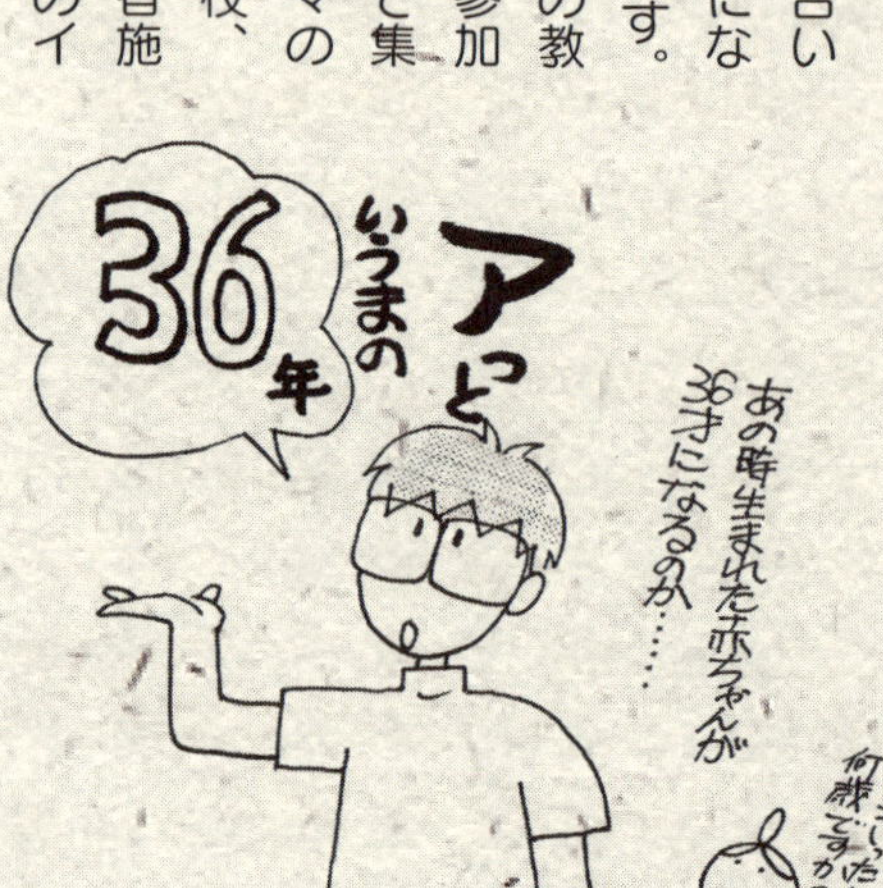

アっという間の
36年
あの時生まれた赤ちゃんが36才になるのか……
先生いったい何歳ですか？

や『チョ〜カンペキ　歯科衛生士のための新歯周治療の本』や『花の歯科衛生士』の本の出版につながりました。歯科衛生士としてやっていないことは、少ないかもしれないと思います。

私にとって、三十六年間は与えられた環境での仕事をまじめにコツコツとやってきただけではありますが、充実感のある人生だとみなさんに感謝しています。

さて、その中で、今となってはとてもいい経験ですが、歯科衛生士学校の三年制移行への変革は、私にとってとても苦しい仕事でした。

二年制教育から三年制への教育年限の延長は、単純に教育する時間を拡大する話ではなく、教育そのものの見直しから始まりますので、現状の教育内容の「これでいいのか」という良否の判断からでした。組織の変革には必ず混乱が生じます。いろいろな事件が起きる中での三年制への変革は、私自身の人生を見直すいい機会となりました。仕事以外で気分転換にと軽い気持ちで始めたのが、大学での「経営情報学」という学問との出会いでした。そして、それは大学院における「社会科学研究科でのマネジメント」という分野での研究につながることになったのでした。

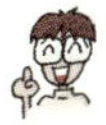

マネジメントとは、経営を英訳にしたものです。

経営学は、よく「お金を儲けるための学問ですか」と聞かれますが、『経営学入門』（日本経済新聞社）を読むと、数字を上げるための話は一ページもありません。その中では、経営学とは次のように紹介されています。「人間は一人では大きな仕事はできませんから組織があります。その組織の運営がどんな原則や原理で動いているのか。どんな原理で運営された場合に組織が効率的になり、社会に有益なものになるのかを研究するものが経営学」とされています（『経営学入門』より一部要約）。

したがって、私は大学や、大学院で「仕事の仕組み作り」と「人の能力をいかに生かすか」という学問をしてきました。世界の中で、また地域で、企業がどのようにその時代や社会の環境の変化に適応しながら変革を続けてきているのか。それが経営学であり、大学で受ける講義のたびに、まるでNHKの「プロフェッショナル」をみるような感激を受けるのでした。こんな刺激的な分野があるのだ。働きながらでしたので、まさしく寝る時間を削って勉学にいそしんだのですが、毎日がワクワクしながら学生生活を送りました。

その中で、気づいた点が二つです。

一つ目は、私達は一般社会の中では常識とされていることが抜け落ちていることがあることを知りました。マネジメント感覚です。

私達はよく「患者さんのために」と発言しています。時にはそのために、努力しようと声を掛け合います。しかし、自分達の働いている「歯科医院のために」とは発言しない。その感覚が普通でないのだと他の業界の方々との接触の中で痛感したのでした。（詳しくは『輝く華の歯科衛生士ーこれからの歯科医院経営をチームで考える』8頁で）

二つ目は、若い方々でも、本当にしっかりしているということです。

私は大学院では最高齢の女子学生でしたから、難しい統計分析や理論、ディスカッションでは情けないことに、たびたびついていけなくなります。

「○○さん、私ね、今日の講義わからんのよ。このままじゃ、レポートだせんわ」と言うと、すぐに

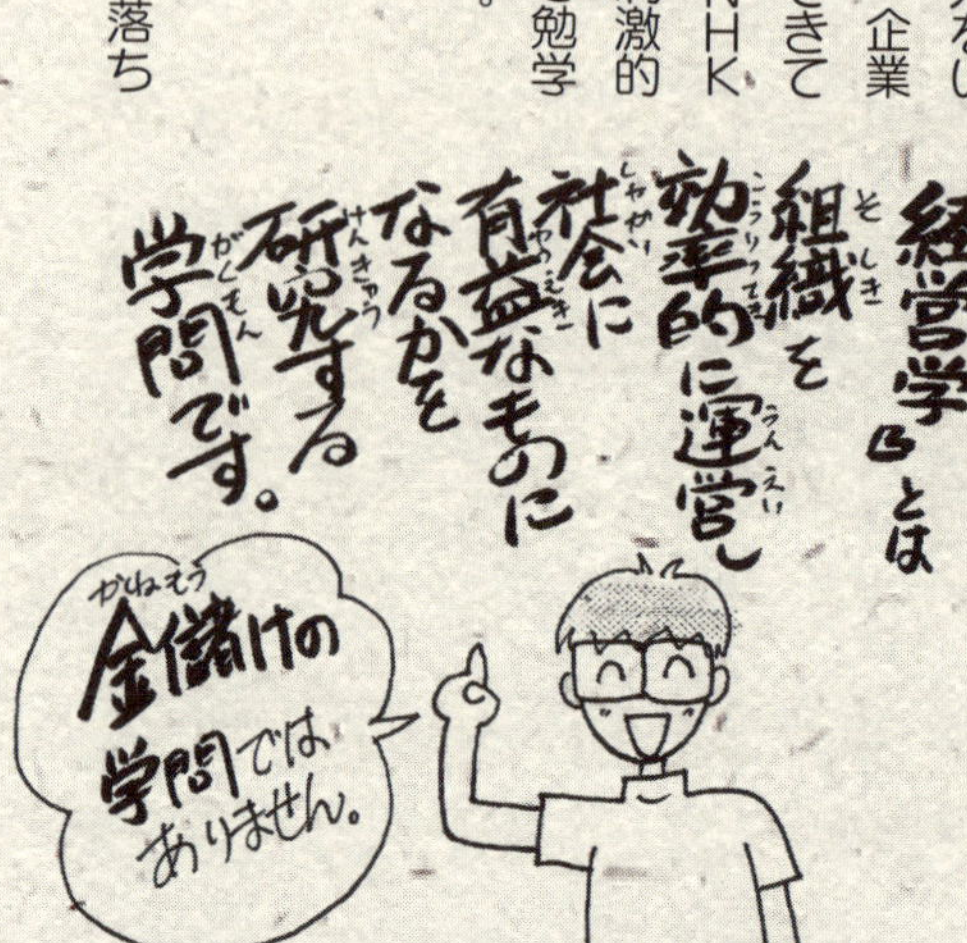
『経営学《けいえいがく》』とは
組織《そしき》を
効率的《こうりつてき》に運営《うんえい》し
社会《しゃかい》に
有益《ゆうえき》なものに
なるかを
研究《けんきゅう》する
学問《がくもん》です。
金儲《かねもう》けの
学問ではありません。

メンバーを募って「勉強会をしましょう」と真夜中までグループでの復習が始まります。

「実は、僕もここがわからなかったんですよ」

「ほんと？　私だけじゃないんやね」

「小原さん、がんばりましょう」

社会人大学院ではありましたが、学生同士の会話と言えども、彼らの言葉には思いやりと配慮があります。ホワイトボードを囲んで議論しながらふと時計を見ると、真夜中の十二時を過ぎることも珍しくありません。

しっかりとした足取りで人生を歩んでいる若者達に何度助けてもらったかわかりません。人は年齢が高くなると偉くなったような錯覚に陥りますが、若い人々との接触の中で、若いときにしか感じない感覚や発言を大切にし、私達は一緒に成長するものだと痛感しました。

経営学という学問に接することは、私にとってはターニングポイントでした。

また、大学院で二つのゼミに参加していたことが貴重でした。

『輝く華の歯科衛生士―これからの歯科医院経営をチームで考える』という本は、人的資源管理のゼミにいたときに、「歯科衛生士がなぜ辞めて業界から去ってしまうのか」という疑問から書いた本でした。歯科衛生士としてのやりがいを見出し、キャリアをあげていこうという「キャリア論」が基本となっています。また、その当時の私は歯科医院の変革を実践的には行っていなかったので、いろいろな方のご協力を得て一冊にまとめた本でした。

このたびの本は、二つ目のゼミである「経営戦略室」にいたときにまとめた「変革期における歯科医療サービスの戦略経営」がベースにあります。

この本は、実践的です。

また、違った角度から歯科医院の変革にご利用ください。

平成二十八年四月

目次

CONTENTS

目次

CONTENTS

チームで取り組もう

デモ いっぺんには無理

少しずつ、できることを
やればいい。
でもネ、これだけは必要。
明確な理念と
守るべきその順序。

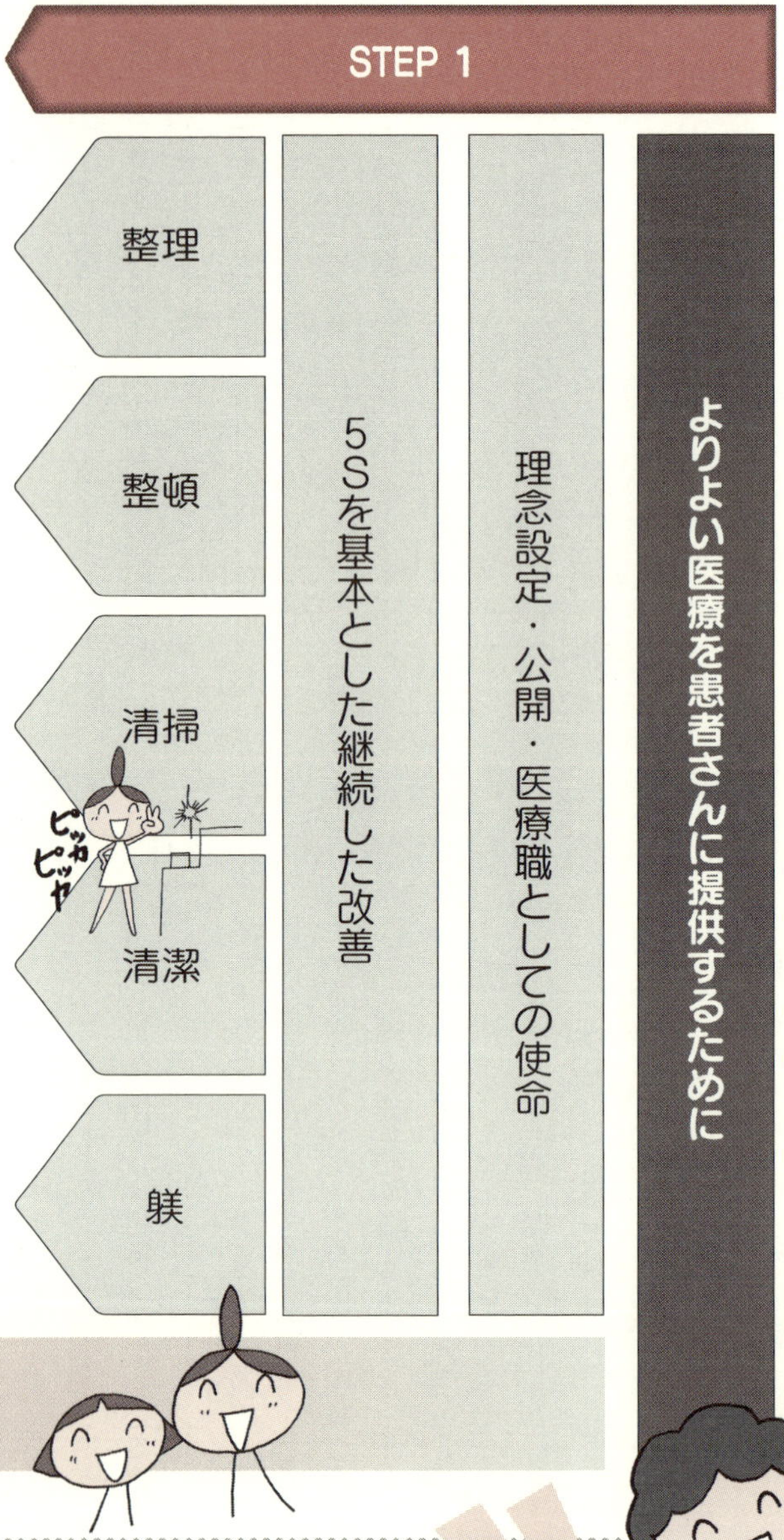

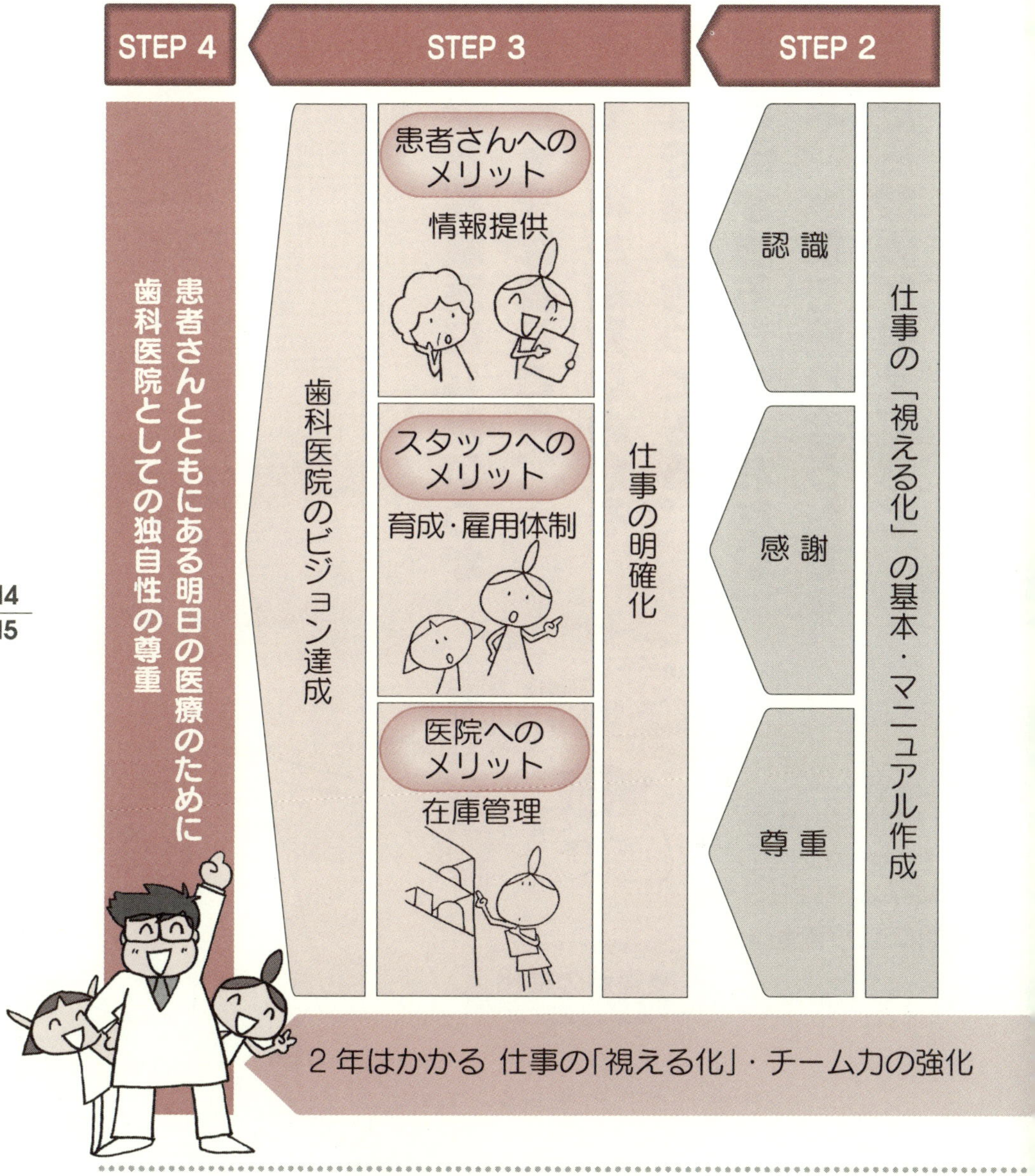

STEP 2
仕事の「視える化」の基本・マニュアル作成
認識
感謝
尊重
STEP 3
仕事の明確化
患者さんへのメリット
情報提供
スタッフへのメリット
育成・雇用体制
医院へのメリット
在庫管理
歯科医院のビジョン達成
STEP 4
患者さんとともにある明日の医療のために
歯科医院としての独自性の尊重
2年はかかる 仕事の「視える化」・チーム力の強化

歯科医院変革の流れ

今が大変なんです。どうすればいいの？

どんな歯科医院にしたいのか
院長がまずは語ること、
そして、何が問題なのかを
みんなで話し合ってみる。
最初は涙が出るかもしれない。
でもネ、本気で語り合うんです。
そしたら原因が見えてきて
やるべきことがわかるはず。

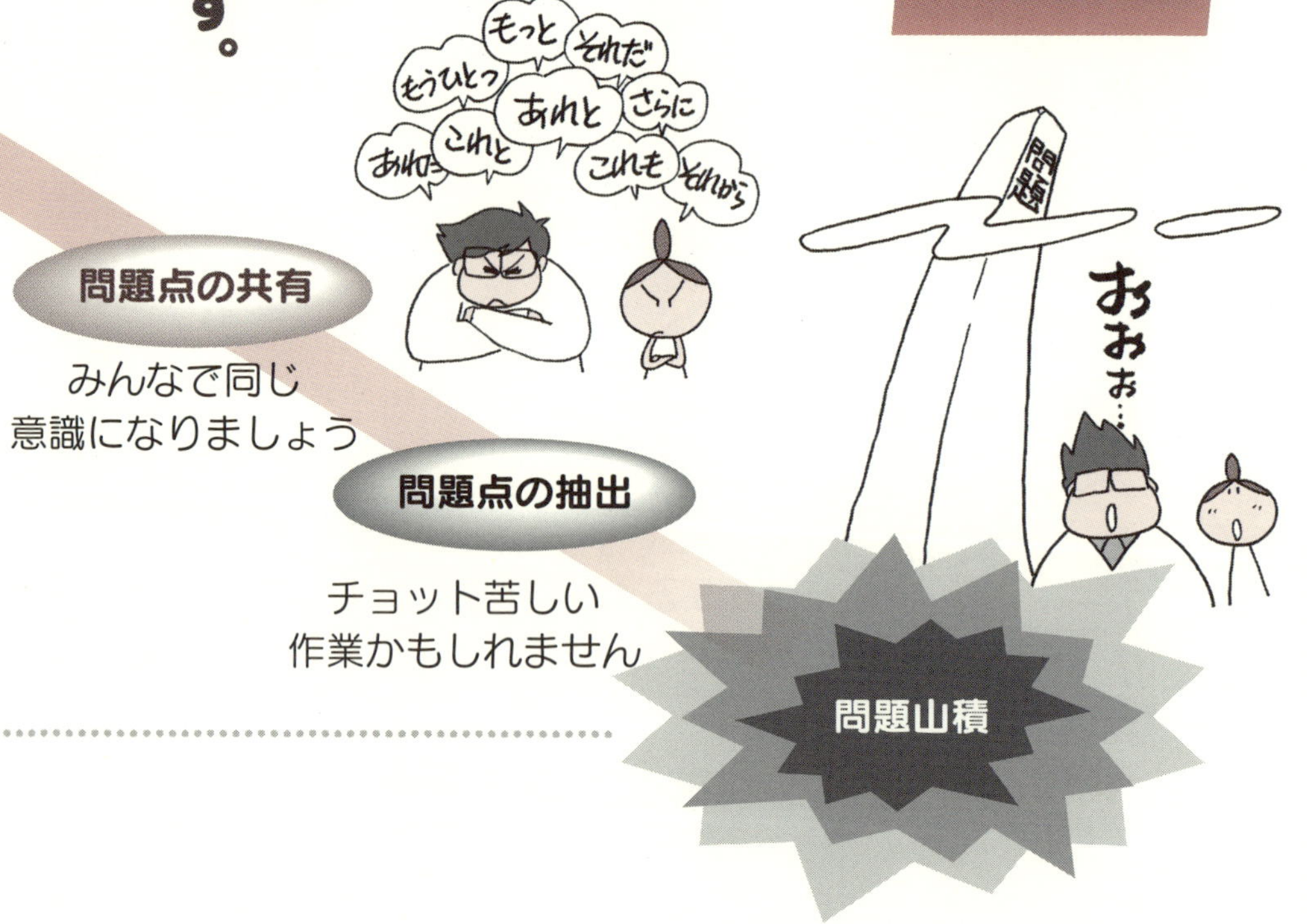
もっと
それだ
もうひとつ
あれと
さらに
これと
これも
それから
問題
おおお…
問題点の共有
みんなで同じ
意識になりましょう
問題点の抽出
チョット苦しい
作業かもしれません
問題山積

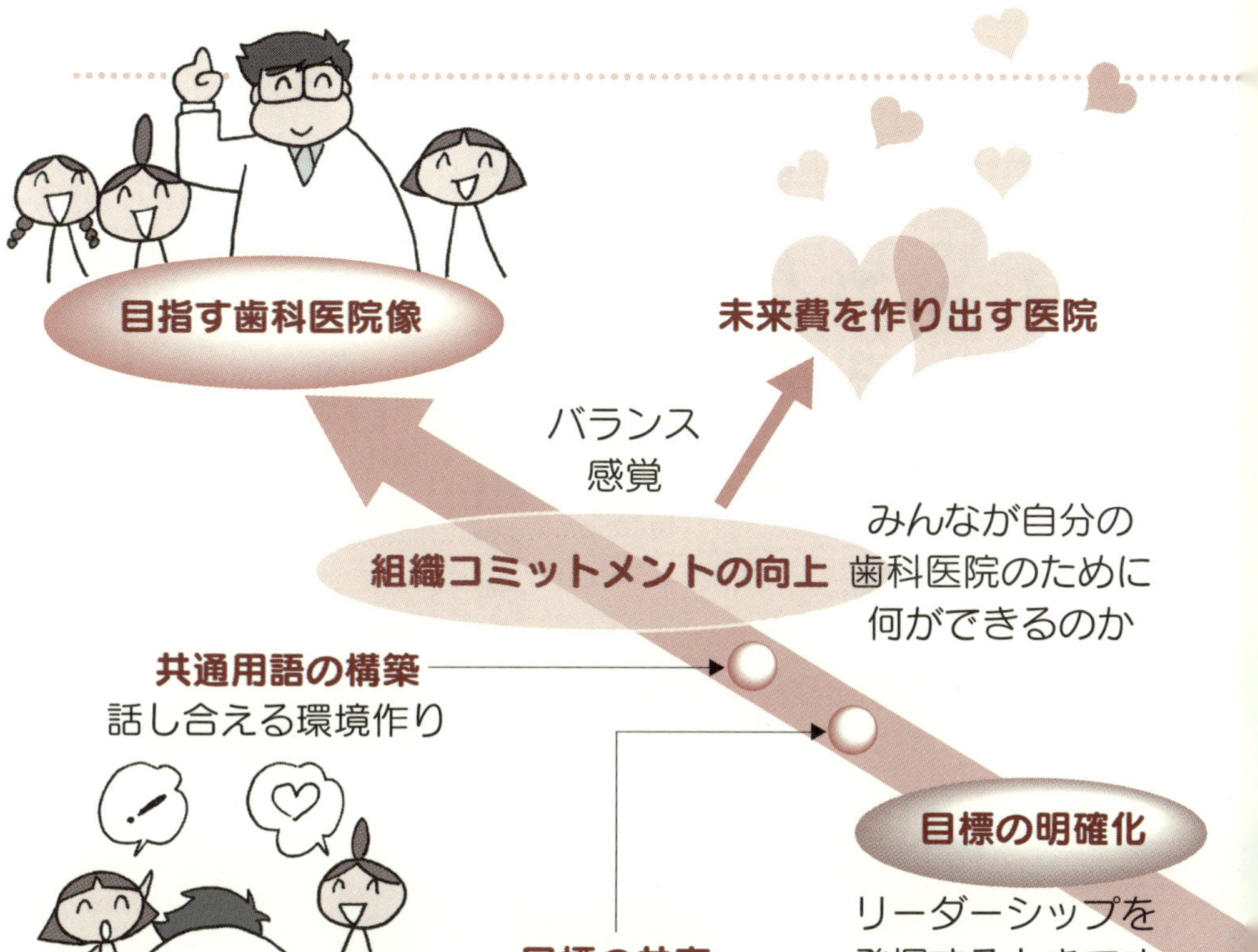

どんな歯科医院を作り上げるかのプロセス

何をすればいいの？に答えましょう

理念を心にとめながら、みんなで目指す目標へ。
いろんなことを考えながら、本気で取り組む体制へ。

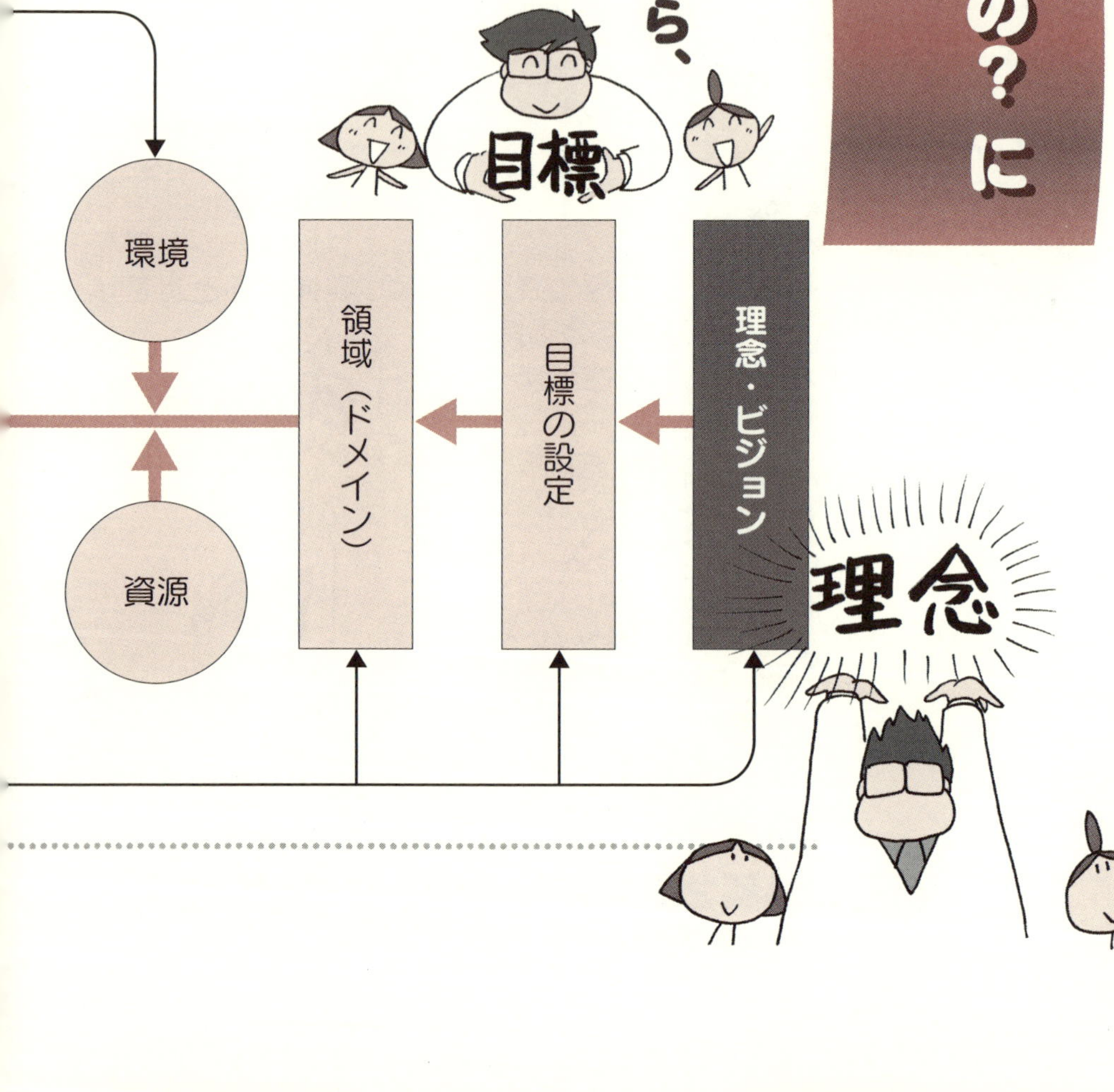

きっと未来は
見えてくる。
一人じゃないよ、
私達。
じっくり、
あせらず
取り組もう。
患者さんの
そして、私達の
ためだもの。

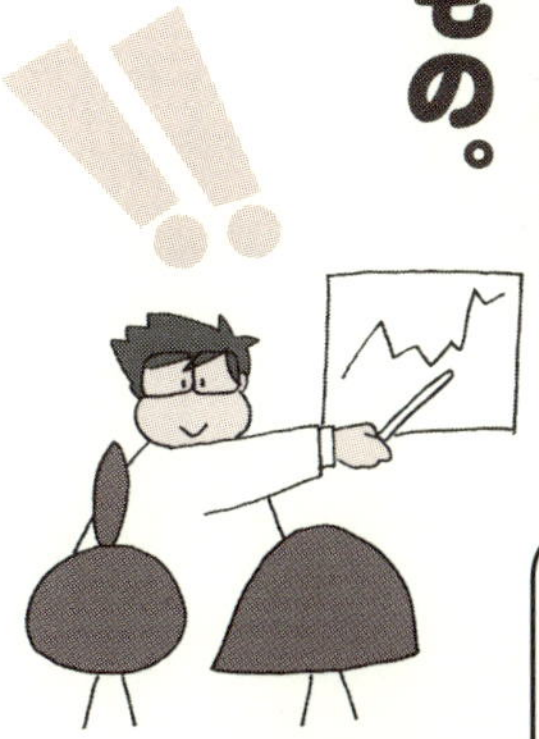

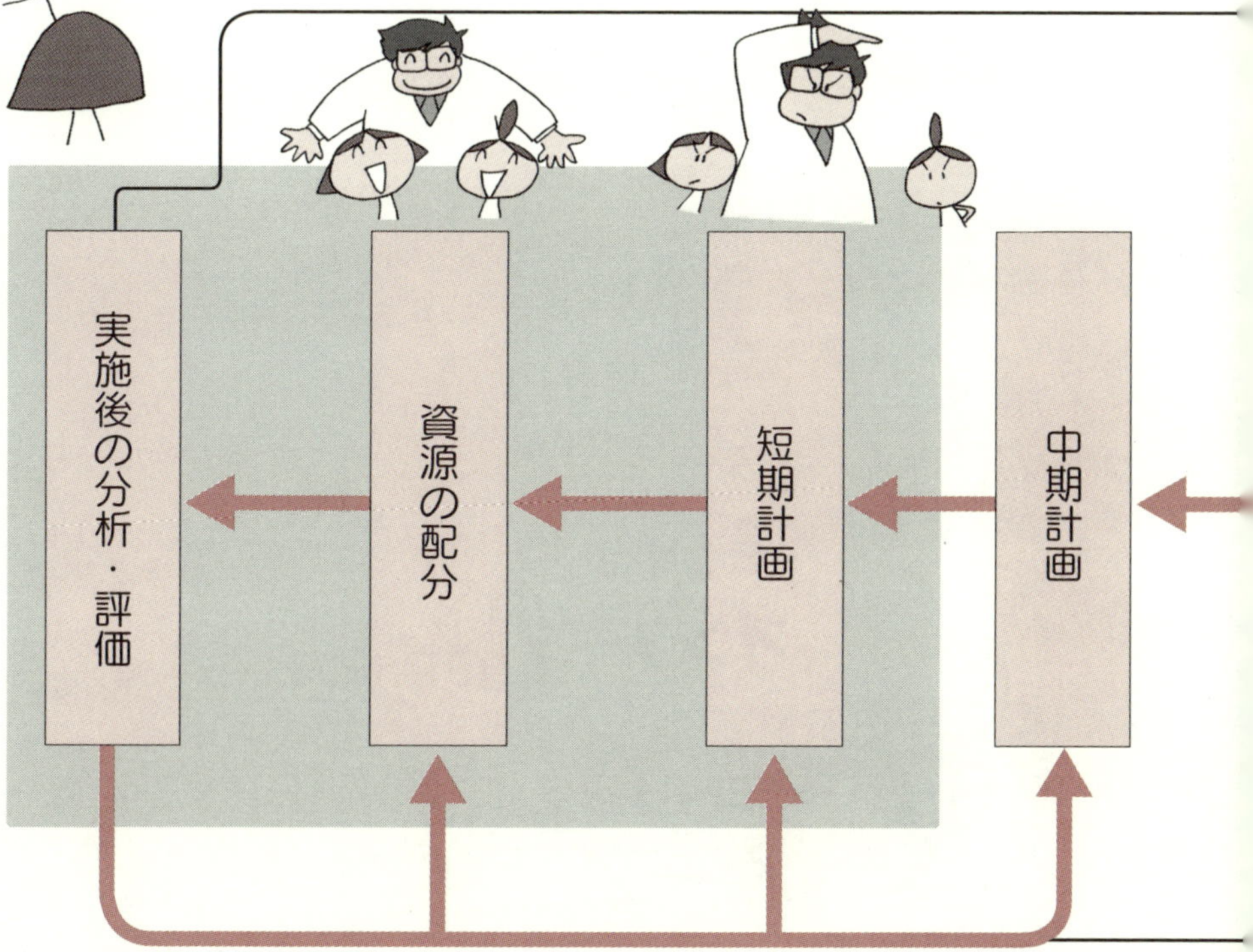

チームで取り組む仕事の策定・実施の流れ

活性化する歯科医院！変革編

A 変革の始まり

Change!

ある歯科医院で起こったドラマ

「変革が起きる日」

新しい、診療所との出会い。それは、新しい患者さんとの出会いでもある。

今日もそうだった。

スタッフにも緊張感がある。いい雰囲気。この診療所は、とても清潔感がある。昼休みに伺うと、院長がホウキを持って床を掃いていた。

「ここは、なぜか埃が舞うことがあるんです」

確かに…街の中心部は、空気が悪い。

先生自ら掃除を行っている。なんとステキな院長だろうか。

先日、スタッフの前で「オンリーワンになりたい。患者さんに喜ばれる、またスタッフがイキイキと働ける職場作りをした

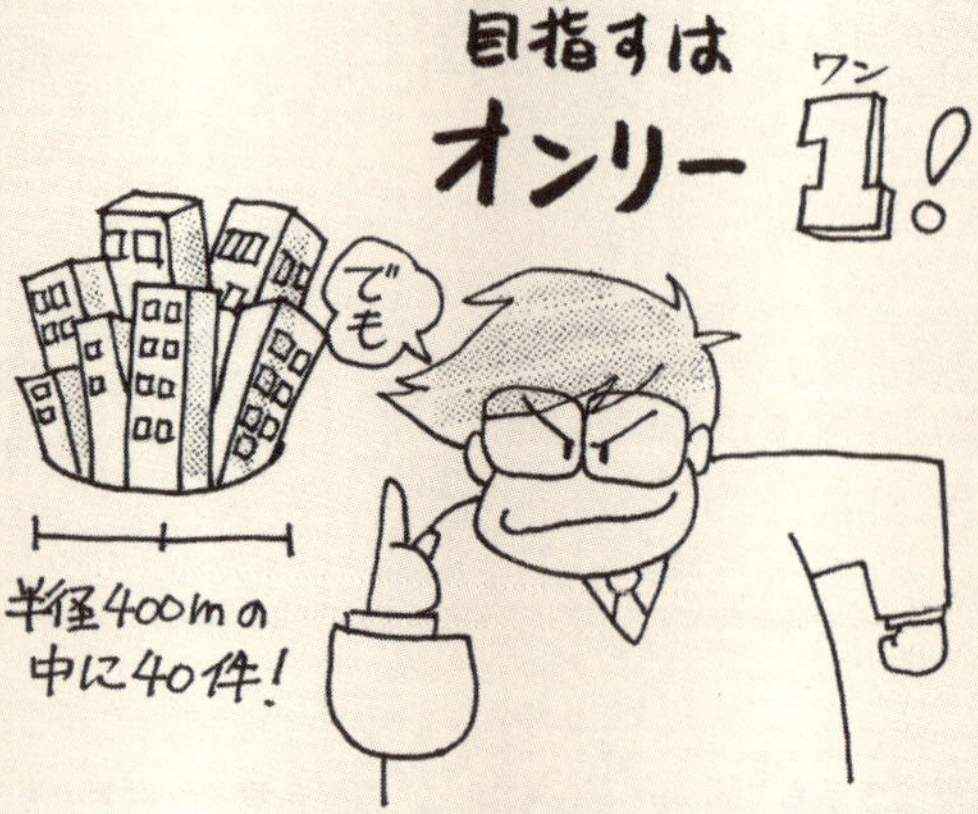

目指《めざ》すは
オンリー1《ワン》!
でも
半径400mの中に40件!

い」と、宣言した院長。

さらに、一人ずつ面接をしたうえで、そのとき一人ずつに言ったのだという。

「私の気持ちに、ついてこれないのであれば辞めてもらってもいい。私はたとえ一人になっても、今の患者さんがたとえ十人しか診れない状態になっても、自分が納得した診療体制に組み直したい」

リーダーとなる院長の言葉は真剣でブレがない。

この先生は本気だと思った。

街の中心部。半径四百メートルの中に四十もの歯科診療所がある激戦区である。その危機感は大きい。これが「変革が起きるとき」だと感じた。

「まずは予防に力を入れて、メインテナンスを真剣に取り組んでいきたい」

院長の言葉に私も感動し、わずかながらのお手伝いをさせていただくことになった。

私が加わることに対するみんなの不安は、あらかじめ聞いていた。しかし自分には不安はない。私は私の言う通りにみんなが動いてほしいとは思っていない。自ら発言できる体制を作り、責任と権限委譲によって、それぞれが考え行動できる大人社会にすれば、システムは必ず確立する。

年が明けて初めての勉強会。今日は、全員が今年の抱負のスピーチをした。

自分の現在思っていること。関心があること。当然仕事のことだけではない。どのようにライセンスを取ったのか。どんな気持ちで取ったのか。また何をこれからしたいのか。

チョットとした日常の出来事もあったが、なかなか考えさせられる内容もあった。しかし、すべてのスピーチは素晴らしかった。みんなが原稿を手にしていて、真剣に話をした。

「この休みは、この話をするために一日原稿作りをしました」

「ドキドキして、一日を過ごしました」

どうりで、一人の話に十分はかかっている。

最後に院長のスピーチ。

「自分の今までの人生を語りたい」と、原稿片手に話された。一時間を淡々と話し、そして最後に「みなさん、よろしくお願いします」と言って、頭を下げられた。

みんなから拍手が起きて、思わず「がんばろうね」と声が出た。それが本当の意味での歯科医院変革の始まりだった。

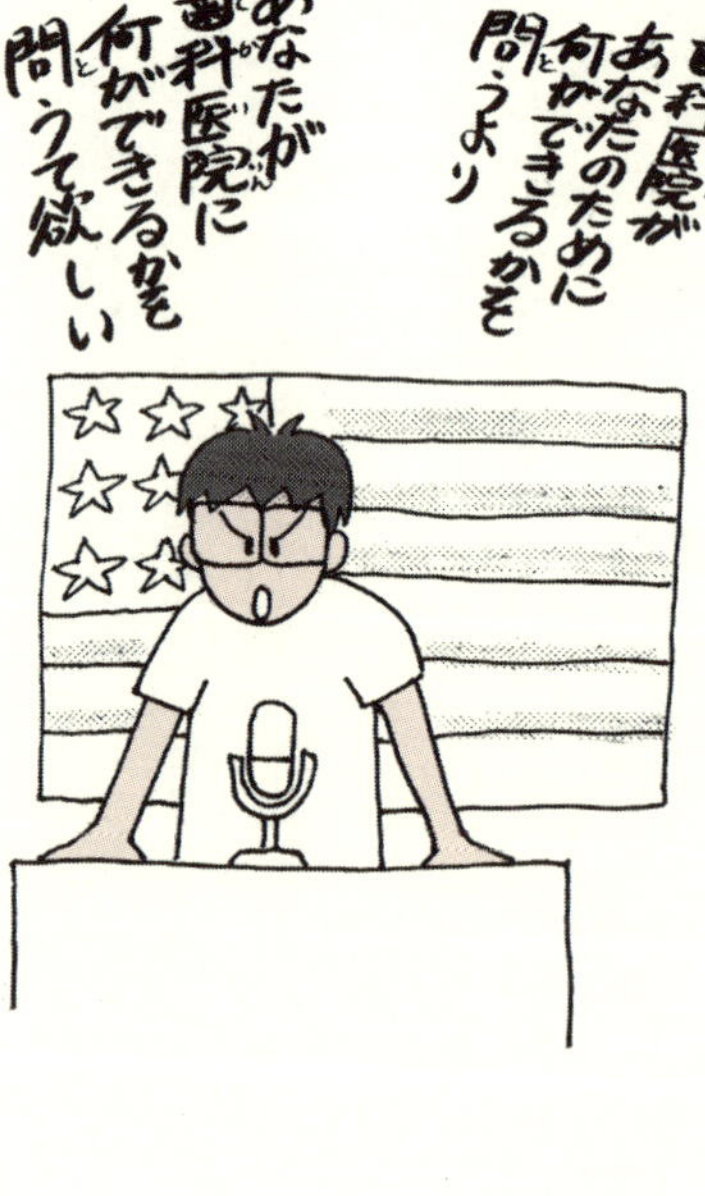
歯《し》科《か》医院《いいん》が
あなたのために
何かできるかを
問《と》うより
あなたが
歯《し》科《か》医《い》院《いん》に
何かできるかを
問《と》うて欲しい

1 歯科医院の変革の始まり

現在、私は「歯科医院のスタッフ活性化によるチーム作り」を提案し、歯科医院の中で、院長のマネージャー的存在で関わり、組織変革を行う仕事をしています。これは、歯科業界では新しい考えで、それぞれの個性や職種の強みを生かした組織作りの実践です。

歯科医院の存続が難しい時代に入っています。しかし、そこを知らずに内輪のゴタゴタに翻弄されている歯科医院がいかに多いことか…。

ベテランスタッフはどんな職種であろうとも、院長の片腕としてどんどん時代や社会、地域に合った特徴のある歯科医院作りを行い、新人歯科衛生士やスタッフは、その体制の中でやりがいを持って仕事をする。これが新たな役割だと提案しています。

あなたが「患者さんのために頑張っている」と思うのは当然。また、「そのために私は努力しています」も医療職としては普通。これからの歯科医療スタッフは、加えて「私の働いている歯科医院のためにに何ができるのか」と思うことが必要です。さあ、新しい提案です。

これからの私達に求められるものは、「患者満足」「自己啓発」、そして「マネジメント感覚」です。

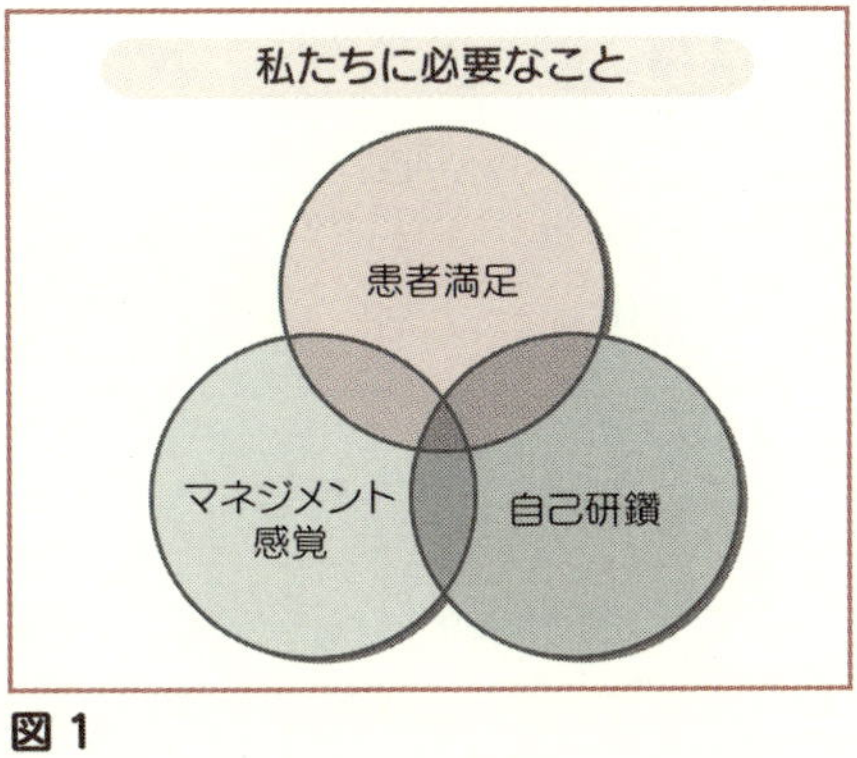

図1

2 「経営」という言葉

ＰＨＰという出版社が、松下政経塾でチェンジリーダー育成研修をしたときのことです。ＰＨＰは経営の神様と言われている松下幸之助が立てた出版社ですが、そこでの研修では経営を図2のように定義していました。

経営とは、「いかにお金を稼ぐか」などとは言っていないのだということがわかります。

私も、組織を作り、自ら発言を続ける仕事をしていますが、一般業界では組織存続は大変難しいことです。ちなみに、ベンチャー企業が十年生き残る確率は十パーセントほどと言われています。歯科業界が厳しいと言われていますが、その厳しさは比ではありません。まさしく私自身もベンチャーの一つであり、その存続が試されています。

組織を存続させることを「収益を上げる」そのものと考えることもありますが、組織の財産は「ヒト・モノ・カネ・情報」であり、そのすべての活用によって組織は発展することができます（詳細は一五三頁「内部資源の活用」）。企業が利益を上げるために方向性を誤り、社会的な責任を問われるケースは後を絶ちません。まさしく、企業は、存続させながら社会にどのように貢献し

経営とは

- 組織を**存続させる**こと
- 事業活動を通じて社会に**貢献**すること
- 事業の仕組み、組織のあり方などを**変革し続ける**こと

図2

ているかを問われています。幸いなことに歯科医療サービスは、社会貢献そのものだと、私達は断言することができます。

しかし、「変革し続ける」ということには幾分の抵抗があるでしょう。

「自分達は、まじめにやっている。しっかりやっているのに、どうして変わらなければならないのか」と思っています。

実は、社会や時代の流れは思った以上に早いのです。

今あるものをもとに、改善を繰り返せる組織としての「文化」を作っていく必要があるでしょう。

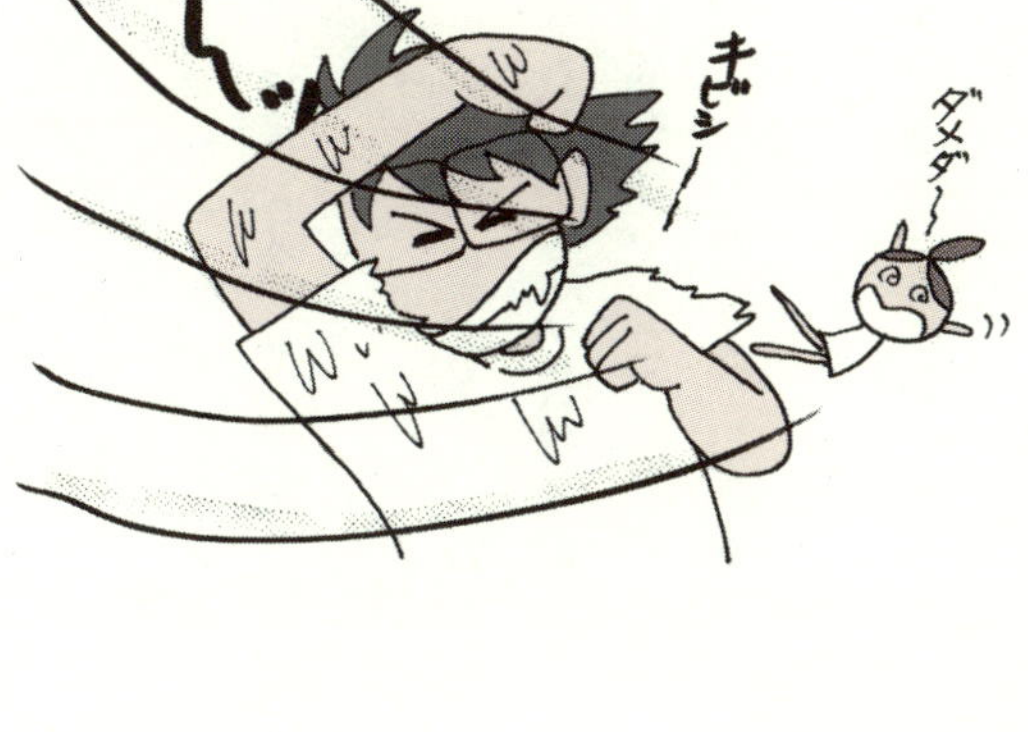

3 経営とマネジメント

マネジメントを大きく考えると、「外向きのマネジメント」と「内向きのマネジメント」があるということを述べておきましょう。

歯科医院の外の世界に向かっての関係を考える「外向きのマネジメント」とは、患者さん、労働の提供者であるスタッフ、ディーラーさん、技工所、資金の提供者、税理士事務所等、歯科医院との関係を作ることを指しています。いわゆる「環境に対してのマネジメント」で、この場合、少なからずお金の流れが関与します。

「内向きのマネジメント」とは、チームとして協働をうまく行って、個々の人間だけで単独でできることの総和を上回る成果をチームとして出す「組織マネジメント」を指しています。この本では、歯科医院における「内向きのマネジメント」をまとめたものと理解してください。最終的には、両方の意識を持つことが必要です。

それでも、混乱がないように少し整理しましょう。

「経営」を英語にすると「Management（マネジメント）」です。同じ言葉ですが、この本の中では使い分けをしておきます。

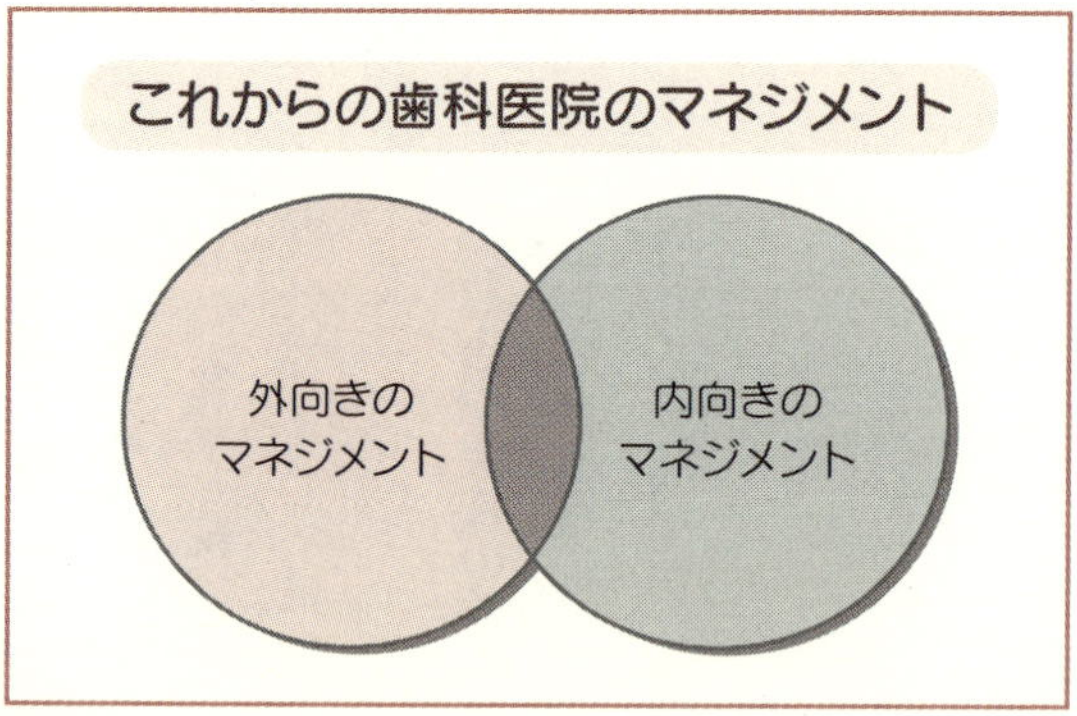

図3

経営 ≠ マネジメント

同じだけれども、違う解釈で…

図４

どうしても経営となると、経営者としての院長の分野まで足を踏み入れてしまうのではないかという誤解を生むかもしれないからです。

ここでは、「経営」とは「歯科医院のお金に関することまでを含んだ運営」、つまりは「外向きのマネジメント」の意味。

「マネジメント」とは「人の能力をいかに生かすのか」と「仕事の仕組み作り」として「内向きのマネジメント」を述べていると統一しておきましょう。

私達は、経営だけでなく、マネジメントでさえ、今まで意識したことがありませんでした。

しかし、何も卑下することはありません。私達の歯科医療の教育の中には、この分野はほとんど入っていないのですから。今からは、少し意識してみることにいたしましょう。

仕事に対する意識や姿勢が少し違ってくるでしょう。

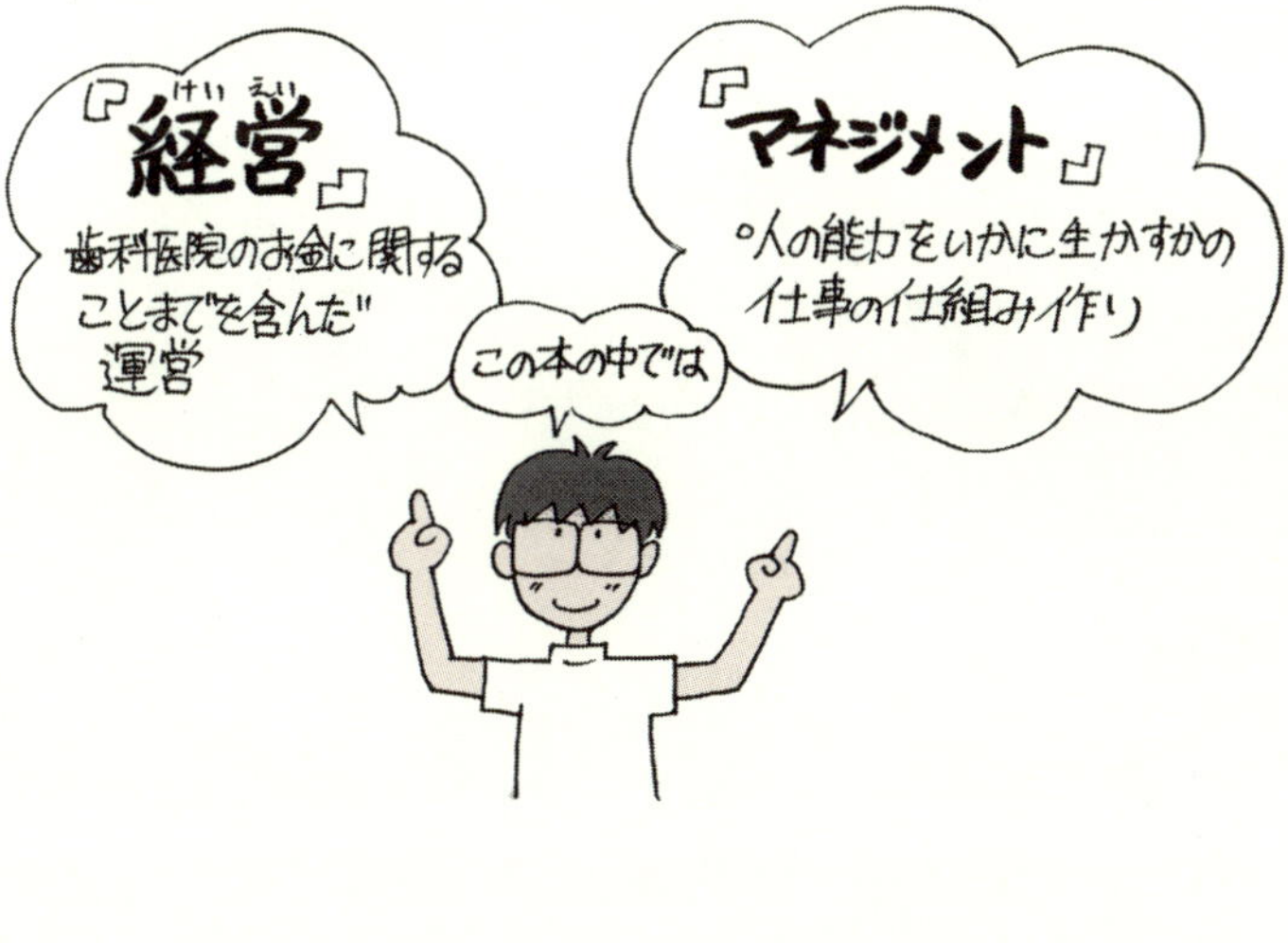

4 歯科医院における経営戦略

「これからの歯科業界は、歯科医院の競争時代に入った」と言われることがあります。どの地域でも街の中心に立てば、一、二軒の歯科医院が視野の中に入ります。確かに歯科医院はあふれかえっています。

しかし、私達は他の歯科医院と実際に競争しているのでしょうか。

「あの歯科医院はインプラントを始めたから、うちもやる。あちらは○○万円でやっているから、うちはもっと安くする」

なんて会話が交わされることは、まずありません。

実は、私達は他の歯科医院と戦っているように見えても、戦ってはいないのです。

問われているのは、歯科医院を運営していくうえでの自らの姿勢です。それでは戦略とは何なのでしょう。

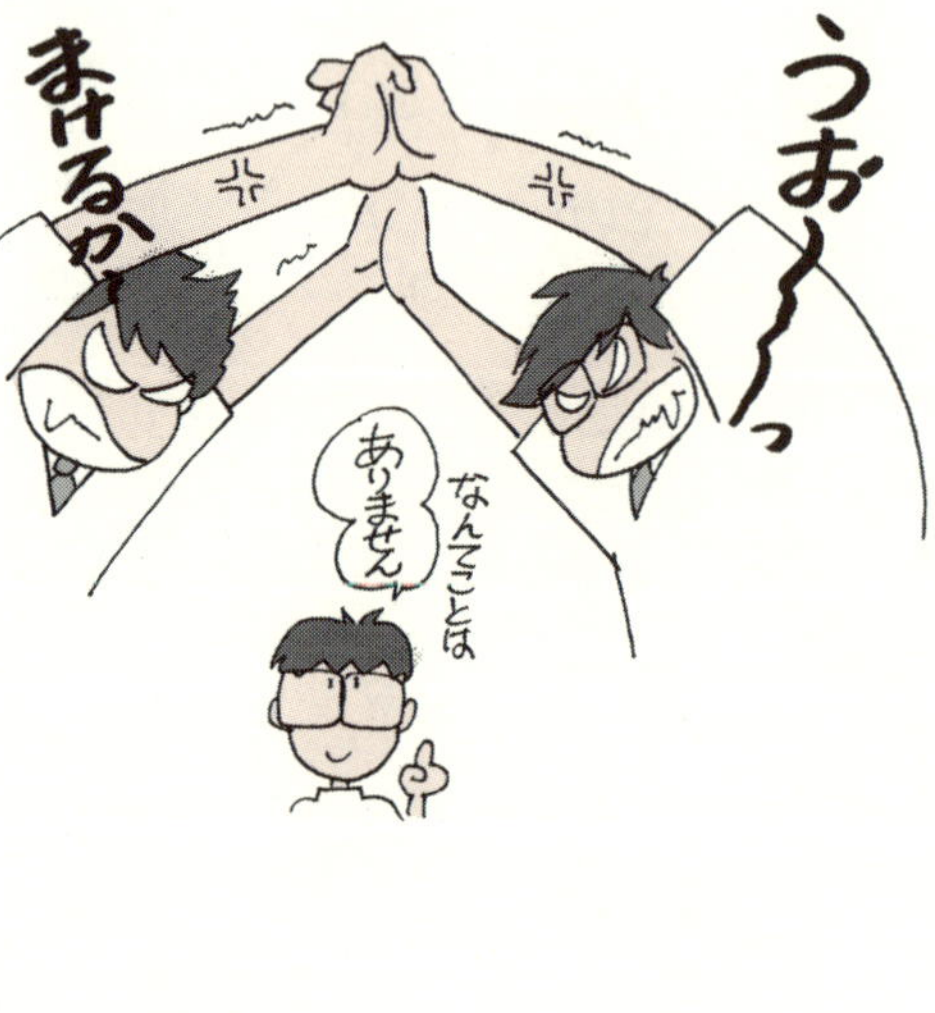

戦略とは何か

一九五〇年代の経営学者であるドラッガー（P.F.Drucker）は、企業の戦略を次のように言っています。

「われわれの事業とは何なのか」「それはいかにあるべきか」この問いに対する答えである。

チャンドラー（A.D.Chandler）は、

「企業の基本的な長期的目標や発展と存続にかかわる決定」

そして、経営戦略の体系と戦略を開発していくプロセスを体系的に初めて取り組んだアンゾフ（H.I.Ansoff）は、

「その資源を商品やサービスに変え、それを顧客に『販売する』することによって見返りを得るというプロセスをとおして、その目標を探究するということである」

と述べています。

私達は、今来院してくださる患者さんに、いかに「よりよい歯科医療サービス」が提供できるのかを考えています。それが私達の目指している目標であり、その**明確な目標を達成するために、歯科医院が一致団結して取り組んでいく体制を作ることが、歯科医院にとっての戦略**だと言えます。

この基本的なことを実践することが、歯科医院を組織として発展させるカギとなりえます。

さて、歯科医院の新しい体制を作り上げるためには、歯科医院は変わっていかなければなりません。どのように考えればよいのでしょうか。

5 なぜ歯科医院の『改革』ではなく『変革』なのか

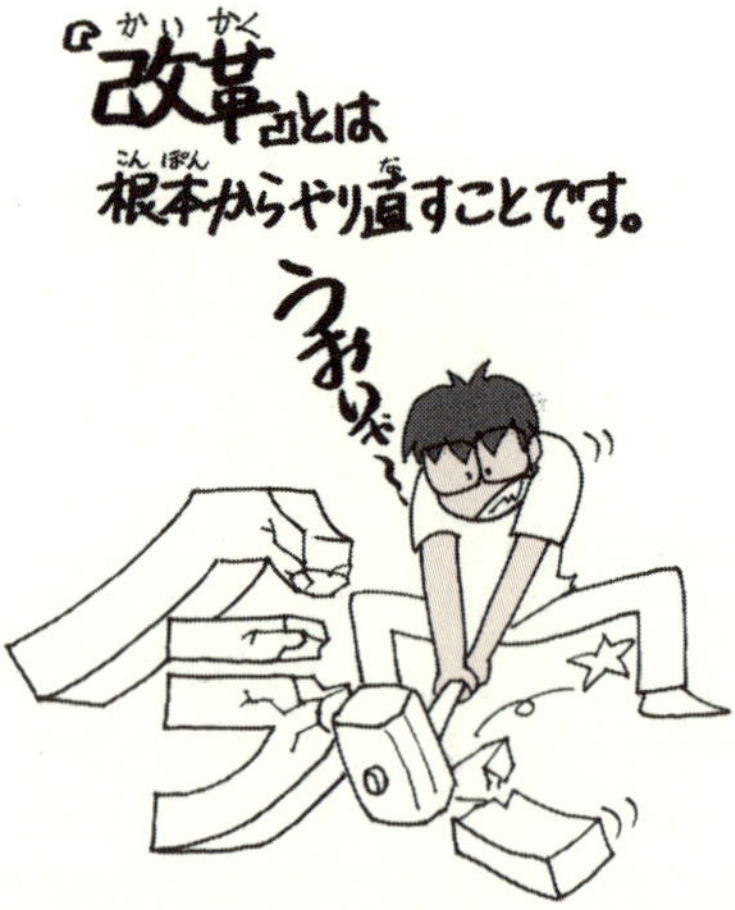
「改革《かいかく》」とは
根本《こんぽん》からやり直《な》すことです。
うおりゃ〜

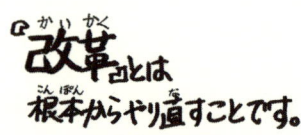

歯科医院は変わる必要があります。しかし、「改革」と「変革」とを意識して使い分けたことがありますか。この言葉の使い分けは、普段ならそれほど気にしていないかもしれません。

しかし、この本ではちょっとだけこだわっています。実は、この「ちょっとだけ」が大切なのです。書いている私と読んでいるあなたが互いを理解するために、最初に確認しておきたいと思います。

「改革」とは、抜本改革という言葉があるように、根本からやり直すという意味があります。

厳しい世の中ですから、確かに白紙に戻して一から組み立てることをやってもいいのですが、現実の否定をしているようで、どうもモチベーションが上がりません。

それに、今ある私達の歯科医院だって、まんざらでもありません。

良い所を残しながら、ちょっとした問題に取組み改善を繰り返していく。だから、「変革」でよいのです。

それで十分だと思うのです。

少しは気が楽になりました?

そう、今のあなたを一から変える必要はないのです。変革を始めましょう。

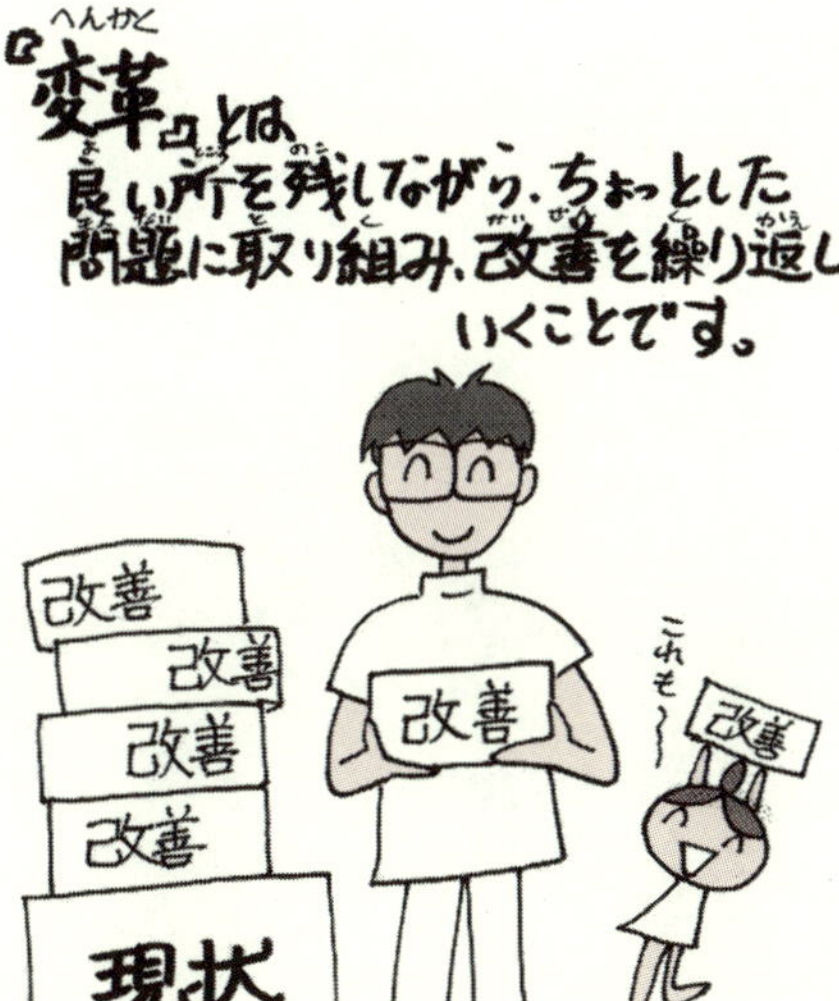

6 変革によって起こる現象

歯科医院の変革は、短期決戦ではありません。じっくりと、またしっかりと地道に進めていくことが必要です。ある歯科医院の道のりを紹介しましょう。

ある歯科医院で起こったドラマ

「変革の流れを踏んで、根気よく改善を続ける」カマタ歯科クリニックの変革

（院長）鎌田　賢介

カマタ歯科クリニックは、阿波踊りで有名な、徳島市の旧繁華街、銀行、オフィス街、商店街に隣接する両国橋に昭和六一年に開業しました。半径五百メートル以内に二十二軒の歯科医院があります。市内の人口が二五万人、歯科医院が二百六十軒の激戦区です。東京、博多についで、対人口比では日本で五指に入る厳しい所です。平成二一年でのスタッフ構成は、歯科医師一名、歯科衛生士三名（常勤）、歯科助手一名（常勤）、受付一名。六名のごく小さな歯科医院です。

①不安とストレスの中で

当初はビルの二・三階で診療台二台でスタート。保険中心の治療を約十八年続けていました。平成一八年に一階のテナントが空いたのを機に大幅にリニューアル。完全個室化と同時に自費治療を積極的

に取り入れる診療スタイルに移行しました。受付と待合室を一階にし、診療台を四台に増設して新たなスタートを切りました。リニューアル効果で知名度が増し業績は上がっていきました。しかし、旧来の仕組みで医院の運営を行っていたため、各個室が倉庫状態、物品の管理・人事管理などが混乱状態になっていました。患者に入念な治療計画を立て、診療に時間をかけ、いい治療をするチーム医療とは程遠く、毎日イライラ「何でこんなことができへんのや」「お前らいい加減に物覚えたらどうや」などと、きつい言葉をスタッフに向かって言い続けていました。院内の雰囲気は最悪、コミュニケーションもなく、バタバタしているのに、なかなか物事が進まなかったりで、お互いストレスはつのるばかりでした。毎日がそのような繰り返しで、いつ爆発するかわからない怒りを抱えながら治療を続けていました。私が当初思い描いていた、スタッフが自立してイキイキ働き、学び、その成果を現場で生かすという目論見は完全に見失われていました。また、経営学でいう「ヒト・モノ・カネ・情報」の管理という面では完全にパンクしていました。このままではカマタ歯科クリニックは崩壊する、という危機感が私の心を覆いつくしました。そして院内変革を進めるには、自分ができないことは現場に強い専門家の力を借りる必要があるのではないかと思い至りました。そして、アドバイザーを得て、平成一九年六月より院内変革がスタートしました。

②まずは問題を見つけ語り合った

私は「昔ながらのスタイル、院長の指示のもと、一糸乱れず働き、治療をこなしていくのが理想」だと思っていましたが、時代の流れはすでにチーム医療に変わっていました。チームで協力して成し遂げていく。スタッフと共通の認識を持ち、同じ目標に向かって、互いに尊重し合い、プロとしての意識を持つ、そんな職場環境を作りたいと思っていました。

変革にあたっては、何が問題になっているかを理解することが必要でした。

一番に行ったのはブレーン・ストーミング※です。院長がいては本音が出てこないだろうということで、スタッフだけで医院の問題点の抽出を行いました。すると百二十もの問題が浮き彫りになってきました。何人かは、涙を流して本気で語り合ったようです。

そして、問題を集約し方向性を定めたことで、院内変革のスタートを切ることができました。

※ ブレーン・ストーミング：創造性開発のための技法（詳細は一一四頁参照）。

③理念もしっくり受け入れられなかった

私がまず最初に実行したのは理念作りです。

理念は、平成一九年九月から着手し、三カ月後の一二月に完成しました。

やっとできた理念をミーティングの時間を一時間使って、スタッフの前でその意味を説明しました。しかし反応はイマイチでした。

今までのコミュニケーションのなさ、不信感の積み重ねで急に理念と言っても戸惑っているようでした。そこで、私だけでなく全員で理念が常に意識できるように、朝礼の際、毎日理念を唱和するようにしました。さらに理念の言葉の一つ一つの解釈をそれぞれの言葉で、一分間スピーチとして語りはじめました。

変革前には責任のなすりつけあいや、非難合戦に陥っていた朝礼でしたが、今ではスムーズに進行し、けじめのついた朝礼となって

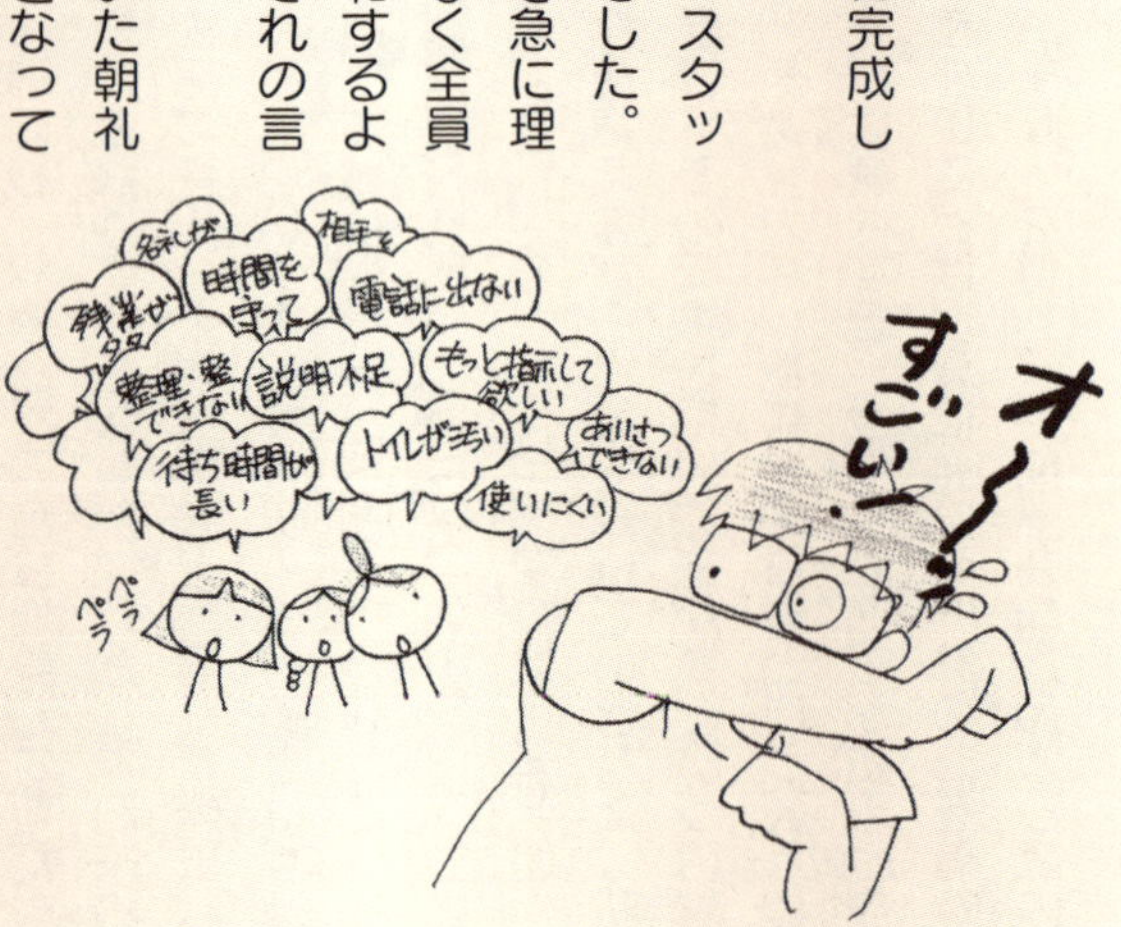

名札が
相手を
時間を守って
電話に出ない
残業が多々
整理・整頓できない
説明不足
もっと指示して欲しい
あいさつできない
トイレが汚い
待ち時間が長い
使いにくい
ペラペラ
オ〜〜〜
すごい〜

います。理念はまずまず組織に浸透していきました。

④いよいよ変革

理念という柱ができたので、5S（整理・整頓・清掃・清潔・躾）活動を始めました。本来は、マニュアル作りを先に行うところですが、診療室にあふれかえった器具器材、書類の山を片付けなければ、うちの歯科医院でのマニュアルはできません。したがって、まず整理についてスタッフのみんなと協力してルールを決め、いらないものは徹底的に捨てることにしました。最初はスタッフも私に遠慮していましたし、「もったいない」と思うこともありましたが、ドンドン整理が進み診療室がスッキリするにつれて産業廃棄物の展示場と化した診療室から不必要な治療器具、書籍、ファイル、棚など、今必要のないものは全部消えていきました。大量のゴミが出てきて、近所の人には「引越しするのですか」と問われ赤面することもありました。捨てることにより新しい空間ができ、人が動きやすくなります。

整理が終わると今度は整頓です。

整頓はスタッフが受け持ってくれました。

今度のコツは二つ、再配置と表示です。戻しやすい環境を作り、必要な物は誰にでもわかるようにする。さらにその機械はそこでいいのか、棚は、パソコンはと、一つ一つを熟考していく。その過程で院内の問題が浮き彫りになり、それをスタッフと共に考えて問題の解決やルール化をはかりました。その結

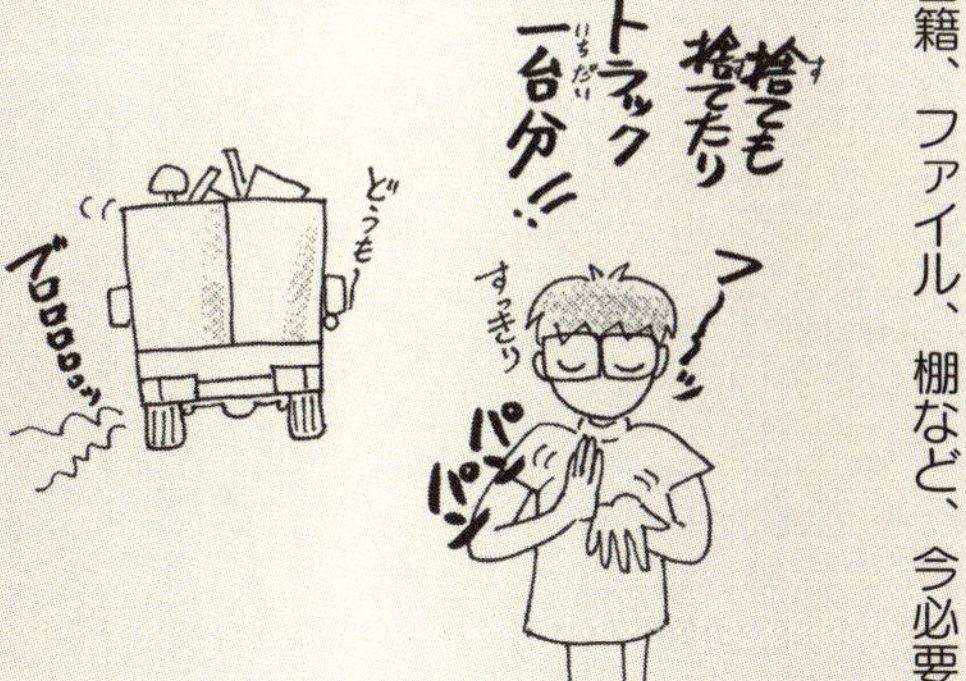

果、スタッフの意識が変わり、意見が活発に出るようになると、解決への方向性が示されるとともに、院内の問題が自分自身の問題として捉えられるようになってきました。整理・整頓が進むにつれ、清掃がしやすくなり、活気が出てきて前向きな提案が多く出されました。その結果、院内の雰囲気は和らぎ、明るく、笑顔や笑い声がそこかしこで出るようになって、「そう、そうだよ、こんな雰囲気が欲しかったんだよなぁ」という実感が強く感じられるようになりました。

⑤それはある日突然やってくる

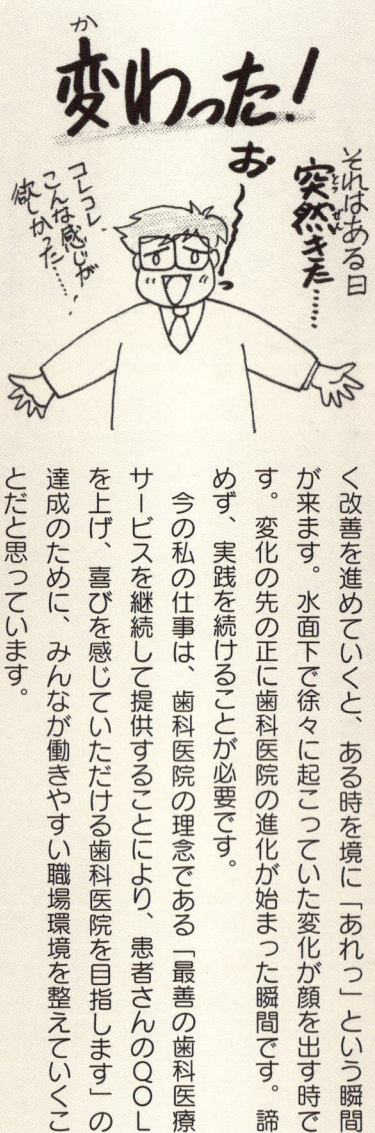

歯科医院の変革を振り返ってみると、最初は物の処分や整頓ということで、目に見えて改善が進みます。が、人の意識や意欲などの情動の面はなかなか目に見えて成果は上がらず、イライラしたり「う～ん、なんで変わらへんのや」と少々焦り気味になったりします。しかし、何年もの不信感の積み重ねは一朝一夕には拭い去ることはできません。でも諦めず粘り強く改善を進めていくと、ある時を境に「あれっ」という瞬間が来ます。水面下で徐々に起こっていた変化が顔を出す時です。変化の先の正に歯科医院の進化が始まった瞬間です。諦めず、実践を続けることが必要です。

今の私の仕事は、歯科医院の理念である「最善の歯科医療サービスを継続して提供することにより、患者さんのＱＯＬを上げ、喜びを感じていただける歯科医院を目指します」の達成のために、みんなが働きやすい職場環境を整えていくことだと思っています。

歯科医院が変革する流れを、「カマタ歯科クリニック」の変化で紹介しました。

変革は、歯科医院の強みを生かしながら、改善を繰り返すことで、組織としての成長をうながしています。ここで初めて理念の話が出てきました。改革のように、今あるものを崩して改めるまでの抜本的な変化をする必要はありませんが、歯科医院のスタッフがチームとして一丸となるためには、理念は組織の根幹部分です。

さて、院長を支える妻として、また歯科衛生士として変革に参画した、「カマタ歯科クリニック」の高橋さん（職場では、プライベートと区別するため旧姓を使っています）が、変革が進んでいく中でどのように感じていたかを紹介しておきましょう。

ある歯科医院で起こったドラマ

「変革を支えるスタッフとして、妻として」

カマタ歯科クリニック（歯科衛生士）　高橋　一江

①歯科医院の中でのポジション

院長と共にカマタ歯科クリニックを立ち上げてから三十五年、パートナーとして経理や受付、医療事務などで歯科医院を支えてまいりました。

歯科の厳しい状況を感じるにつけても、私が歯科衛生士の資格を取ることが医院運営の安定につながると考え、また、私自身、歯科の知識を系統的にきちんと学びたいという思いが常にあったため、今から二十年位前に歯科衛生士資格を取得しました。後発の歯科衛生士として、スタッフができない部分を補佐する補助要員というのが、歯科医院の中での私のポジションでした。

院長は勉強熱心で強力なリーダーシップを発揮するタイプです。自分の決めたことに従ってもらう。スタッフにもいろいろなことを指導して、〝自立できるスタッフ〟を育成するように力をいれていました。そのため、院内研修にも多くの時間を設けました。

ただ、何度注意しても〝やろうとしないスタッフ〟を最後は感情的に叱る場合も多々あり、いくら院長が正当なことを言っていても、感情的に叱ってしまうことで、いつの間にかスタッフ対院長の対立構造ができあがっていました。ある者は面従腹背、ある者は正面きって反発するなど、院内がぎすぎすし、ばらばらの状態で、何をするのも非効率な状態でした。

また、補助要員としての意識しかなかった私は事務だけでも結構膨大な仕事量があり、片づけなどの細かい作業や診療にはあまり立ち入らず、スタッフに任せていました。

確かにスタッフサイドからみれば、不満な点も多々あったようで、スタッフが集まれば院長や私への批判、不満で盛り上がっていたようです。私達でできないから従業員を雇っているのに、どうして非難ばかりされなければいけないのか、その当時は情けないかぎりでした。

②変革での変化が見えてきた

以前は忙しいので大変だろうと手伝うと、それがいつの間にか私の仕事になってしまいました。しかし手伝ったことで、感謝されるどころか、余計なことをして仕事が増えた、という不平不満も聞こえてきましたので、中途半端に手を出さず、スタッフに任せるように心がけていました。

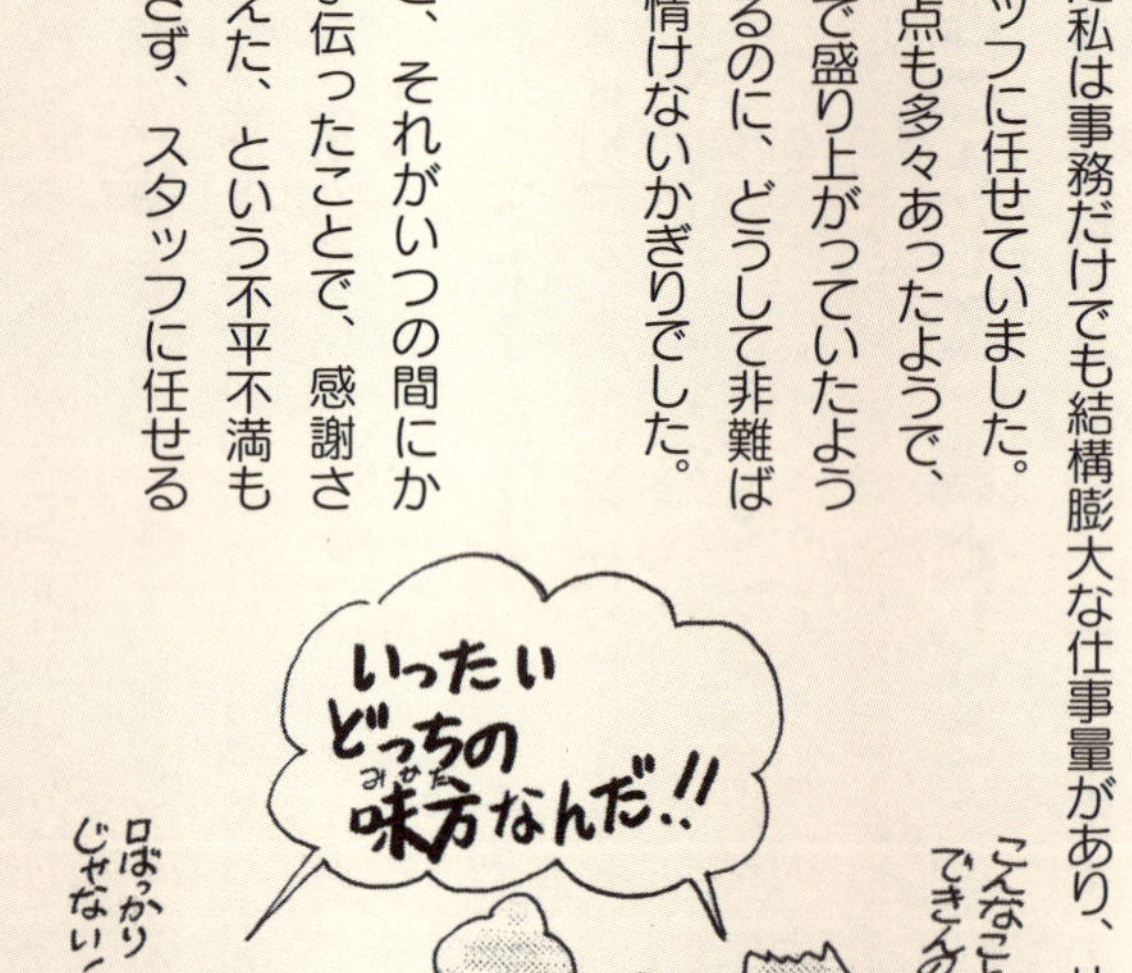
こんなことも できんのか!

変革が進むにつれ、今は誰がどのような仕事を担当し何をいつまでに、どのようにしているかがわかるようになっています。だから、みんなは診療以外での私の仕事や用事のことを気にかけてくれ、できるだけ、仕事を割り当てないよう、心配りをしてくれています。

また、自らいろいろな仕事を自律的にこなしてくれています。

スタッフ間でどうしたら仕事がうまく処理できるようになるかについて、決して個人を非難するのではなく、問題点を指摘しあい、システムを変更しています。小さなブレーン・ストーミングが日々繰り返されている状態です。

期限を決めて、仕事をふり、誰が今何の仕事を抱えているかをきちんと把握し、常に進行状態をチェックすること（仕事の視《み》える化を図ること）でお互い仕事がスムーズにできるようになりました。

私はというと、今も中途半端に手を出さず、安心して感謝してスタッフに任せています。

今は、スタッフの不平不満が解消。互いに感謝しそれを言葉にできる体制ができたことで、私達もスタッフもその関係を改善できたと思います。

③みなさんに期待していること

仕事を与えられ、最初は戸惑っていても少しずつ継続し改善を繰り返して行っていくことで、治療技術もコミュニケーション力も向上し、文章も書けるようになり、発表もできるようになります。当院のスタッフをみていて、個々の持っている能力ってすばらしいな、やる気と継続が人を育てるのだとつくづく感心させられます。

今はもっともっと、いろんなことを経験し、いろんな勉強をし、それぞれが自分を高めてほしいと思っています。

この「カマタ歯科クリニック」で起こったことは、特別なことなど何もありません。

私がマネージャーとして参画した多くの歯科医院の中で、ごくごく普通に起こっている現象です。

理念をもとに「仕事の仕組み作り」や「それぞれの能力を生かす」体制作りを行えば、少しずつでも、よほどのことがないかぎり、互いに認め、感謝し、尊重し合える歯科医院ができあがってきます。

ポイントは、変革の流れに逆らわないということです。

それでは、どうすれば確実な変革を起こすことができるのでしょうか。

組織が、成長するには順番があります。

じっくり取り組み、多少成長が止まっても、時には一部逆行しても、順番を無視しては成功はありえません。基本は、とても大切なのです。

7 変革の順番

自分がなんらかの研修を受けて、歯科医院で行おうと思ったとき、一人でできるものならばなんとか小さな改善ができます。しかし、チームで行うものは、どれだけ小さなことでも、全体が理解し、協力し合わなければ変えることは難しい。

私は、歯周治療と歯科医院の変革は考え方が同じだと、いつも思っています（図5）。私達は、治療の流れを通して、基本の部分を無視していい結果が生まれないことを知っています。歯周治療を思い

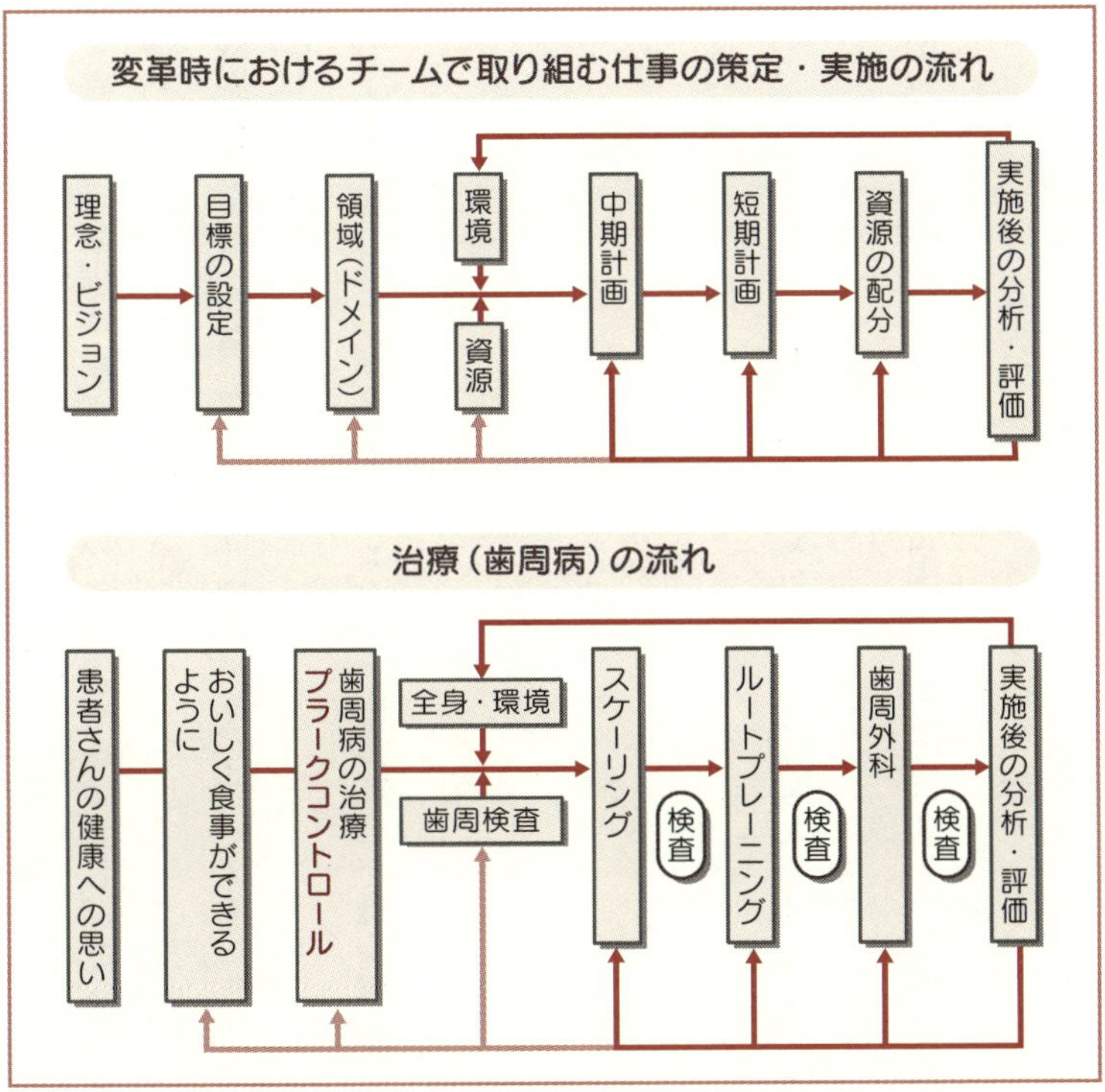

図5

出してください。治療の基本は、歯周検査を行って、現状を把握する。プラークコントロールやスケーリングを行って、口腔環境を整える。歯周検査を行って、その成果を確認し、さらに必要な部位にルートプレーニングを実施する。そして歯周検査で状況をみて、それでも改善がみられない部位に歯周外科手術を施し、歯周検査を行って、かかりつけ歯科医院としてメインテンスやサポーティブペリオドンタルセラピーに移行する。

私達はいくら素晴らしい歯周外科手術を施しても、プラークコントロールなしでは歯周病の進行を食い止めることができないことを知っています。

歯科医院が変革して成長する流れも同じです。

基本は単純。

まず、組織としての「理念」が必要です。

理念は「使命」と言い換えることもできます。

プロとして命をかけて行う医療の意義です。これは、たとえ時代や社会が変わろうとも変わらない、ゆるぎないものです。

この経営者である院長の理念が明確でないかぎり、組織の目指すべき方向はスタッフには見えません。

そのうえで、歯科医院の明確な方向性を出し、目標は何なのか、そのために、それぞれが何をしなければならないのかを、意識を統一する必要があるでしょう。

しかしです。すべてのことを同時に解決させることは難しい。だから、どの領域で何を行うかという絞り込みが必要です。

そのうえで、社会の動きである「外部環境」の把握と歯科医院の「内部の資源」を確認すると、具体的にどうすればいいのかが見えてきます。

中期目標（一〜三年）を立てて、そのために行う短期目標（三カ月〜一年）を立て、資源を分配し、それぞれに何ができるのかを明確にして、仕事をふっていく。

流れはきわめて単純。単純だからこそ、おろそかにしてしまったり、無視してしまうのかもしれません。集団で動く場合には、集団で動くためのルールがあるのです。

そして、何かを行えば、その結果を確認します。それが「分析・評価」です。

「一生懸命やっていれば、人はわかってくれる」では、自己満足でしかありません。

変革の流れを大切にして、一つ一つの作業を確実に行っていきます。

そのうえで、結果を出して、改善を繰り返せばいいのです。

もしこの順番を誤って、たまたま受けたような研修のシステムを診療室に導入したいなどと発言すれば、スタッフの方々から、「先生、またですか」という発言が出てくることも珍しくないでしょう。

さあ、歯科医院の変革を始めよう

仕事は、人生の三分の一の時間を要しますので、いろいろなことにこだわって当然です。

また、すべての人を同じ気持ち、同じ温度に持っていくことは不可能です。

だから、経営学という学問で研究されてきた理論を駆使して基本に則って進めてみましょう。

変革のプロセスに合わせて、改善を繰り返し、それぞれの良い所を認め、感謝し、尊重することで、組織として、個人の成長と発展を目指します。

少々のことには動じない「何事も簡単には進まなくて当然」ぐらいの「どんと構える姿勢」を持って取り組んでください。

人生は一度だけです。

しかし何度でもやり直しがききます。

理念をもとに一致団結するのです。

チーム一丸で歯科医院の変革に取り組み、納得できる仕事になるように頑張ってみてください。

続刊で、仕事の組み立て方を「視える化」シリーズとしてマニュアル形式でまとめます。

活用するのは、みなさんです。

ぜひとも、チャレンジしてみてください。

活性化する歯科医院には理念がある

院長の理念とスタッフの団結力。院長が信念を持って熱く語り、スタッフが共感できなければ、歯科医院は変わらない

院長が「歯科医院を変えていきたい、チーム一丸で歯科医療サービスに取り組んでいきたい」とみんなの前で発言したとき、スタッフのあなたはどう思うでしょうか。

「なぜ、あんな話をするのだろう」

「私達はちゃんとやっているのに…」

でも、院長の発言に覚悟を感じたとき、あなたの「心」に火がつくと思います。

院長が悩んで考え抜いた理念は、いったいどうやって作られていくのか。あなたにも知っておいてほしい。あなたにも同じことが問われるだろうから。

院長の理念を聞いて「あなたは一体何をすべきなのでしょうか」

ある歯科医院で起こったドラマ

「歯科医院が変わるとき一体何が起きたのか」橋本歯科クリニックの変革

（院長）橋本　正毅
（チーフ・歯科衛生士）正岡麻由香

橋本歯科クリニックは官公庁、オフィス街、デパート等が隣接する広島市の中心街「八丁堀」に位置します。平成六年十月に皮膚科、内科、形成外科、眼科、整形外科、神経内科が集積するメディカルビルに開院しましたが、私のクリニックを中心に半径四百メートルに四十以上の歯科医院があり、中国・四国地区での歯科医院最激戦区と言ってもよいかもしれません。

①変革時に院長が思っていたこと《院長》

平成六年に開院後、徐々に業績は上がっていましたが、平成一三年を境に業績が下がり続け、医院経営に危機感を持つようになってきました。

当時、テレビコマーシャルでイチローが言っていました。「変わらなくっちゃー」。やはり変わらなくっちゃーいけません。変わっていかなければ取り残される。しかし「一体どのような歯科医院にしたいのか？変革って何？」まだまだ、自分の中では、はっきりつかめていません。そこで、橋本歯科クリニックの目的をもう一度見つめ直しました。やはり、目的は患者さんに喜びを与えることです。おいしく食事ができ、力一杯の笑顔が患者さんの喜びです。そして、働きやすく楽しい職場でスタッフが患者さんの喜びを共有できる歯科医院にすることが私の目的です。さらに「やっぱり橋本歯科クリニックでなくっちゃー」と言っていただけるオンリーワンの歯科医院になりたいと思いました。そして「橋本歯科

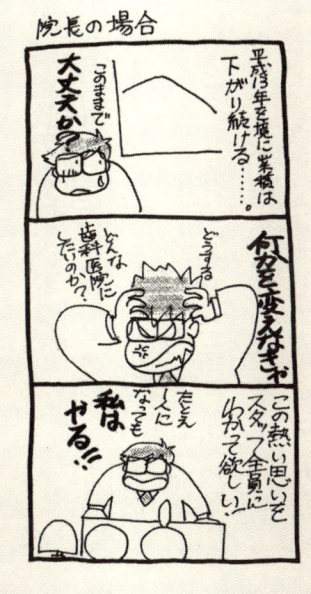

クリニックは患者さんとスタッフが喜びを共有できるオンリーワンの歯科医院を目指します」が私の理念だと信じるようになりました。

しかし、目標を達成するためには私一人ではできません。スタッフの協力が是非とも必要です。平成一九年一月六日、年初のミーティングで私の思いをスタッフに伝えました。気がつけば、一時間も喋っていました。そして最後に、「私の思いについてこれない人は辞めてもらっても構わない。全員が辞めて、一日十人くらいの患者さんしか診れなくても、私は一人ででも理念を貫いてやっていく」と宣言しました。

②そのときスタッフは、どう感じていたのか《チーフ》

私が橋本歯科クリニックへ入局した当時、治療は補綴中心の診療で、歯周治療にはあまり力を入れてはいませんでした。

私は、カリエス処置だけでなく、少しでも歯周治療にも力を入れて取り組んでいきたいという思いがありましたので、ある日院長に言いました。

「患者さんに歯周治療をしたい方が一人いるので、担当させてほしいのですが…」

院長は一言「いいよ」と、返事をされました。

そこから、私ができる範囲内で治療を担当させていただきました。

数ブロックのルートプレーニングを終えたころ、院長に呼ばれました。

「歯肉がだいぶ引き締まってきたね。きれいな歯肉に補綴物入れるのって気持ちいい。正岡君ありがとう」

思いがけない言葉に思わず感激しました。そして何より自分の成果が認められたということが嬉しかったです。「院長はちゃんと自分がした処置を見てくれている」と思うと同時に、歯周治療のシステムを当院に取り入れたい。そのためにはもっと自分の処置がうまくなりたい。この歯科医院や患者さんに貢献したい。私に何ができるだろう」と強く感じるようになりました。今思えば、院長が院内変革の一番最初に行った「歯周治療のシステム化」は、この出来事がきっかけだったと思います。

スタッフの場合

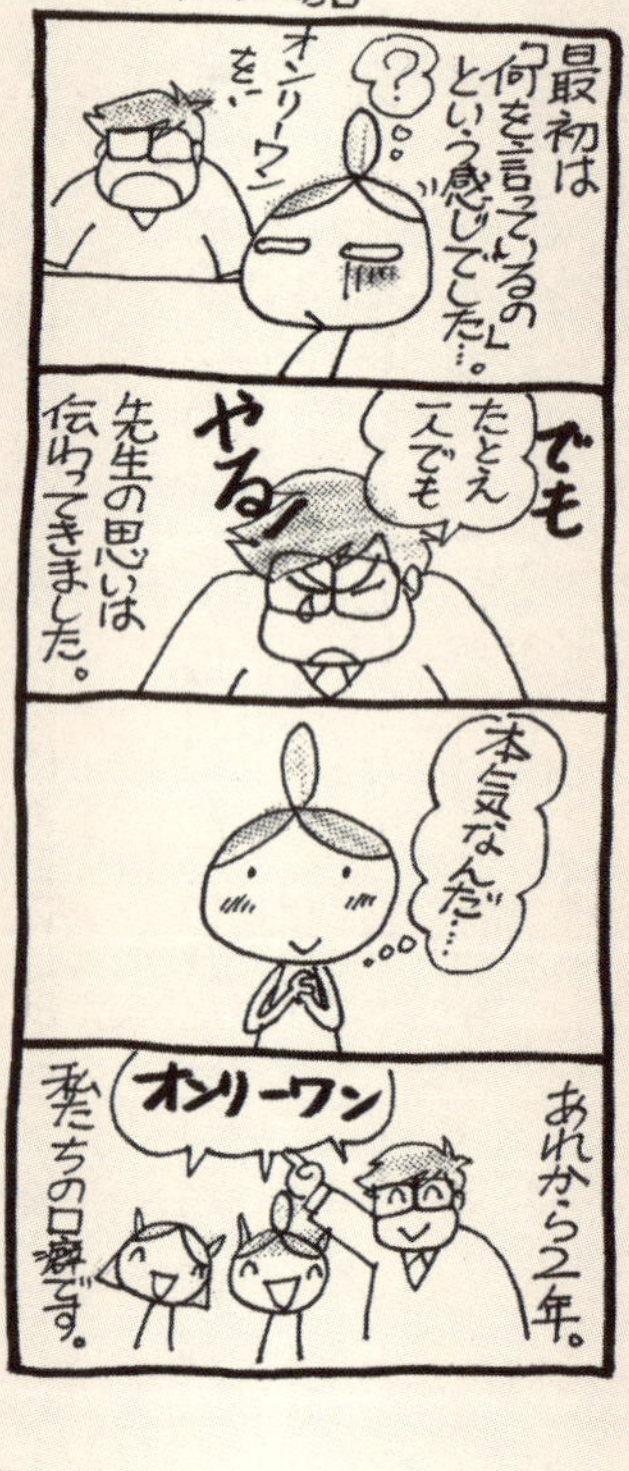
最初は「何を言っているの」という感じでした…。
?
オンリーワンを…
でも
たとえ一人でも
やる!
先生の思いは伝わってきました。
本気なんだ…
あれから2年。
オンリーワン
私たちの口癖です。

③理念公開の日《チーフ》

平成一九年一月六日。年の初めのミーティングのとき、橋本歯科クリニックの理念「患者さんとスタッフが喜びを共有できるオンリーワンの歯科医院を目指したい」が正式に発表されました。

院長の話は、自分の生い立ち、青年時代に患った大病のこと、なぜ歯科医師になったのか、なぜ開業したのか、家族や、私達のことをどう思っているのかを一時間にわたって話されました。

同時に「ついてこれない人は辞めてもらっても構わない。たとえ一人になって患者さんが少なくなってもやっていく」と言われました。私は、かなりの衝撃を受けました。

覚悟がないとみんなの前で「一人でやっていく」なんて断言できません。もしかすると全員が辞めるかもしれない…。

「先生は本気だ。本気で歯科医院を変えようとしている…」

このときに「先生の思い描いている、患者さんにとってもスタッフにとってもオンリーワンのクリニックを、私も本気で一緒に作りあげていきたい」と強く感じました。

④理念公開から二年が経って《チーフ》

理念の公開から一年後に、私はチーフの役割をいただきました。あれから二年経った今、私達は、事あるごとに「オンリーワン」という言葉を口にしています。口癖になっていると言ってもよいかもしれません。

スタッフ全員に私達のクリニックの理念は浸透していると確信しています。

私は他のスタッフとは別に毎週土曜日、院長と昼食を摂っています。

このとき、一週間の院内での出来事、スタッフの様子などの話をしますが、自分の世間話（家族のことなど）をすることも多いです。

私が悩んでいること、思っていること、聞いてほしいことなどを院長に話すと、ただただ聞いているだけですが、話は受けとめてもらっています。それだけ院長と私は話しやすい関係になったのだと思います。そして、私が悩んで困ったときに、院長にも話をしますが、他のスタッフにも意見を聞き参考にすることが多くなりました。

冷静な目でアドバイスをしてもらえるので、とても心強いスタッフです。私達歯科衛生士の今年の目標は、オンリーワン歯科医院にもっと近づけるように、口腔内規格写真の撮影・保管を完備して、臨床歯周病学会の認定を取ることです。今は新しい目標を掲げて、日々診療を行っています。

⑤変革を振り返って《院長》

私には「院長一人で悩んでいても問題の解決にはならない。院長一人では何もできない」という思いが強くあります。スタッフに、そして多くの人に助けられながら橋本歯科クリニックは変わり、成長していくのだと思います。問題点をみんなが共有し、悩み、そしてみんなで解決に向かって行ければよいのです。

給料をいくら高くしても（高いほうがいいけれど）、勤務時間を短くしても（短いほうがいいけれど）、やはり働く楽しみや喜びがなければスタッフはついてきません。お金は大切だけど、お金だけでは人は動きません。患者さんの喜びを院長を含めてスタッフ全員が自分の喜びとし、楽しい職場を作り、それがまた患者さんへのサービスへと循環し、さらなる喜びを共有できるあらたなオンリーワンを目指しています。

これが、理念が組織に浸透した歯科医院の姿です。みなさんの心に理念が根付いたとき、理念には魂が宿る感じさえします。組織を変えるときに必要となる、この理念について、一緒に考えていくことにしましょう。

1 理念とは一体何なのか

私が院長に「理念を作っていただきたい」と申し上げたときに、まず言われることはだいたい決まっています。

「うちみたいに小さな組織でも、理念がいりますか」

理念は、組織の大きい、小さいに関係なしに「いります」というのが私の返事です。

しかし、理念はそう簡単にできるものではありません。

私自身が、「デンタルタイアップ」という組織を立ち上げたときにも、その困難さが身にしみました。私が最初に謳った理念には、患者さんのためにという言葉が口には出ませんでした。しかし、私どもの今の理念は、「私達はかかわる全ての方々と共に生きる喜びを創造します」です。

デンタルタイアップで起こったドラマ

「理念が固まるまでには時間がかかる」

デンタルタイアップ　小原　啓子

私自身が「デンタルタイアップ」を立ち上げた当時、私は人に次のように言っていました。

「私は患者さんと直接接することがない。歯科医院のみなさんが患者さんと接しているのだから、私は患者さんのためにと理念には謳わない」

そのときには、私が悩むときが来ることを誰も予測していませんでした。しばらくして、直接患者さんと接していなくとも、いつでも患者さんを意識して、歯科医院の変革を担当している自分がいました。そうすると理念がしっくりきません。やはり「患者さんのために」を文中に入れたいというまでには三カ月かかりました。ブレはない、しっかりとした信念のもとに動いていると信じていた自分でさえ、三カ月かかったのです。しかし、自分の本当の意識に気がついたときに、フツフツとした自信と明るい未来が見えてきました。理念を作るための仕事をしている私でさえ、十分と思えるほどの時間を要しました。何人ものスタッフを抱え、何年もの実績を持ち、地域に認められながらも大きな悩みを抱えていらっしゃる院長が、すぐに理念を思いつくはずがありません。なぜなら、自分自身がやりたいこと、信じていることが、まったく違うところに隠されていることも少なくないからです。

さあ、本題です。

理念とは一体何なんでしょうか。

何の問題もないときには、理念は必要としないかもしれません。

しかし、いったん問題が生じたときには、感情論ではなく、冷静に論理的に状況を見直し、決断を要する場合が出てきます。

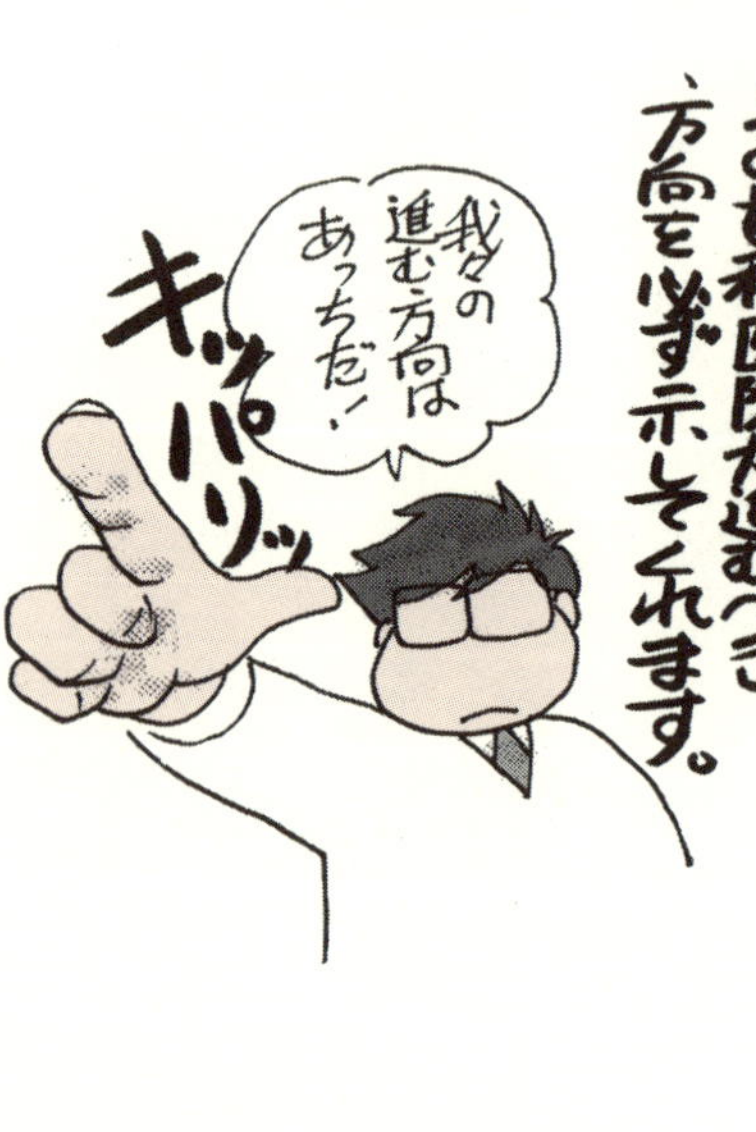
理念《りねん》は『羅針《らしん》盤《ばん》』です。各歯科医院が進むべき方向を必ず示してくれます。
我々の進む方向はあっちだ!
キッパリッ

◆David（1995）は「小企業において戦略的経営に関しての知識の欠如はその企業の成功を左右する」と指摘している。

◆戦略経営においては、戦略の策定、実行、評価の三段階のプロセスが重要視され、戦略の策定の段階においては、企業が果たすべき理念の設定が不可欠とされている。

理念の本当の意味を今一度考えてみましょう。

理念は、ミッション（使命）と同意語と解釈します。しかし、いろいろな言葉を使うと混乱が生じますので、理念で統一しましょう。

理念に関する今日の考え方は、主として一九七〇年代にDrucker（1973）が著した指針に基づいています。

◆Druckerは、「わが社の事業は何か」という質問は、「わが社の理念は何か」という質問と同じであると述べています。

◆Collins & Porras（1994）は、基本理念を、組織の土台になっている基本的な指針であり、われわれが何者で、何のために存在し、何をやっているか示すものである、また、企業の内部にある要素であり、外部環境に左右されるものではないとしている。

そのまま、歯科医院に話を戻しましょう。

理念は、「わが歯科医院の役割は何ですか？」という質問の答えにあります。

2 院長の覚悟「理念」

スタッフの出入りが激しい歯科医院があるとしましょう。そんな歯科医院では何か大きな原因が見え隠れします。

その結果として出ているのが、いくら取り繕っても、隅々までの清掃ができていない状況。いわゆる清潔感のない診療所です。スタッフのみなさんの自分達の歯科医院に対する愛着は見えません。

「整理整頓からですね」と申し上げても、荒れている歯科医院は、それ以前に問題があるので、根本的に治るはずがありません。

こんな歯科医院のスタッフの関心は、主に「人」にあるのです。

まず、院長。

「言っても、言うこと聞かないんですよ。スタッフ間の仲がわるいみたいだし…」と弱気発言。

反対に

「なぜ、こんなことさえできないの。○○さんは特にしないんだヨ」と、どこまでと思えるぐらいの強気発言。

スタッフは、

「院長はころころ言うことが変わるし…」

先輩スタッフは、

「うちの新人、いくらキチンと整理してって言っても聞かないんですよね。すぐに忘れるし」

混乱の中での歯科医院では、院長の顔が苦渋に満ちています。

本当は、経営者である院長はとても苦しい。厳しい現実、理解されない現状、口に出して言えない人間関係。

そこで私は言うのです。

「院長、この医院をどのようにしたいとお考えですか」

時として、院長は、それでも一呼吸してから言われるのです。

「インプラントを積極的にできる歯科医院にしたい」

「どうしてですか」

「だって、インプラントしたら歯科医院は経営的には楽になる」

「そうですか。経営という視点で先生は、インプラントをしたいのですね」

「そうや、その通りや」

「それでは、先生は歯科医院が潤うために、インプラントが有効だと言われる?」

「ムムッ…いや…違う。インプラントを入れると患者さんが喜ばれるんや。噛めるようになった、食事がおいしいと」

「それでは、先生は、患者さんの喜んでいただける姿を見て、今後もインプラントをやりたいと?」

「う…ウン。そや。その通りや。患者さんのためにインプラントをやりたいと思っている。いや、インプラントだけでない、すべての治療に対して患者さんのためにと思っている」

「そうですか。それでは先生はスタッフの方におっしゃっていることに言葉が足りないかもしれませんネ」

「そうやな～。極端な言い方しすぎやナ。インプラントがやりたいなんて」

「本当の気持ちをおっしゃればいいのです。患者さんの健康や幸せのために○○歯科医院があるのだと思っていると。それでは先生、スタッフの方々に言ってください。○○歯科医院は、患者さんのために、噛める状態を作り、喜んでいただける歯科医療サービスを提供する。そしてそのために、チーム一丸となって歯科医療を提供するシステムを作っていきたい。だから自分についてきてほしいと。加えて、スタッフのみなさんに頭を下げてお願いすることができますか」

「……わ、わかった…。覚悟しよう」

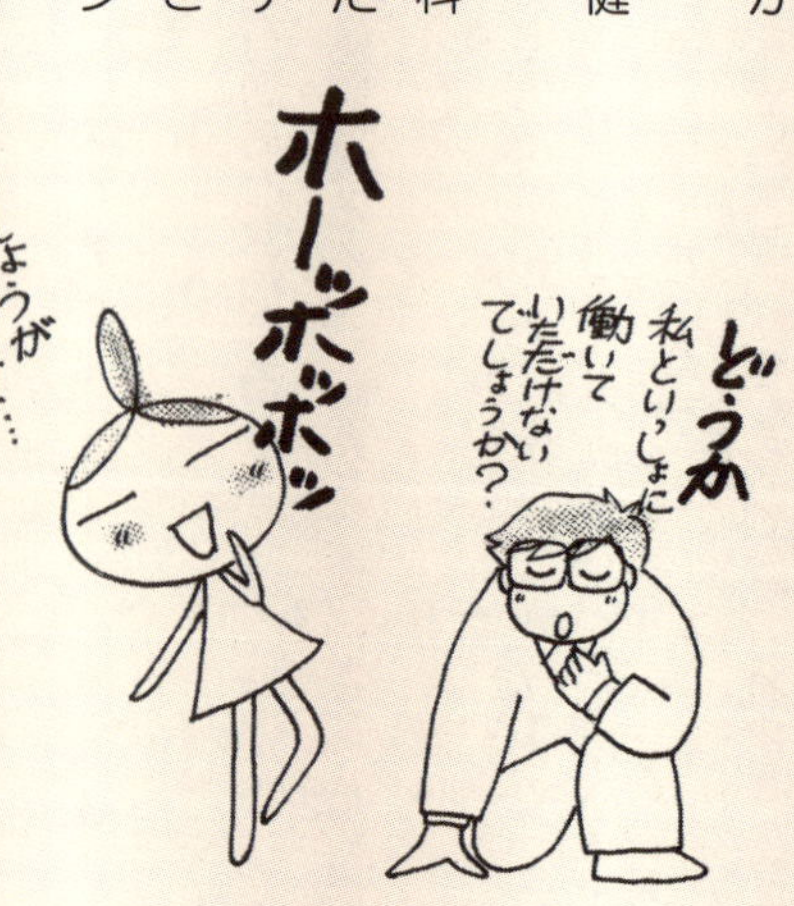
どうか
私といっしょに働いていただけないでしょうか？
ホーッポッポッ
しょうがないわネ….

単純に書いてしまうと、これだけのことです。しかし、この決心をされ、歯科医院の理念を掲げ、スタッフの前で自分の言葉として明確に歯科医院体制を語れるまでには、三カ月はかかります。なんせ、どのように生きてきたか、またこれからの十年をどうしたいのか、ブレがなくなるまで私は院長に問い続けるのです。

変革までのステップには、一つの理念、三つのビジョン、九つの戦略、二十七の戦術があります。これらすべてをブレなく語れるまでには、それはそれは苦しい作業を繰り返すことになるのです。

院長は、なぜ歯科医師になったのか。学生時代に何を考え、国家資格を取ったのか。開業に行きつくまでのいきさつ。時には家族のこと、将来のこと。自分自身の一生を通しての生き方…。そこまで来ると、経営者である院長は、腹をくくってスタッフに語りかけることができるようになります。

ちょっとしたトラブルに対しても、きっと言えるようになるのです。

「私の歯科医院では、そんなことは望んでいない。うちでは、理念の通りの診療を行います。これを基本として考えたうえで、あなたの立場で一番いいと思うやり方を提案してください」

どんな困難なときであろうとも、院長は明確で力強い発言が重要となります。

私の仕事は、内向きのマネジメントですから、いろいろな問題を人のせいにするのではなく、システム上の問題として解決することになります。

一番最初に行うことではありますが、最大の難関は「院長の使命」＝「理念」の設定となります。だから院長が理念を語ったとき、スタッフであるあなたは、しっかりとその言葉を受けとめてください。

3 理念設定の必要性

(1) 理念の不思議

歯科医院の変革の後方支援に入ったとき、ほとんどの歯科医院は大なり小なり問題を抱えています。変革には、必ず抵抗がつきもので、どれだけ素晴らしい提案であっても反対勢力は必ずあります（詳しくは、G「変革する前に生じる現象を知っておく」一九三頁参照）。その逆境を乗り越えながら、バラバラの気持ちや考え方をまとめていくのですから大変なことです。

その中で、最後の砦となるのは、院長が望む歯科医院の存在価値である「理念」です。

理念は、ミッションと呼ばれることもありますので、そうなると、まさしく「使命」。命をかけて行うべきことです。

大袈裟のように感じられるでしょうが、実際にスタッフをまとめることができるのは、理念です。

理念によって、救われた歯科医院でのエピソードを紹介しましょう。

ある歯科医院で起こったドラマ

「一度は崩壊した歯科医院」伊藤歯科クリニックの変革

（院長）伊藤　尚史

①歯科医院としての危機感、その当時困っていたこと《院長》

医院として非常に危機感を持ったのは開業して二年目の頃でした。

私は開業当初、患者さんに幸せになってもらう歯科医院作りに必要なのは、患者さんの思いをくみ取る姿勢と、歯科医師の技術だと思っていました。歯科医師の仕事を見て、喜んでくださる患者さんにあふれている職場にいれば、スタッフも自然に育っていくと思っていました。

私の思いは患者さんに通じたようで、患者数と売り上げは順調に増えていきました。忙しくなるに伴いスタッフも増やしていったのですが、忙しくなるのは自分ばかりで、スタッフとの連携がなかなかうまくいかないことに悩むようになりました。スタッフに自ら考え動いてもらいたいとの思いで、勉強会やセミナー参加を促すのですが、とことん嫌がられ、駆け引きが始まってしまう始末。診療レベルを少し前進させるだけでも大変な努力が必要となり、次第に日常の業務をこなすだけで毎日ヘトヘトになっていました。なんでスタッフは私の思いをわかってくれないのだろうと真剣に悩んでいました。

②どのような歯科医院だったのか《小原》

院長は悩んでいました。診療室の中のムードを変え、気持ちよく診療できる体制にしたいというのが希望でした。

そこで、半日ほど診療室を見学しましたが、ここでちょっとした驚きがありました。

院長に返事をしない。目を合わせない。私語が多い。歯科医院としての機能を果たしていない状態に見えました。

私は、来られる患者さんすべてに聞いてまわりました。

「数多くある歯科医院の中から選んで治療に来ていただきましてありがとうございます。教えてください、どうしてここにおみえになられたのでしょうか」

「先生が優しい」

「先生が詳しく説明してくれる」

「先生の診療が丁寧で…」

と、すべての人が院長に対する言葉を発しました。一人も、ここのスタッフがいいからという発言はなかったのです。

院長とスタッフの関係がここまで冷え込むまでには、いろいろあったのだと思います。しかし、患者さんには何の関係もありません。院長の望む歯科医院にすべきなのだろうと私自身が強く感じたのでした。

しかし、私が院長にそのような話をすると、

「そんなことを言うとスタッフは辞めてしまうかもしれませんネ」と言われました。

院長は、どのような歯科医院にしたいという発言さえ、今は厳しい状態だと感じていらっしゃいました。

確かに、朝礼のときの先生の言葉は、目を合わせないスタッフの前で言葉につまり、なかなか声が発せられない様子でした。

崩壊した人間関係の中で、歯科医院には暖かさがなくなっていました。

③理念設定に至った経過、そのときの思い《院長》

小原さんに、まず尋ねられたのが「理念はありますか？ どんな歯科医院を目指していますか？」ということでした。いろいろな書物やセミナーで理念設定については知っていましたが、医院の発展とともにいずれ考えていけばいいものと思っていました。でも気がついたのです。理念について深く考えたことがなかった。そしてスタッフには、私が何を目指しているか深く話したことが一度もなかったということに…。

私は、人にどれだけ豊かさを提供できるかで、自分の豊かさが決まると信じています。インプラントや矯正という技術も豊かさを提供する手段にすぎません。それを提供するシステム作りという明確な目標をスタッフに伝えていなかったのです。

そこで、平成二〇年一月、ミーティングのためだけの一日を設定し、小原さんにサポートしてもらいながら、スタッフの前で宣言しました。

「伊藤歯科クリニックは、お口の健康を通してあなたの人生を豊かにします」

伊藤歯科クリニックはみんなに豊かさを提供する場であると私は決意したということ。

そのためにはチームとして同じ目的に向かって連携し、勉強し、努力することが必要であること。

それが私達も豊かになれる唯一の方法と思っており、一緒に考え、がんばる意志を持った人と一緒に仕事をしていきたいということ。三十分ほど話したでしょうか。

しかし、その場のスタッフのどん引きぶりは、今でも忘れられません。

④歯科医院の最初の変化を感じたとき《院長》

その日にミーティング（ブレーン・ストーミング）が行われたのですが、批判が続出したそうです。

私は、スタッフの本音を聞くために同席しないことになっていました。いささか不安でしたが、次の日から仕事が少しずつやりやすくなってきました。「駆け引き」ではなく「患者さんのためになるか」で、物事を決断できるようになったからです。既存のスタッフから辞職する者が出てきましたが、理念に賛同して求人に応じてくれる人に恵まれ、院内は次第に活性化していきました。

⑤ブレーン・ストーミングでの様子《小原》

非常に厳しい時間でした。難しい状況を予測する場合は、院長先生には席を外していただき、スタッフのみなさんと私どもでブレーン・ストーミングを行いました。

本来でしたら、問題が出つくしてからその対応を考え、計画を立てていくのですが、すでに辞めたいという発言が何人からも出て、「私達だけでも、歯科医院の改善はできます」という、率直な気持ちを述べられました。

最終的には、その日にたまたま見学に来られたパートの歯科衛生士だけを残してスタッフの方々は時期を少しずつずらしながら退職されていきました。しかし、新たに加わったメンバーたちは、院長の理念を聞き、納得された状態で入って来られましたので、どんどん歯科医院が変わっていくと肌で感じられました。半年もすると、患者さんからも「ここ変わったネ～」という声が聞かれるようになりました。

⑥理念を語るのは、はずかしいこと？《小原》

院長は「すべての人を豊かにしたい」という気持ちで理念を作りました。しかしこう語ったのでした。「最初は、他人の理念を見て、こんなこっぱずかしい言葉、よく言えるな～。と半ばあきれてながめてました。ホームページを見ても、みなさん書いてらっしゃいますヨネ。こんなこと、書いてるだけなんやろナ～、と。しかし、自分が人生をかけて理念を組み立てたとき、このくさい言葉が普通に出ました。自分でも驚き、何度も何度もスタッフの前で語り合いました。古い常勤の者は、時期をずらしながらみんな辞めてしまいましたが、新しく入ったパートの人たちは、自分の理念を理解し、歯科医院変革の中核となりました。今では常勤スタッフが加わり、歯科医院を愛するスタッフの団結力で歯科医院には活気があります。逆境に陥ったときこそ、理念とは本当に大切なものなのだと感じました」

先生から言われた一言です。「今では、どんなことがあろうともチームで乗り切ることができる歯科医院です」

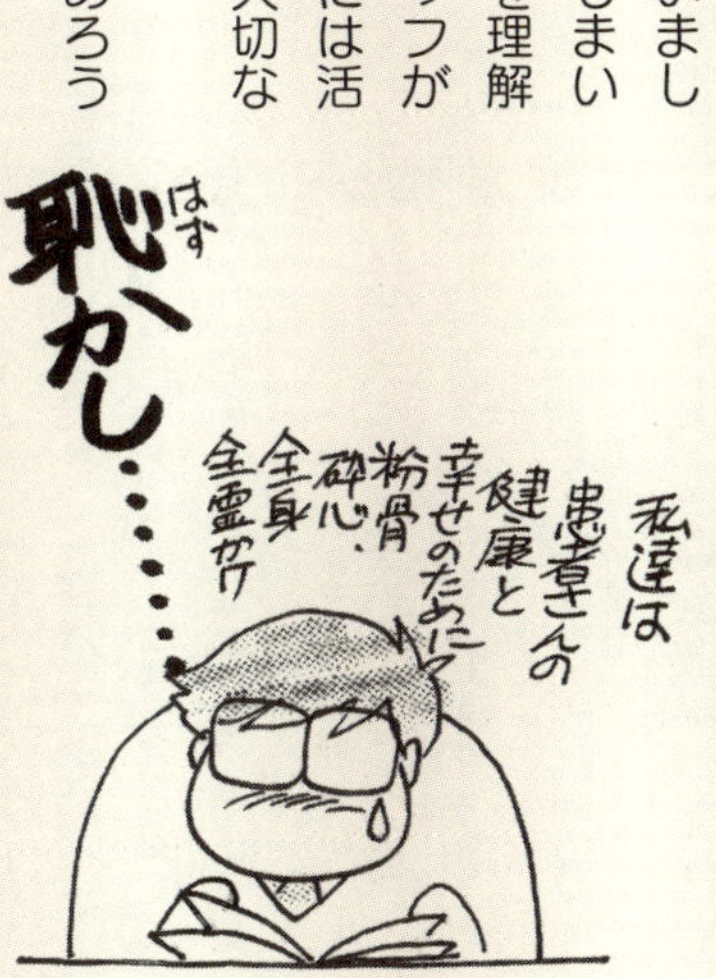
恥《はず》かし……
私達は
患者さんの
健康と
幸せのために
粉骨
砕心、
全身
全霊かけ

この一年半で変わった「伊藤歯科クリニック」の変革の詳細は、平成二一年に大阪大学同窓会主催の臨床談話会で報告される予定です。

(2) 理念の主語は自分である

一生をかけて運営する歯科医院存続の意味。それは簡単には語ることができません。

理念は、歯科医院を活性化するためのバイブルです。不思議なことに、崇高な理念は人を感動させることができます。

しかし、リーダーである院長が、理念なくして行動した場合、場当たり的な安易な行動に映るかもしれません。

4 理念をもとに存在するビジョン

(1) ビジョンの意味

組織のビジョンを示すという話を聞いたことがあるでしょう。

ビジョンの定義も使う人によってそれぞれ微妙に違う場合がありますので、ここで定義づけをしておきましょう。

◆F・R・デイビッド(1995)は、組織によってはビジョン(vision)とミッション(mission)の両方を表明することがあり、ミッションは「我々のビジネスは何であるか」に対し、ビジョンは「我々は何になりたいのか」と自社の目指す将来の姿を表したものであるとしている。

◆井上善海(2002)は、ビジョンとは組織全体の方向性を定めるため、ある特定の時点での該当組織のあるべき姿を描いたものであり、ミッションやフィロソフィー(philosophy)に基づき策定されるのであるが、これは戦略策定上の一要素として考えるべきであり、ミッションやフィロソフィーと混同してはならないと述べている。

◆市川　彰(1993)らは、「ビジョンには、二つのタイプが存在する」としている。一つは、理念そのものを具体化したものである。もう一つは、具体的に時期を想定し、企業のあり方を描くものである。

いろいろな考え方がありますが、ビジョンを深く理解するにあたって、次の意識統一を行いましょう。

理念は、「わが歯科医院の役割は何ですか？」という質問の答えであり、時代や社会がどれだけ変わろうとも、びくともしない院長の使命でした。

ビジョンは、理念達成のために「われわれは何をしたいのか」という質問の答えにあります。

ビジョンは、時代や社会の変動に合わせて歯科医院がどうしたいのかという、野心と独創性を持ち、一貫性を持ったものです。

理念やビジョンは公開されたうえで文章化されてこそ価値があります。

院長だけでなく、スタッフ、患者さん、地域社会まで公開し、厳しい社会の中で、いつも緊張した状態でこれらを維持・機能させていくことで、組織としての団結と発展がみられます。

ですから、額に入れて診療室や待合室に掲示することもありえます。しかも、たびたび院長には声に出して熱く語っていただきたい。組織に浸透するまで、繰り返し繰り返し言い続けます。そこまでとあきれられるかもしれませんが、しっかりと根付かせ、誰もが歯科医院の理念やビジョンについて自然に口に出てくれれば、組織は同じ目標に向かいます。

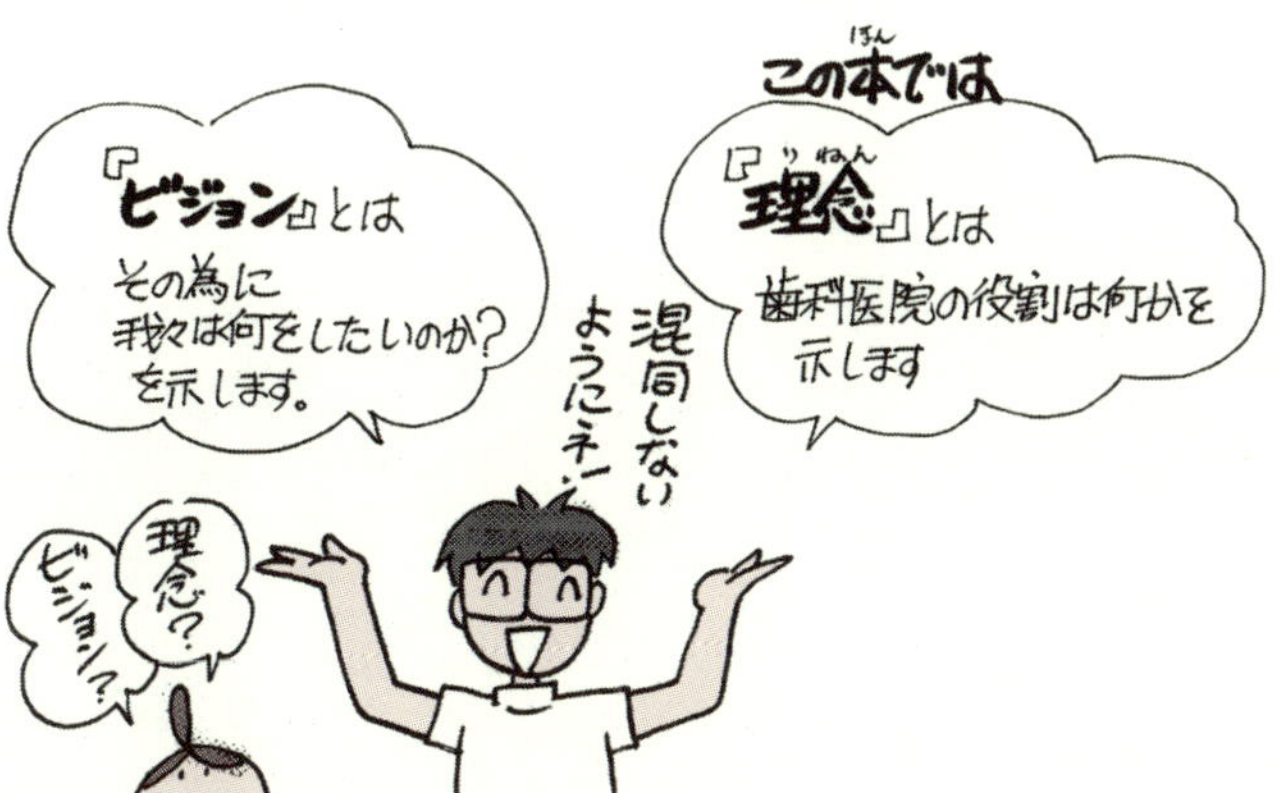
この本《ほん》では
『理念《りねん》』とは
歯科医院の役割は何かを示します
『ビジョン』とは
その為に我々は何をしたいのか？を示します。
混同しないようにネ！
理念？
ビジョン？

再度、院長の理念とビジョンの必要性を語りましょう。

スタッフの方々が院長の人生、価値、欲求、期待、希望、夢に対する気持ちを理解していない状態で、どうして院長とともに歩みたいと思うことができるのでしょうか？

院長の気持ちを理解するために、あなたにも知っておいてほしいのです。どうか一緒にこれからのページに目を通されてください。

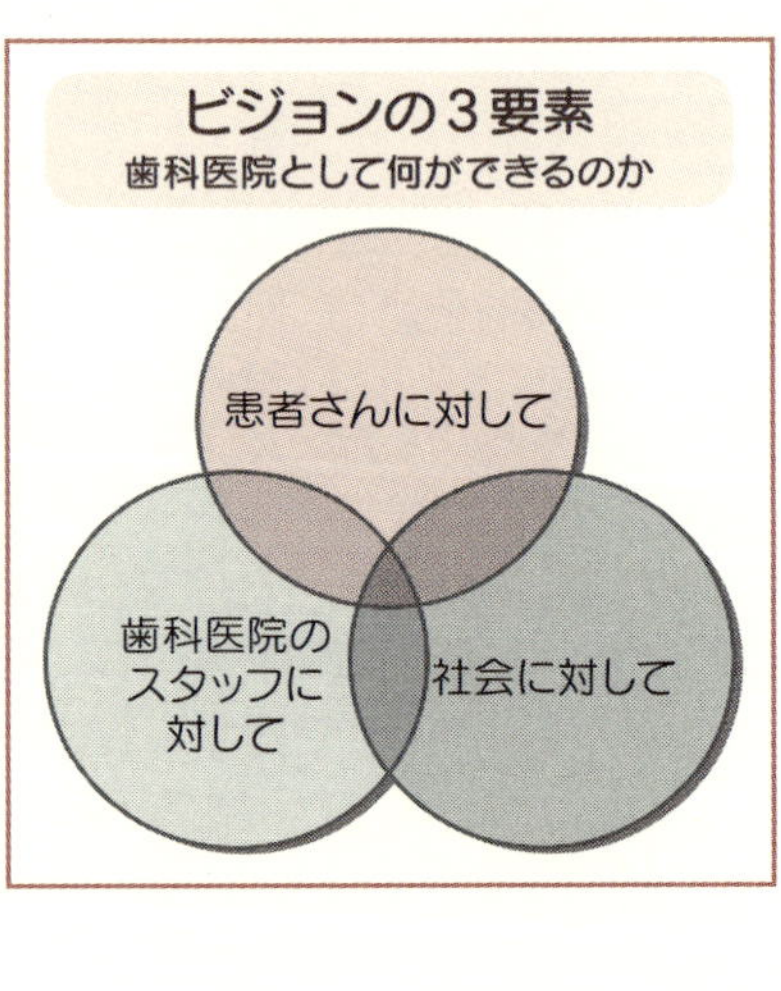

(2) ビジョンの構成要素

理念をもとに、ビジョンを組み立てていく場合、三つのことを意識する必要があります。

まず、本来の歯科医療サービスを提供する「患者さん」に対して何をするのかということ。これは、すべてのスタッフの方々の意識から外れることはまずありません。また、地域社会に対する活動への意識も避けては通れないところです。

ここで忘れがちになるのは、わが歯科医院に勤めてくれているスタッフに対して何ができるのかということです。この部分がなければ、組織は問題が起きるたびに崩壊の危機を迎えます。

これをビジョン創造のための「黄金のトライアングル」と名付けることにします。

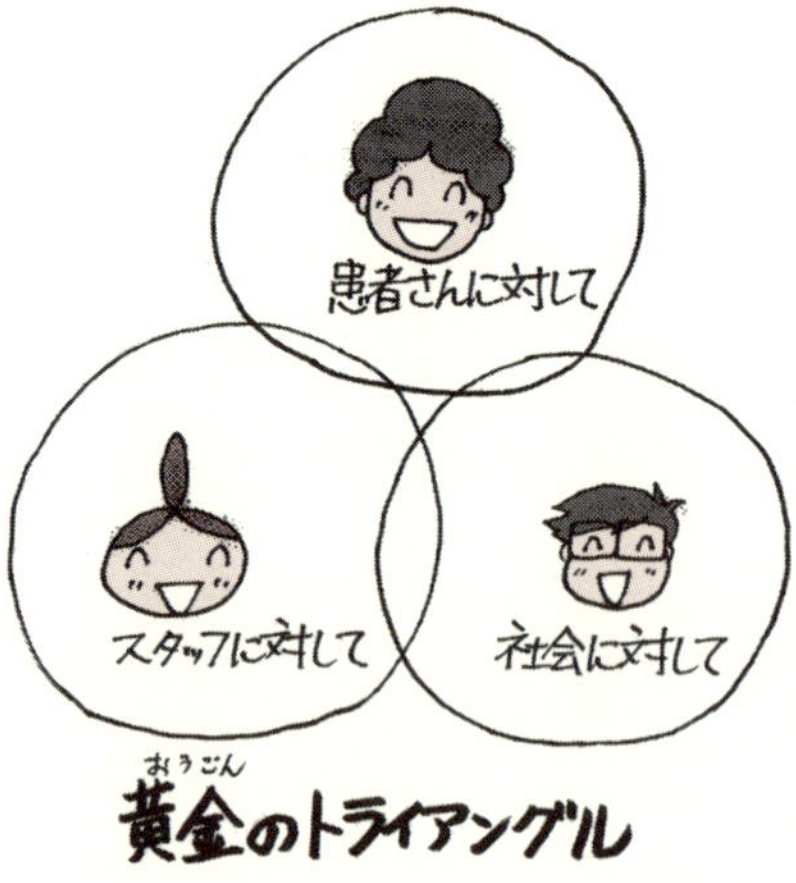

5 院長のリーダーとしての姿勢

(1) リーダーとは何か

あるとき、業界の新聞にこのような記事が載りました。

書いていたのは、フリーランスの歯科衛生士です。

「院長は経営者です。……。その経営能力の二本柱は「金」と「人」の管理だと思います。初めから管理能力のある院長などいません。人の管理が院長業の重要な仕事の一つであること、それは若い歯科医師が真剣に医療技術を学ぶのと同等、いいえ、それ以上に大切な学びであることに『まず気付く』、このことから始まると思います。管理能力の低い院長に使われるスタッフの苦労と悲しさを肌身にひしひしと感じている私だからこそ…」と書かれてありました。

どう思われましたか。

まず、経営能力を「人」と「金」という狭い分野に限られて語られていること。この「人」と「金」に限定した形で管理能力を謳うこと自体に無理があります。また、院長はリーダーであり、管理をするマネージャーではありません。

多くの借金を抱えて歯科医院を構え、資材を買い、人を雇い、歯科医療サービスを社会に提供していく。これだけでも相当な労力を必要とします。何かのトラブルが生じた場合、管理能力がないからうまくいかないと言ってしまうには、あまりにも院長が気の毒でなりません。

組織とは、そんな個人の能力ですべてを語れるほどには、単純ではないのです。

まず、院長は、「管理する人＝マネージャー」ではなく、「指導者＝リーダー」です。

それではどのような人がリーダーであるのか。

『経営革命大全』という本の中で、経営における七十九人のビジネスアドバイザー（権威）の英知を紹介しています。経営学者によって、習慣、属性、特徴をまとめ、さまざまな言葉や慣用句を駆使してリーダーを表現すると、七十二の潜在能力を表すことができます。

七十二の性格を出されると、全く該当するものがないという人などいません。つまりは、リーダーは誰もがなりうる可能性があります。

実はリーダーとして、すべてのことに共通する認識は、「何かを行うときに進んで従おうとする部下がいる」ということだけでした。

院長にお尋ねします

自分の歯科医院には、院長が何かを発言されたときに、次のようなスタッフがいるでしょうか。

「先生、いいお考えですね。みんなでやりましょう。大丈夫です。若いスタッフには私がこのあと説明して、一致団結して取り組めるようにまとめておきます。その時点で、ご報告させていただいてよろしいですか。楽しみですね。そんなことができるなんて…」

このような片腕というメンバーがいらっしゃる歯科医院であれば、院長はリーダーとしての体制をすでに整われています。

みなさんに聞きましょう。

このような言葉を意識して院長に返していますか？　できているのならば、すでに歯科医院は互いを気づかい尊重する体制ができていると言えるでしょう。

(2) ついてくる部下がいるということ

『経営革命大全』の中では、リーダーについてこのように書かれているところがあります。

「社員が一体感を持ち、共に誇りを分かち合い、喜んで専念するような会社をつくらなければならない」

ここで述べられているのは、そう多くのことではありません。

「まず、理念・ビジョンを語り、理解・浸透させること」

そして、「サーバント・リーダー」になることです。

サーバント・リーダーとは、人に奉仕するリーダーのことです。

新しい考え方ですので、グリーンリーフセンターのホームページで紹介されている定義をそのまま提示します。

サーバント・リーダーシップの定義

リーダーである人は、「まず相手に奉仕し、その後相手を導くものである」という実践哲学をサーバント・リーダーシップといいます。

サーバント・リーダーは、相手に対し奉仕する人です。相手への奉仕を通じて、相手を導きたいという気持ちになり、その後リーダーとして相手を導く役割を受け入れる人なのです。

サーバント・リーダーシップの考え方は、従来のリーダーシップのそれとは対照的です。従来のリーダーは、まず相手の上に立って相手を動かそうとします。リーダーとしての地位・権力・お金を得てはじめてそれらの余った部分で他者に奉仕しようとします。一方、サーバント・リーダーは他者に対する思いやりの気持ち・奉仕の行動が常に最初に来ます。

サーバント・リーダーは、常に他者が一番必要としているものを提供しようと努めます。サーバント・リーダーが本物であるかどうかは、「他者に奉仕することで、相手がより健全に、賢く、自由に、自律的になり、自己中心的な欲望に執われない真の奉仕者として成長してゆく」ことにより見分けることができます。

(http://www.gc-j.com/sl01.htmlから引用)

さて、ここで一息つきましょう。

「なんやかんや言うても、結局は利益が上がらんと僕らは食っていけん。きれい事を言っても、スタッフには言う通りに動いてもらわんといかんのや」

「うちにはうちのやり方がある。働く限りは従ってもらわんと困る」

などの院長の発言で、スタッフがモチベーションを上げて一丸になれるでしょうか。

「私は、君を認め、感謝し尊重している。だから、君の強みを生かした仕事を考え、チャンスを与えたい。君を大切にしているからこそ、この仕事を任せている。最大の力を期待しているよ。いい仕事をしてくれ」

スタッフが、どのような院長の言葉を待っているかは明確です。

だからこそ、スタッフのみなさんは最高の医療体制を組み、最善の歯科医療サービスを患者さんに提供することができるのです。

結果としての数字は、そのあとに必ずついてきます。評価してくださるのは患者さんです。

歯科医院の財産である「人財」という人材の仕事ぶりは、お金を払って形となる機械・器具のようにすぐには形になって現れませんが、一定の期間の先行投資によって、歯科医院の実績として必ず数字になって現れます。

すべてのスタッフの良い所を把握し、チャンスを与え続けることは、大変勇気がいることですが、その後押しは「院長の理念」にあるはずです。

6 現状を把握する

理念は、生き方そのものを問われるものです。だから、院長だけでなくスタッフのみなさんでも自分が満足のいく一生を、理念として掲げることもできます。しかし、これはちょっと考えれば組み立てられるというものではありません。何度でも自分自身に問うてみて、びくともしない一生かけての使命を掲げます。

ましてや、院長ともなればスタッフ全員の生活を支えています。この理念は一人だけのものではなくなるわけです。

したがって、まず行うことは、現状をしっかりと見つめることからです。

将来、自分は何をしたいのか。何ができるのか。誰のために、社会のために、そして歯科医院のスタッフに対して…。

※理念は院長自らが立てるべきです。しかしこれから紹介する理念を作るための行程は、誰が使っても、自分自身の人生を考えるシートとして使用できます。それぞれの立場でお使いください。

(1) 自分の人生を見直す

図1は、ライフラインチャートと呼ばれているものです。

直訳すれば「人生描線図」。

生まれてからこれまでの人生を振り返り、年齢ごとの満足度を曲線で描いていく図表です。人生は山あり谷ありの連続です。その年齢の時期に起きた出来事や転機、そのときに影響を受けた事・人・言葉。成功体験や失敗体験。稽古事や得意だったこと、社会人になってから取得した技能、資格、影響を受けた研修などを書き足していきます。

それぞれの人生には光り輝く思い出もあれば、苦い思い出もあります。自分が飛躍したとき、落ち込んだときなどが思い出されるでしょう。潜在意識と意識されていない状態を引きず

ライフラインチャート

名前　小原啓子　　　　記入　　年　　月　　日

西暦									
年齢	0-11	12-17	18-21	22-30	31-40	41-50	51-60	61-70	70-
時期	出生-小学生	中学・高校	大学・専門	成人1	成人2	壮年1	壮年2	高齢1	高齢2
主な出来事	大橋カトリック幼稚園、玉川小学校、5年時に松江に転校	松江四中、南高校、1年時に広島観音高校に転校	広島歯科衛生士専門学校に入学、広島県歯科医師会に勤務	学校に勤務、結婚、出産、口腔保健センターに異動	口腔保健センターで公衆衛生活動(臨床担当)、広島県歯科衛生士会理事	衛生士学校に異動、大学編入、大学院で修士取得、歯科医師会退職、デンタルタイアップ設立			
影響を受けた事・人・言葉	両親、オルガン教室	今岡先生、友人、ピアノ教室	上司、同僚	主人、子供、姑、友人	業界での友人	大学・大学院での友人、教授、同僚			
人生にプラスの出来事		コンクール銀賞	トップで卒業	身障者治療で目覚める	イエテボリ大学研修、本の出版	修士論文、学校の3年制移行、本の出版、独立			
人生のマイナスの出来事	おとなしい	松江で消極的、広島で積極的	学校の受験失敗	子育ての大変さにまいる、嫁と姑問題	子育ての大変さにまいる、嫁と姑問題	半年卒業が遅れる、変革への抵抗への調整			

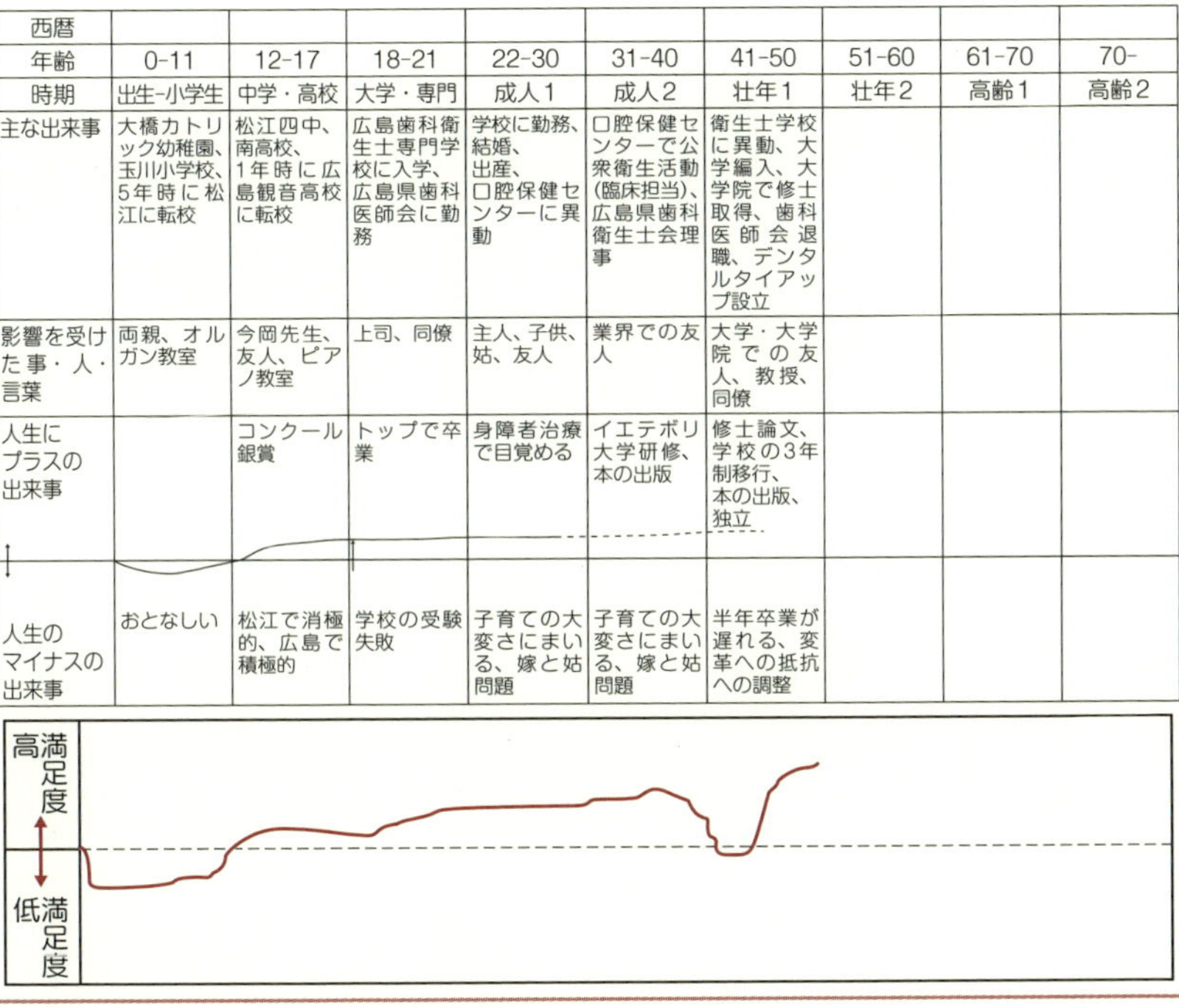

図1　ライフラインチャート（記入例）

り出して、振り返るのがライフラインチャートを描く目的です。

過去を思い出してみると、さまざまな気づきが出てきます。遊びや学びや仕事を通して得てきた能力、本当は何をやりたかったのかという興味、これだけは譲れない大切なもの＝価値観。ささやかでも素晴らしい人生。失ったもの、得たもの。いい時期もあったが難しい時期もあり、苦境の後には飛躍があります。今がいい時期であれば、次は試練の時期がやってきます。

平凡な状態で、なんとも感じなかった時期を真ん中にして、満足度の高いものを上方に、低い時期を下方に一本線で描いてください。

ライフラインチャートで、これからの運命が上方に向いているというイメージを今の段階でまずは持ってみます。これは「肯定的な意図」を持つための羅針盤です。

（2）十年スパンで人生設計をしてみる

次に行うのが、人生シートの記入です（図2）。

三つのことをイメージしています。

一つ目は、自分はこんな人生を歩みたいという大きなテーマ。

二つ目は、十年単位でどうありたいかという姿。

三つ目は、この十年間の変化を家族全員の年齢構成で表してみます。

書いてみると人生は、思いもよらず短く、十年後の自分であるためには、五年後、三年後を意識して人生設計しないと間に合わない場合もありえます。

また、家族の状態は思いのほか十年で変化が大きいものです。たとえば、小学校六年生の子供は十年後には大学を卒業する年齢です。子供は自立を目指す時期ですから、親は子供の教育費の支払いから解放されます。それならば、自分のための資金もできるでしょう。自分の人生は、自分で切り開けるという可能性を秘めています。

私の人生設計

名前　小原啓子

私はこんな人生を歩む	私の人生においては、常に目標を持ち、有言実行の姿勢を持って納得した一生を送りたい。歯科業界の発展のために歯科衛生士として尽くしたい。

戦略

年代	どんな人生でありたいか
20歳代	22歳で結婚して、23歳で出産。仕事も家庭も全力で頑張る人生
30歳代	歯科衛生士を十分に楽しみ、勉強し、歯科衛生士の楽しさを皆さんに伝えることができる人生…がむしゃらな人生
40歳代	歯科衛生士以外のことも勉強し、ちょっと外の世界から歯科業界が見れる人生…発展的な人生
50歳代	確かな人生観を持って、新しい発想をおこせる人生…新しい感覚の人生
60歳代	自分ができることの総まとめの人生…納得の人生
70歳代	穏やかな人生
80歳代	

戦術　　人生の節目…学校・就職・離職・結婚・出産・子育・離婚・倦怠期・更年期・退職等

	私の年齢	(主人)の年齢	(長男)の年齢	(長女)の年齢	(　)の年齢	家族の節目	私の目標	目標達成のためにすべきこと
平成　年	○46	52	○23	18		私退職、長男卒業	大学院で修士論文の作成	社会学・社会科学においての学会参加
平成　年	47	53	24	○19		長女卒業、修行	大学院卒業、修士取得・海外視察	論文完成・学会発表・本の出版(キャリア)
平成　年	48	54	25	20			キャリア・アップのための資格取得	キャリア・アップのための現場視察
平成　年	○49	55	26	21			働く仕組み作りの提案	本の出版(マネジメント)
平成　年	50	56	27	22			マネジメント研修	大学での勉強、人脈づくり
平成　年	51	57	28	23			学会報告	本の出版(5S、仕事の視える化)
平成　年	52	58	29	24			学会報告	歯科医院との関係強化
平成　年	53	59	○30	25		長男出店	システム準備	組織強化
平成　年	54	○60	31	26		主人退職	法人化	学問的強化
平成　年	55	61	32	27			教育への提案	

それぞれの年齢に転機時点で○

図2　人生シート(記入例)　　井上善海資料より一部改変(小原2005)

(3) 歯科医院の状況を把握する

現在の歯科医院の状況を確認し、複雑な環境の中で、どのような歯科医院にしたいのかを、院長はリーダーとして考えておく必要があります。

それにはSWOT分析[※1・2]を行いましょう。

環境では、政治・経済・社会・文化などの「マクロ環境」、患者、競合、業界などの「タスク環境」を、歯科医院の資源では、ヒト（人材）、モノ（歯科医療サービス・資材・スキル）、カネ（資金）、情報（ノウハウ）をイメージして、書き出してみます（図3）。

それぞれが歯科医院のこれからにとって、プラス作用となるものとマイナス作用となるものに分けると、四つの項目で整理できます。これが、環境における「機会」と「脅威」、歯科医院の資源の「強み」と「弱み」です（図4、5）。

歯科医院や個人の目標が明確である場合、SWOT分析は戦略を練るための計画ツールとして使われることもありますが、現状ではこれらのことを正しく認識することが大切です。

SWOT分析をする前にまず理解

資源	ヒト（人材） モノ（歯科医療サービス・資材） カネ（資金） 情報
環境	マクロ環境（政治・経済・社会・文化） タスク環境（患者・競合・業界）

図3

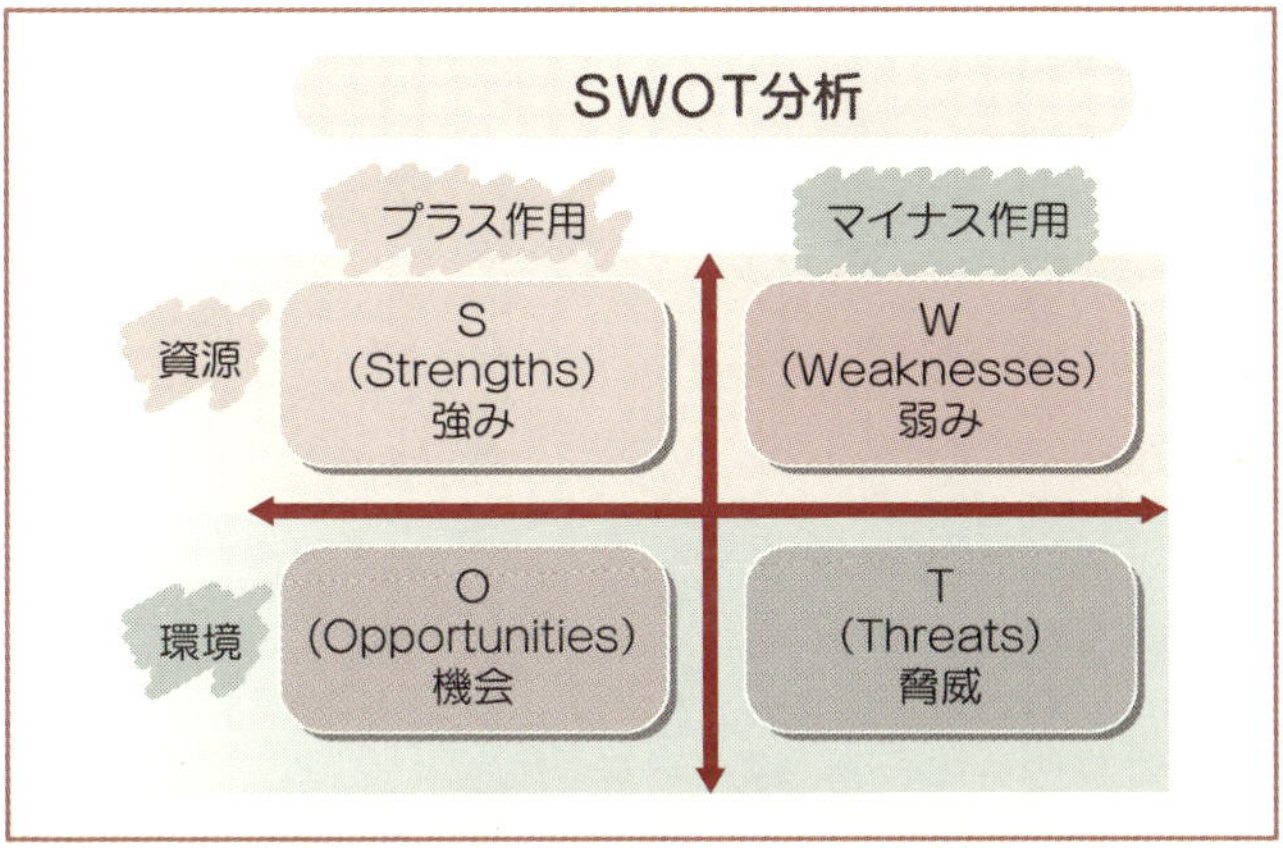

図4

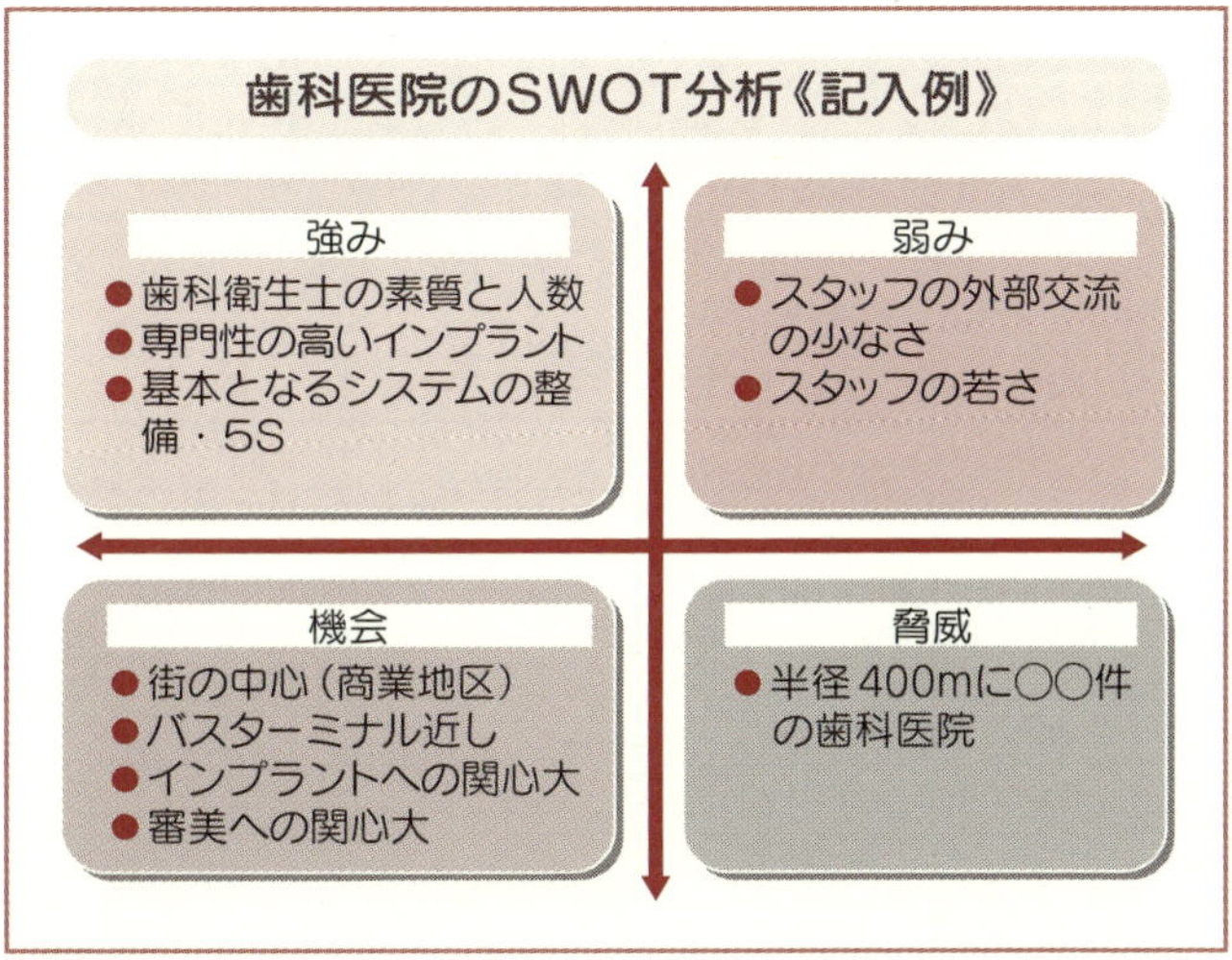

図5

※1 ＳＷＯＴ分析は、一九二〇年代からハーバードビジネススクールのビジネスポリシーコースの一部として開発されてきた、ハーバードポリシーモデルの一部である。

※2 廣綱晶子：マネジメントとケース分析、秀和システム、２００４。

(4) 今一度、スタッフの良い所を書き出す

スタッフは、歯科医院のために働きます。時として、それを忘れて当然のこととして働いているのだという錯覚を起こしている場合があります。チームで行う仕事は、互いに認め合い、感謝し、尊重しなければなりません。

人には、それぞれ良い所があり、それぞれの個性を持っています。

もしも、すべてのスタッフの個性など考えずに、みんな同じように動いてほしいと考えれば、特徴のないどこにでもある歯科医院となるでしょう。

持っている良い所を発揮し、独自性を持っている歯科医院だからこそ、組織としての発展があります。

「うちには、歯周病の治療を専門としている学会での認定を受けた歯科衛生士がいますので、担当させましょう」

「ご安心ください。ホワイトニングの相談を

歯科　　年　　月　　日 状況

チームメンバーの確認

職種	名前	院内での役割	特　徴	年齢

図6

受けるコーディネータが、あなたの要望を具体的にいたしましょう」など、長けたところが組み合わさると、患者さんにいろいろと提案できる歯科医院としての発展があるはずです。

さあ、スタッフの方々の特徴を今一度確認してみましょう。

現在の職種、名前、院内でどういう役割を担っているのか、そのスタッフの特徴、年齢を書き込みます（図6）。

まず、職種の書き込みは大切です。本来の役割を果たせるポジションにいるのかを考えながら書き込みます。

特徴には、その人の持っている良い所を意識して書き込みます。そして、最後には年齢です。

今は昔と違って、「結婚するまでだから」「子供ができたらできない」と考えずに、一生働きたいという人が少なくありません。

院長はある意味、スタッフの人生を預かっているのです。

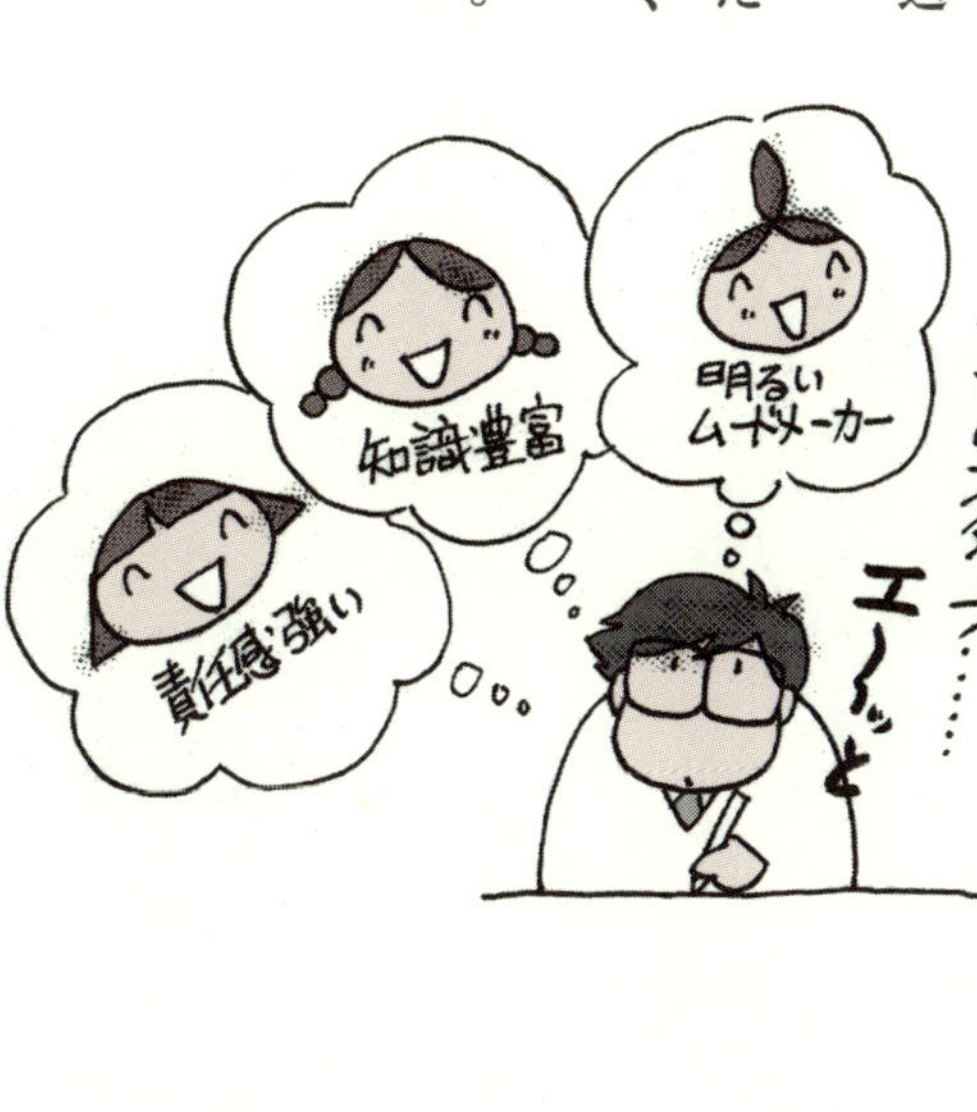

みんなの強みを見つけよう大作戦
誰にだって必ず良い所はあるはずです!
☆新人の場合
努力を惜しまない
元気な返事
ハイッ
てれるわ
ありがとうございます
素直な心
☆院長の場合
世のため人のため私は変革を行うのだ!!

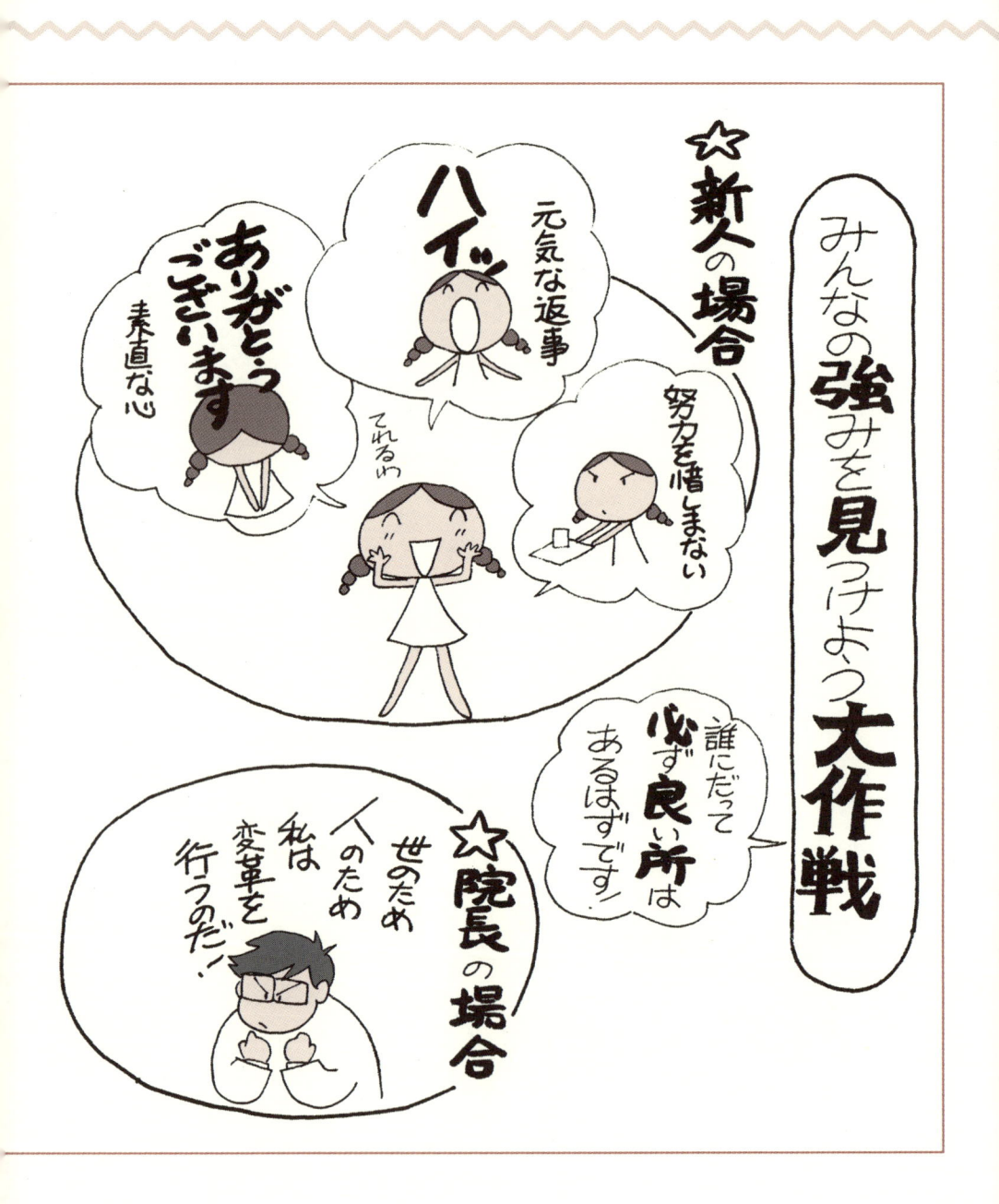

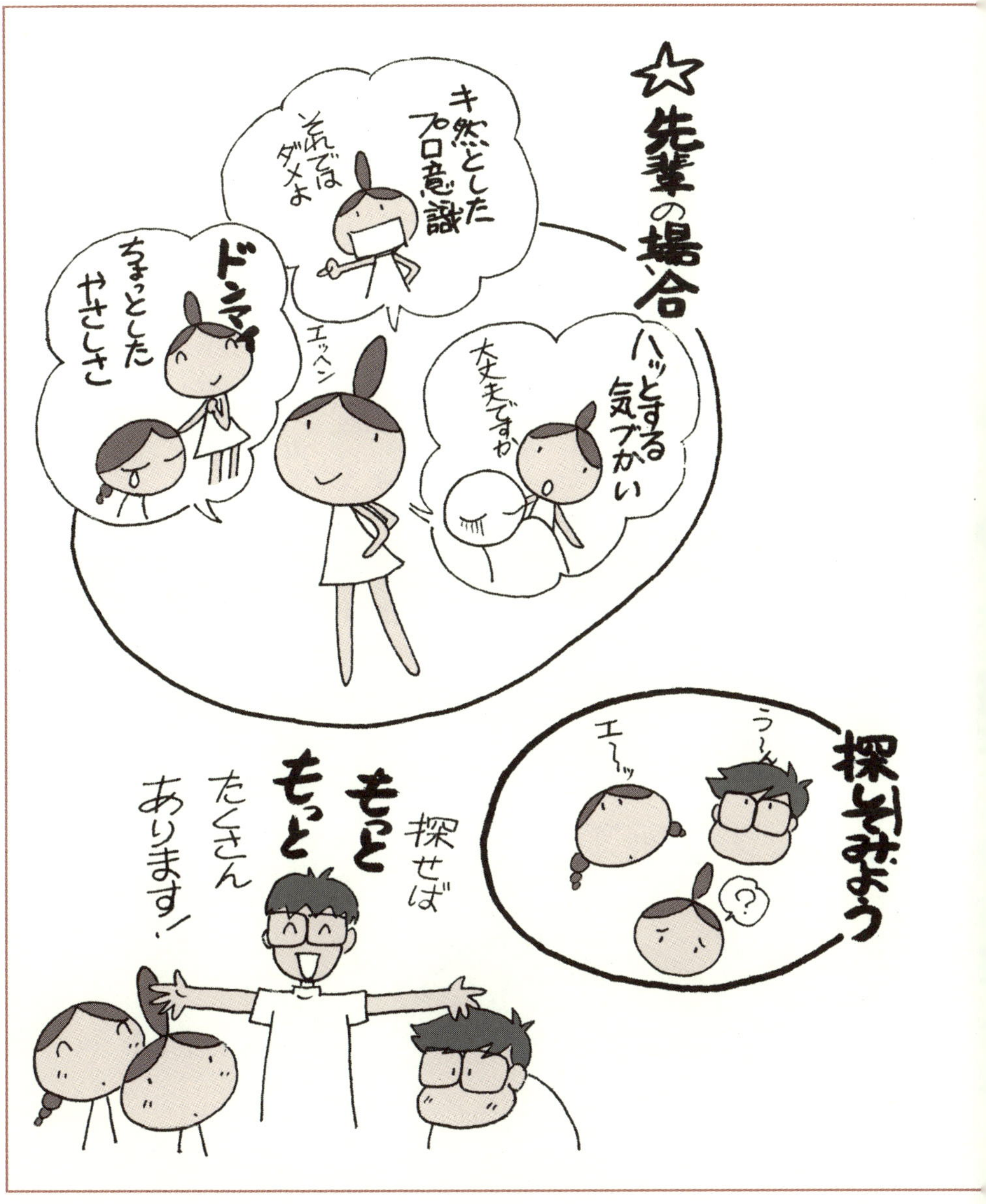
☆先輩の場合
ハッとする気づかい
大丈夫ですか
キ然としたプロ意識
それではダメよ
エッヘン
ドンマイ
ちょっとしたやさしさ
探してみよう
う〜ん
エ〜ッ
?
探せば
もっと
もっと
たくさん
あります!

7 いよいよ理念を設定する

（1）理念は創造する

組織には、自己変革の能力があります。環境に反応しながら変化しますが、それは意識しない限り大きくは変化しません。もし、歯科医院をもっとよくしたいと思うならば、情報や知識を効率的に処理するだけでなく、創造する組織になる必要があります。

　歯科医院における最初の作業は、理念の設定です。理念は、歯科医院を運営するうえでの使命です。したがって、人から言われて作るものでもなく、カッコいいからと人のものをそのまま使うこともできません。

　したがって、院長自らが、創造して作り上げる理念について考えてみましょう。

　ここで言う創造とは、「新しい価値あるものを生み出していくこと」です。

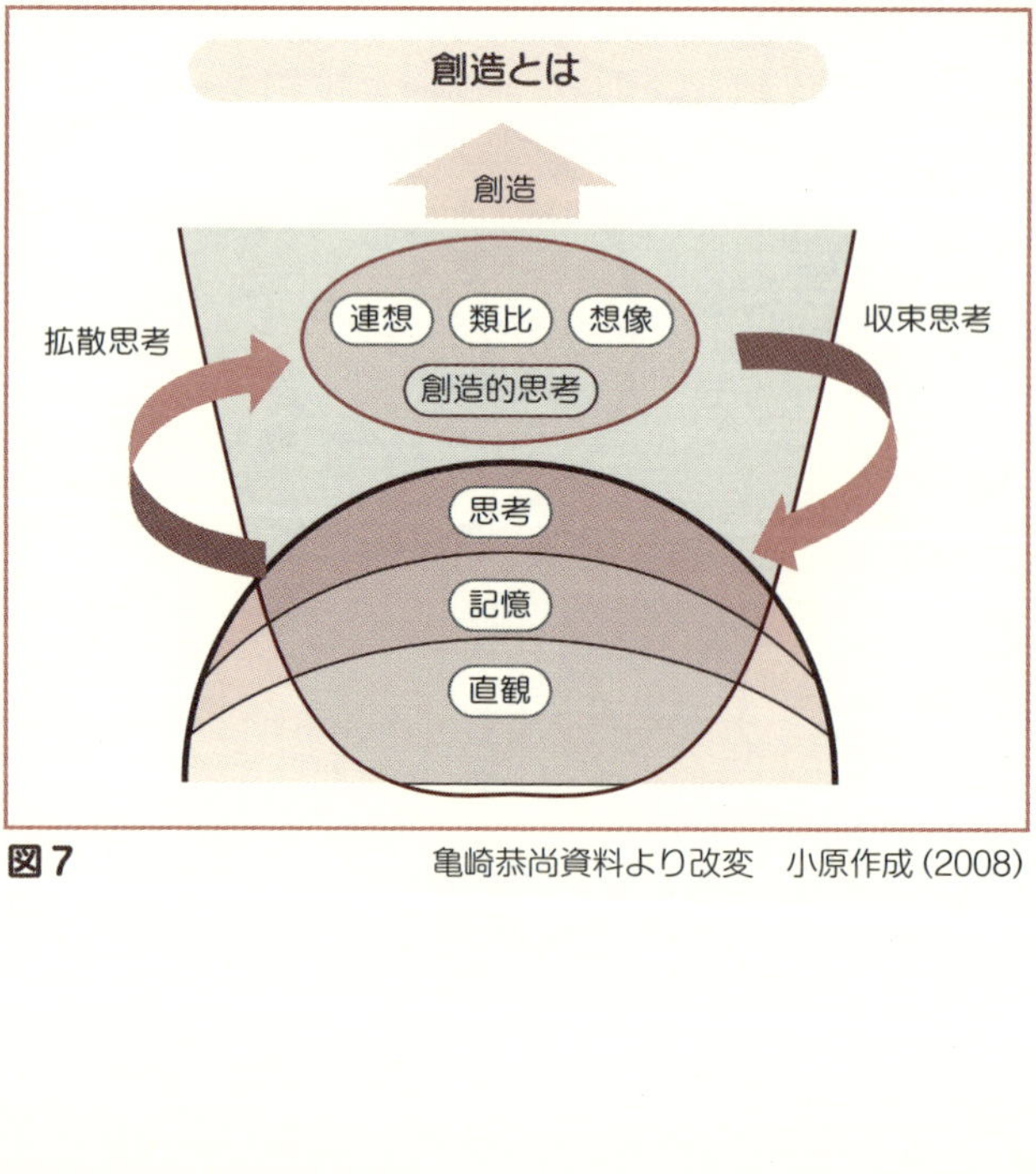

図7　亀崎恭尚資料より改変　小原作成（2008）

人間は、記憶の宝庫です。人によって見るもの、聞くものの捉え方が違います。

理念は、悶々と考えていてもまとまりませんから、本書では創造思考としての技術を使います。

ちょっと難しい言葉ですので整理します。

創造は、過去の直観、記憶、思考という経験によって成り立ちます。


直観とは、心に感じるままのこと。

記憶とは、それが心に残ったもの。

思考とは、いろいろと思いめぐらすこと。


新しい価値あるものを生み出すためには、今までの自分を見つめなおすことが大切なのです。

そのうえで、解決の糸口を見つけていきます。

いつも思っていることが、本当のことでない場合があります。

例えば、前述しましたが、歯科医院で何がしたいのかと聞かれて、「収益を上げるためにインプラントがやりたい」という院長が、何度も「それはなぜですか」という質問を続けることで、「自分は患者さんが健康で若かった時と同じく、噛めることで人生が豊かになることがとても嬉しい。だからインプラントをやりたかったんだ」という話に象徴されます。

歯科医院が収益を上げ、経営が成り立つことは大変重要なことです。

しかし、歯科医院の存続のための使命、命をかけて歯科医院が行うことに、「収益を上げる」を掲げた場合、院長を取り巻く人々がどのように感じるかは明らかです。また、収益を目標に進んでしまうと、組織は方向性を見失い、組織はお客様や社会を裏切ります。生産地や、品質保証期限の偽装で社会から消えた企業を私達は何度も見てきました。

組織が、どのように崩れていくかは火を見るよりも明らかです。

さあ、創造するために、過去の経験から得たことに対して連想、類比、想像を繰り返し、問題を解決していきましょう。


連想とは、ある言葉を聞いたり、見たりしたときに、関連のある事柄が思い浮かぶこと。

類比とは、比べ合わせて、比較すること。また推理すること。

想像とは、実際には存在しないもの、存在していても違ったものを思い浮かべること。


創造思考とは、「全く新しいことを生み出して問題解決していく能力」のことなのです。

(2) 創造思考で頭を整理する

「一言で言うと、先生の歯科医院の役割は何ですか」と聞かれて、即答できる人などそう多くはありません。

普段からいろいろやりたいことを考えていたとしても、一言でと言われると返答に困ります。

そこで、思っていることをまずどんどんと書いてみることをお勧めします。

そして、拡散と収束を繰り返します。そう言われてもイメージはつきにくいものです。

それでは具体的にはどのようにすればよいのでしょうか。

簡単な事例で考えてみましょう。

①どんどん書いてみる（拡散）（図8）

鈴木（仮の名前です）さんに聞きました。「あなたの好きなものは何ですか」

さあ、鈴木さんが、白い紙を用意してどんどん書いています。

あなたは、鈴木さんが書き終えるのを待っていました。そして鈴木さんが書き終えたとき、あなたは鈴木さんの書いたものを初めて眺め、理解するために記憶にとどめようと十秒間眺めました。

そして、鈴木さんに言ったのです。

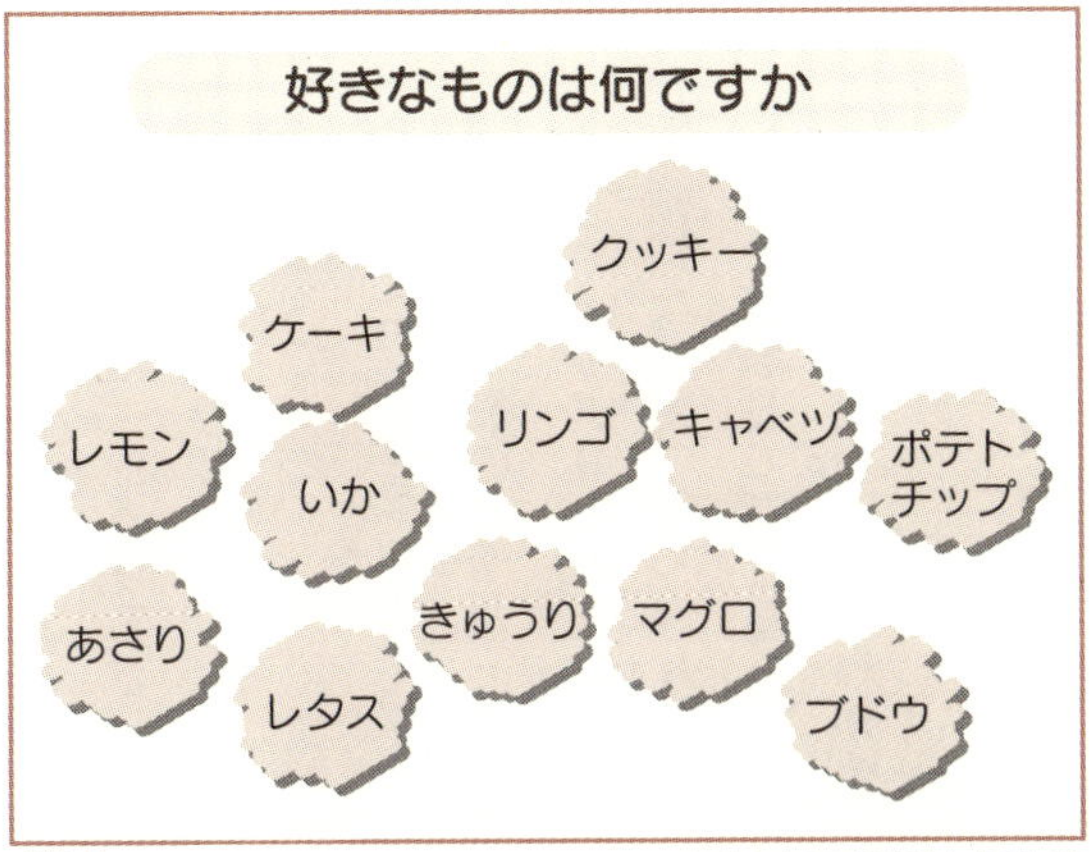

図8　西村克己 資料より改変

「鈴木さんは好きなものと聞かれて、食べ物を書かれたのですね。書いたものはケーキ、クッキー、ブドウ……」

しかし、残念ながらすべてを語ることはなかなかできません。

実際に、いくつ言えるかやってみましょう。あなたもやってみましょう。

せいぜい七つか八つぐらいです。

②まとめてみる（収束）（図9）

今度は、木下さん（仮の名前です）にも好きなものを聞いてみました。

「私はね、お菓子・果物・野菜・乳製品が好きでね」と言いながら、書いたものを円で囲んで見せました。

あなたは、「そうなんですか」と言いながら、十秒間、もう一度書かれた紙を見てみます。

どうですか。そうすると、鈴木さんのときよりも、記憶されやすくなっています。

比べてみてください。記憶量が増しているはずです。

「あなたの好きなお菓子は○○と○○……で、野菜は○○、○○……なのですね」

ちょっとグループにしてみるだけで、好きなものの傾向が明確になって、すっきりしてきました。

物事を整理して考えるということは、自分自身も整理して考えられ、他人にも伝わりやすい。そして記憶にとどめやすいのです。

③再度拡散・収束を繰り返す（図10、11）

ここまでくると、木下さんに聞いてみたくなるじゃないですか。「どうしてこれが好きなんですか、どういうところが好きなんですか」

また、書いた木下さんもウズウズしています。話は、拡散してきます。

「実はね、野菜でも根菜類が特別好きでね。大根だけでなく、ニンジンやゴボウもそうだよね。歯ごたえがあるものがね、いいんだよ」……なるほど。あなたの頭にスムーズにインプットされていきます。「連想」です。

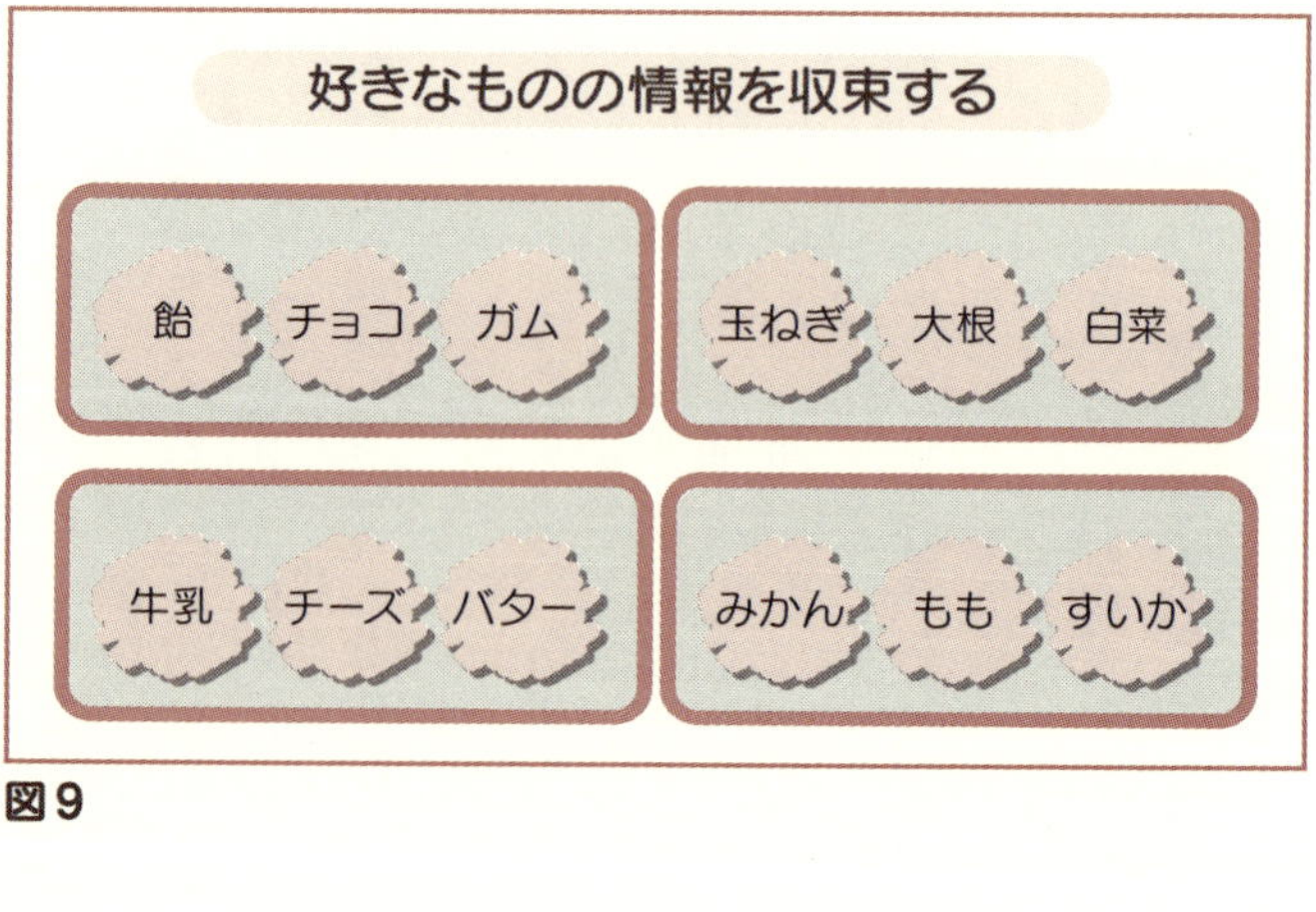

図9

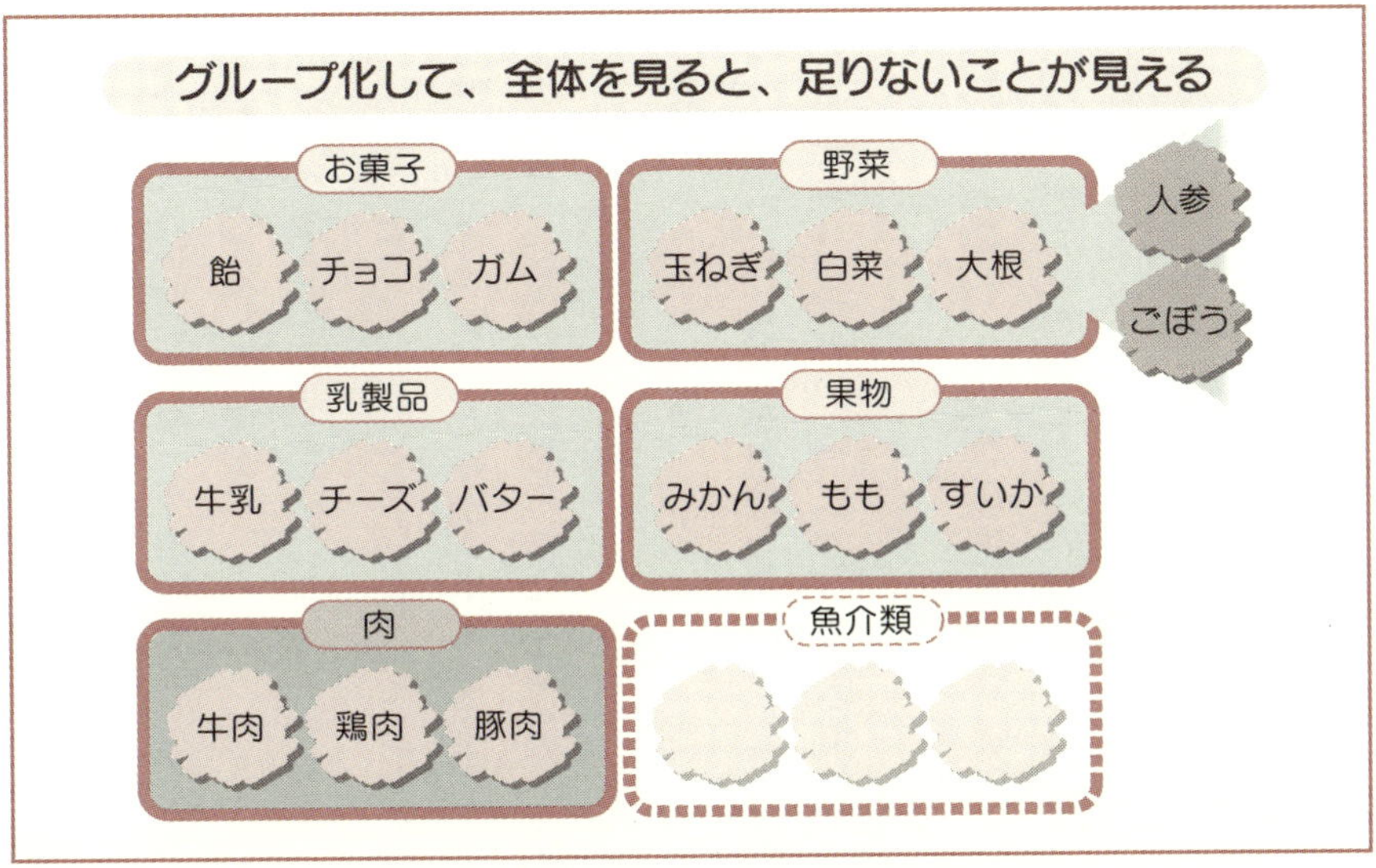

図10

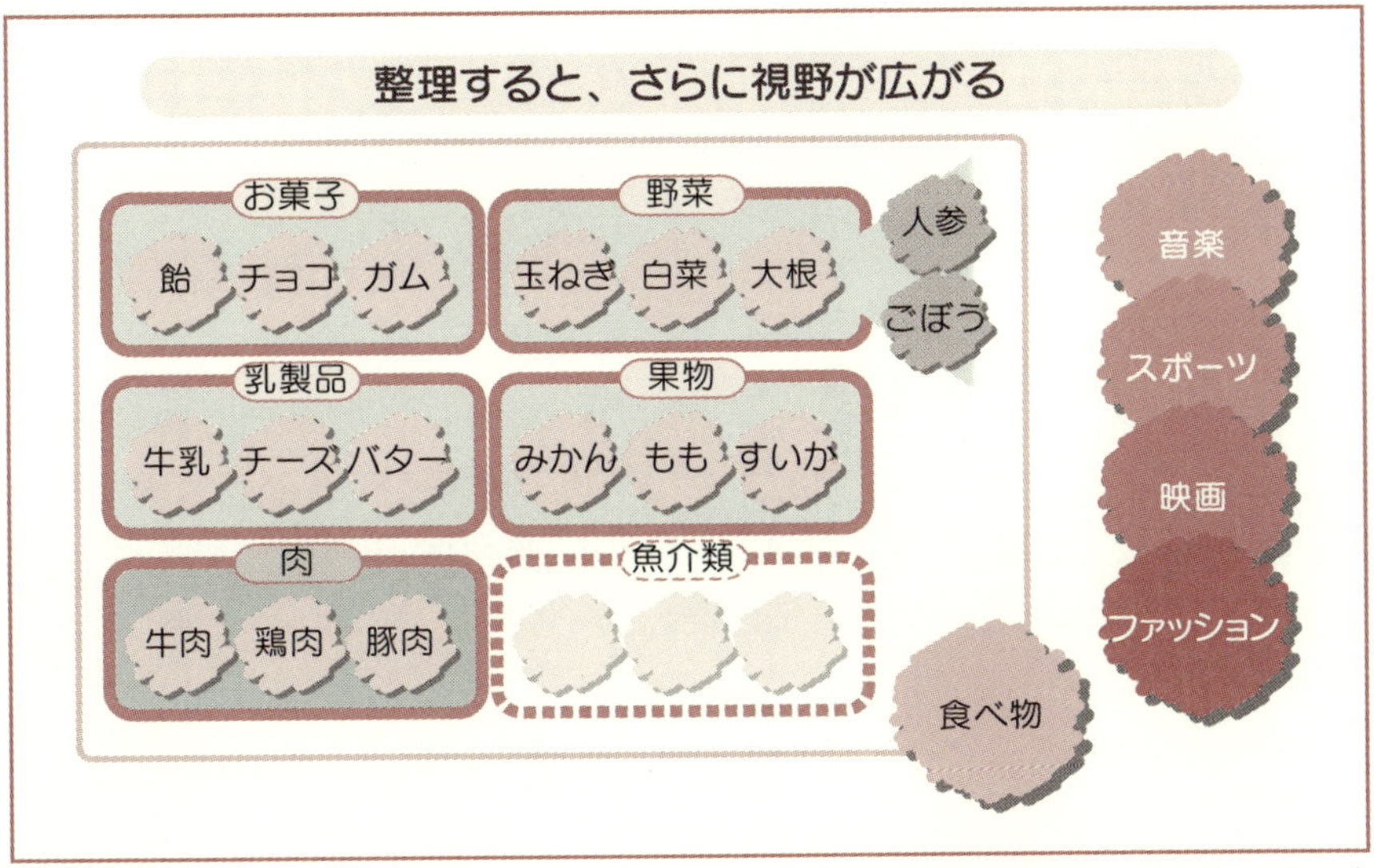

図11

西村克己 資料より改変（小原2009）

「肉類はどうなのですか」

「肉は、歳をとると食べられなくなるからな。昔はよく焼肉店に行っていたのにね。でもね、牛肉がやっぱりいいな。今頃は脂身が少ないということで鶏肉だけどね。時々は豚肉のこんがり焼いたのが食べたいね」

「それでは、魚介類は?」

「子供のときに、光りものでじんましんが出てね。ちょっと他の物に比べたら食べないよね」

「類比」です。比較しながら出てきます。

最後に、お気づきになられたでしょう。好きものは、食べ物だけではないだろうと。そうすると、他の分野までの話題が広がるはずです。今まで存在していた意識と違ったものを思い浮かべること。それが**「想像」**です。

このように、考えを整理しながら物事を考えてまとめていくことを論理的思考(ロジカルシンキング)と言います。この思考法を応用して、理念も創造していくことができるでしょう。

(3) ロジックツリーで情報を整理する

さあ、さらに整理を進めながら、具体的イメージを持ちましょう。

理念は、

一言で言うと、「歯科医院の役割は何ですか」という質問の答えにありました。

思いつくままに、書いていきます。そして拡散と収束を繰り返していくうちに、頭は整理されてきます。

そこで、ロジックツリー（図12）に落とし込んでいきましょう。これは、全体像が一覧でき、大小関係や因果関係が明らかになるすぐれた手法です。

基本は、一つの事項にどうしてという三つの根拠を書いていきます。

反対に、このことをまとめると何が言いたいのかと自問してください。

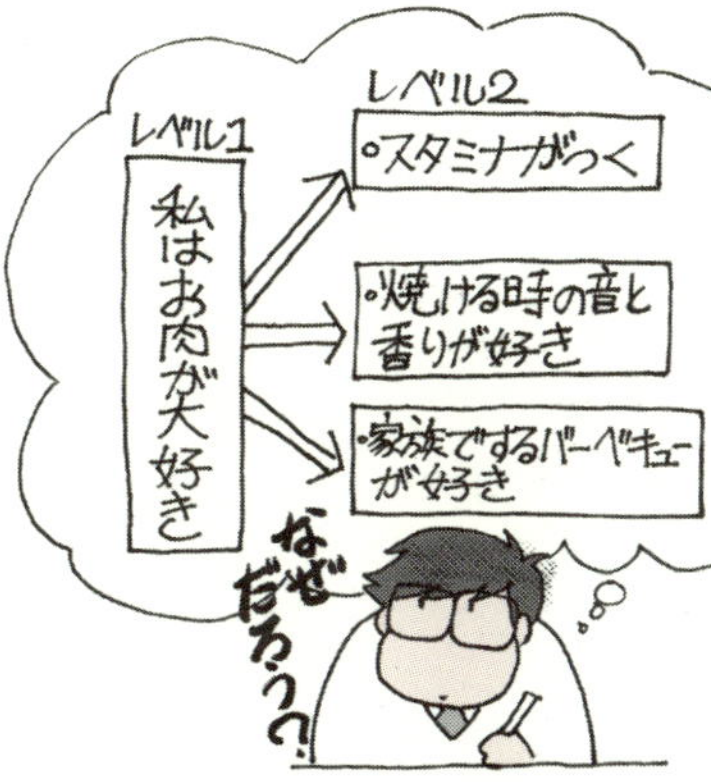
レベル1
私はお肉が大好き
レベル2
・スタミナがつく
・焼ける時の音と香りが好き
・家族でするバーベキューが好き
なぜだろう？

このロジックツリーは、もれとダブリをなくしきれいに整理されるのが特徴です。

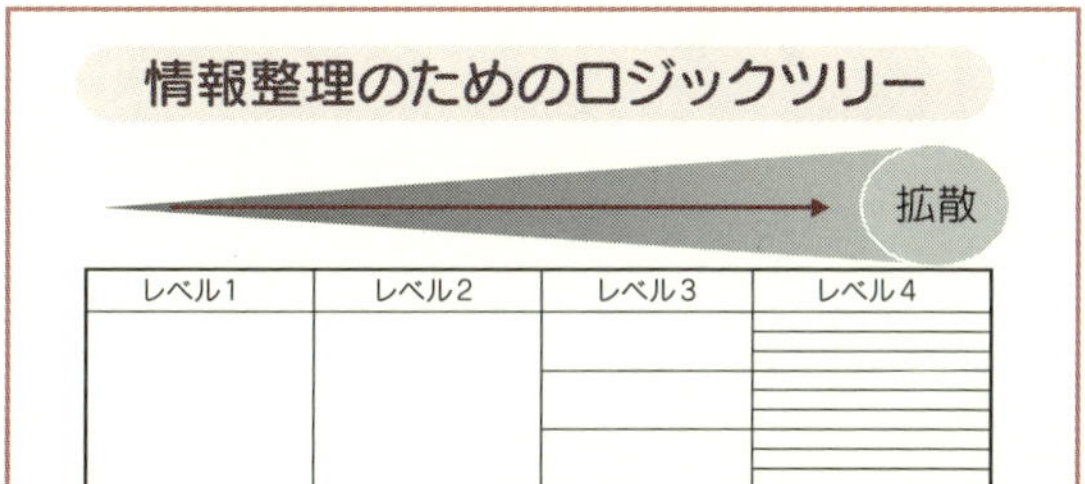
情報整理のためのロジックツリー
拡散
レベル1
レベル2
レベル3
レベル4
収束
図12

焦ることは、ありません。自分の人生を振り返り、現状をふまえ、今いるメンバーを意識して、今後の発展をイメージしながら、自分が何をしたのかをまとめていけばよいのです。三カ月ほど、しっかり考えれば、ブレない理念が現れてきます。

いつも、いつも語ってください。また、いつでも質問を受けてください。「どうしてそう思われるのですか」何度も語るうちに、間違いないという確信に触れることになるでしょう。

(4) 理念分析

それでは理念を作っていきます(図13)。今一度復習です。

理念は、「わが歯科医院の役割は何なのか?」という質問の答えです。

これは、時代や社会がどれだけ変わろうとも、びくともしない院長の使命です。

ビジョンは「われわれは何をしたいのか」という質問の答えです。

これは、時代や社会の変動に合わせて歯科医院がどうしたいのかという、野心と独創性、一貫性を持ったものです。

前述した、黄金のトライアングルによって骨組みを作っていきます。

落ち着いた空間で、心を穏やかにして、じっくりと時間をかけて考えてみてください。

ある歯科医院の理念分析表(図14)を見てみることで、理解してみましょう。

①黄金のトライアングルを書き出そう。それがビジョン

歯科医院は、何がしたいのか。それは「社会」のため、「患者さん」のため、そして「歯科医院(スタッフ・歯科医院に関係する方々を含む)のため」にあります。

院長がそれぞれに何をしたいのかを書き出していきます。どれが正しくて、どれが間違っているというものではありません。たくさんあげてみて、収束してみてください。

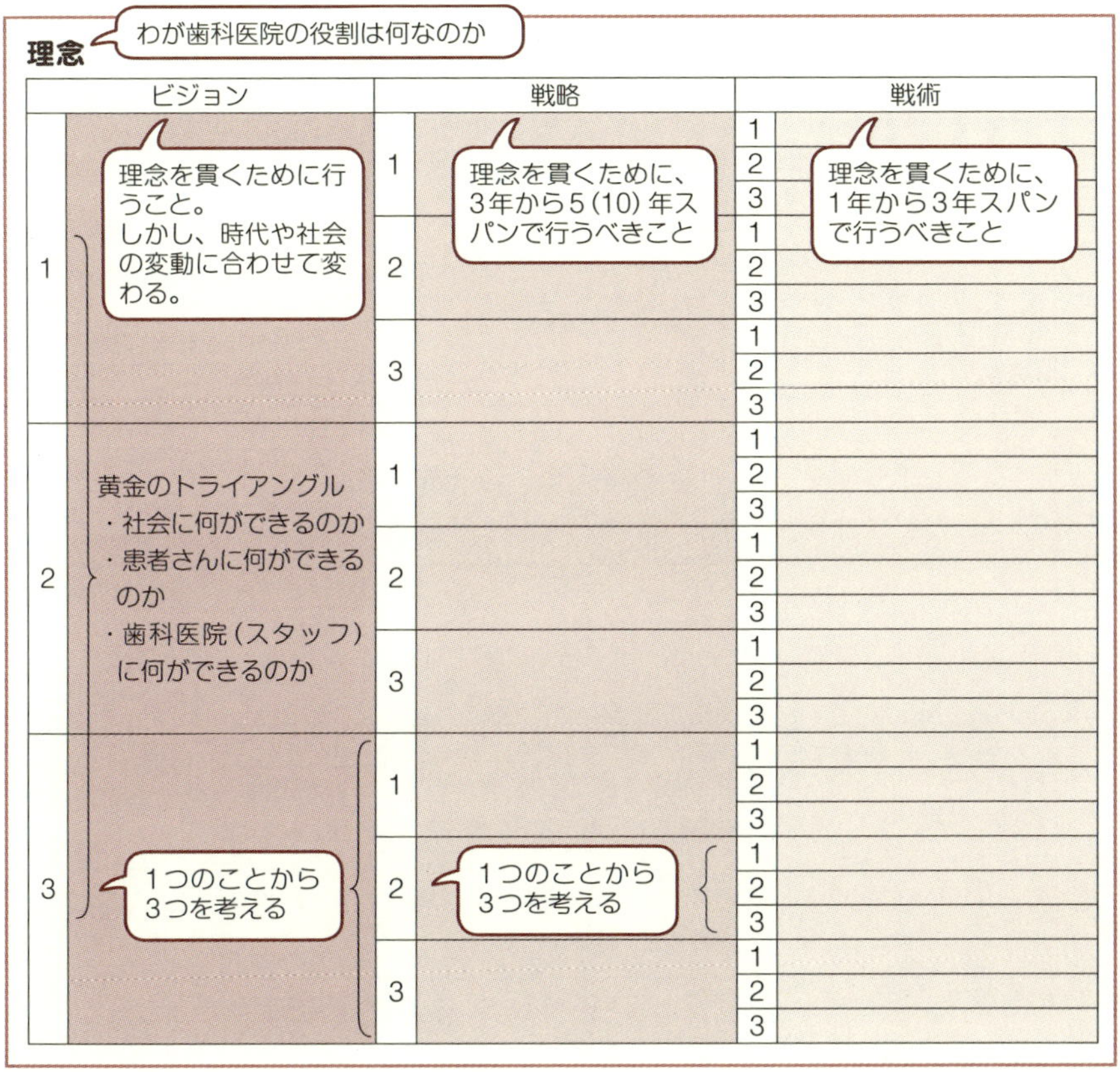

理念	わが歯科医院の役割は何なのか				
	ビジョン		戦略		戦術
1	理念を貫くために行うこと。しかし、時代や社会の変動に合わせて変わる。	1	理念を貫くために、3年から5（10）年スパンで行うべきこと	1	理念を貫くために、1年から3年スパンで行うべきこと
				2	
				3	
		2		1	
				2	
				3	
		3		1	
				2	
				3	
2	黄金のトライアングル・社会に何ができるのか・患者さんに何ができるのか・歯科医院（スタッフ）に何ができるのか	1		1	
				2	
				3	
		2		1	
				2	
				3	
		3		1	
				2	
				3	
3	1つのことから3つを考える	1		1	
				2	
				3	
		2	1つのことから3つを考える	1	
				2	
				3	
		3		1	
				2	
				3	

図13

図14に示した歯科医院では、患者さんに対しては、「安心して受診していただける体制」としました。歯科医院に対しては、「スタッフが互いに認め合い、感謝し、尊重できる体制」とあげています。また、社会に対しては、「専門職としての能力の提供」とあげました。

この部分は、理念の達成のために行うことですが、時代や社会の変動に合わせて変化する可能性があります。しかし、たびたび変えるものではなく、十年以上は心に持ち続けるものとなります。

《例》理念：あなたに、お口の健康を通して豊かで充実した人生を提供します。

ビジョン		戦略		戦術	
1	患者さんに安心して受診していただける体制（患者）	1	医療職としての使命	1	医療職としての自覚
				2	専門職としての認識
				3	社会人としての常識
		2	チーム力の提供	1	患者さんへチームとしての対応
				2	それぞれの専門性の提供
				3	自己研鑽
		3	適確な知識・技術の提供	1	適時性のある情報収集
				2	個々の患者への深い理解
				3	個々のスタッフの高い医療の知識・技術の提供
2	スタッフが互いに認め合い、感謝し、尊重できる体制（スタッフ）	1	情報の共有	1	日々のホウレンソウの徹底
				2	朝礼・ミーティング・ホワイトボードによる確認
				3	勉強会での専門性の確認
		2	仕事の視える化	1	目標の共有
				2	担当の明確化
				3	仕事の期限
		3	５Ｓの充実（整理・整頓・清潔・清掃・躾）	1	仕事の単純化・効率化
				2	それぞれのチェック機能
				3	強化月間の設定
3	専門職としての能力の提供（社会）	1	活躍の場の拡大	1	研修会への参加・協力
				2	発信物の担当・協力
				3	地域活動への参加
		2	個性の重視	1	個々の名前がわかる体制
				2	専門性の明確化
				3	権限委譲
		3	イメージ向上	1	個々のスタッフのポジティブシンキング
				2	健康を促進させる歯科医院としてのイメージ
				3	専門職としての信頼性アップのイメージ

図14　理念分析表（例）

②ビジョンを眺めて、本当に命をかけてやりたいことは何なのか再度考えてみる。それが理念

人が、一生かけてやりぬくことなど、そうはたやすく見つかるわけがありません。

しかし、院長は歯科医師です。

学生時代から歯科医師を目指して勉強し、国家試験に合格することを目標としてきました。技術、知識、医療人としての姿勢を絶えず問われている職業です。また、多くの場合は多額の借金をして開業しました。一般の人とはすでに違った覚悟を持っています。

だから、自分が歯科医院の院長として何ができるのかを書くことができるのです。

この時点で書けなくてもいいかもしれません。何度も、拡張、収束を繰り返し、自分の考えをまとめてください。

そして、いつでも「なぜ」を繰り返してください。どの言葉からもその結果が同じ言葉に行きつけば、それは院長の理念です。

③黄金のトライアングルをさらに深く考える。それが戦略

さて、黄金のトライアングル（六六頁）で出てきたビジョンを達成するためは、何をすればいいのでしょうか。

結構やることがあるでしょう。

例で示した理念分析表（図14）を見てみましょう。

「患者さん」のために何ができるのかを考え、まとめてみると、三つに集約することができました。

「医療職としての使命」

「チーム力の提供」

「適確な知識・技術の提供」です。

医療職としての使命は、こんな機会を作って理念を考えなければ出てこない言葉かもしれません。

歯科医療はチーム医療だと言われますが、言葉に出してみると、どれぐらい自分が考えていたのかと問いたくなります。もちろん歯科医院としては、最善の歯科医療技術・知識・態度を持っていることは重要なポイントです。

これは、三年から五（十）年ぐらいの間のイメージです。

歯科医院で、スタッフの入れ替えがあったとしても、色あせることはありません。

④戦略を具体的に考える。それが戦術

「患者さんに安心して受診していただける体制」というビジョンを達成するために、「チーム力の提供」という戦略がありました。その「チーム力を提供」するためには、「患者さんへチームとしての対応」をすること、「それぞれの専門性の提供」「自己研鑽」となりました。

チームとしての対応ですから、院長は患者さんに担当になったスタッフの紹介をして患者さんの信頼を得ておくことが必要になります。また、患者さんの情報をチームで共有し、治療計画をチームとして協議する時間も必要になるでしょう。また、それをするためには、日々の研鑽は欠かせません。これは、一年間から三年レベルで重点的にやっていくという目標になります。

ここまで来ると、達成のための具体案をミーティングなどで話し合うことができます。

⑤再度全体を眺めてみる

今一度、理念分析表全体を見てみましょう。

院長が命をかけて貫くべき「われわれの存在価値」とは何なのか？

理念を再度読み上げてください。一生かけてやることですか？

ビジョンを声に出して読んでみてください。理念を貫くためにやるべきことなのか？

戦略を眺めます。自分がチーム一丸となってやるべきことなのか？

戦術を見ます。今いるスタッフとともにすぐにでも行うべきことなのか？

何度も読み直して、自分の思いとしっくりしているかを感じ取りましょう。

自分の思いとは違った、ちょっとカッコいいから書いたなどという項目があれば、すぐにそこからほころび、トラブルが生じます。

最初に作ろうと覚悟したときから、すでに二、三カ月たっていると思います。焦る必要はありません。じっくりと考え、結論に至った理念は、きっと院長が困難な状態に陥ったときに、自分を救う神の言葉のように感じます。

それでは、スタッフのみなさんにこの理念を公開しましょう。

8 理念を公開する

(1) 理念公開は、院長の思うままに

静かに語る。

情熱をこめて語る。

ゼスチャーを入れて語る。

資料を見ながら語る。

パワーポイントなどを使って語る。

理念の公開手段はいろいろです。

悩むところかもしれませんが、院長ご自身で、一番やりやすい方法で語ってください。

一つ紹介しましょう。

次のページの事例は、伊藤歯科クリニックの院長が、スタッフの前で理念について述べられたときに作られたスライドです。

この歯科医院は、変革を行うときに数々の困難が生じました。

何人かは退職しました。

しかし、院長が理念を繰り返し発言することで、トラブルを一つずつ解決し、一致団結して乗り切ることができました。

また、残ったメンバーが、それぞれの強みを生かし、独自性のある歯科医院に育っています。

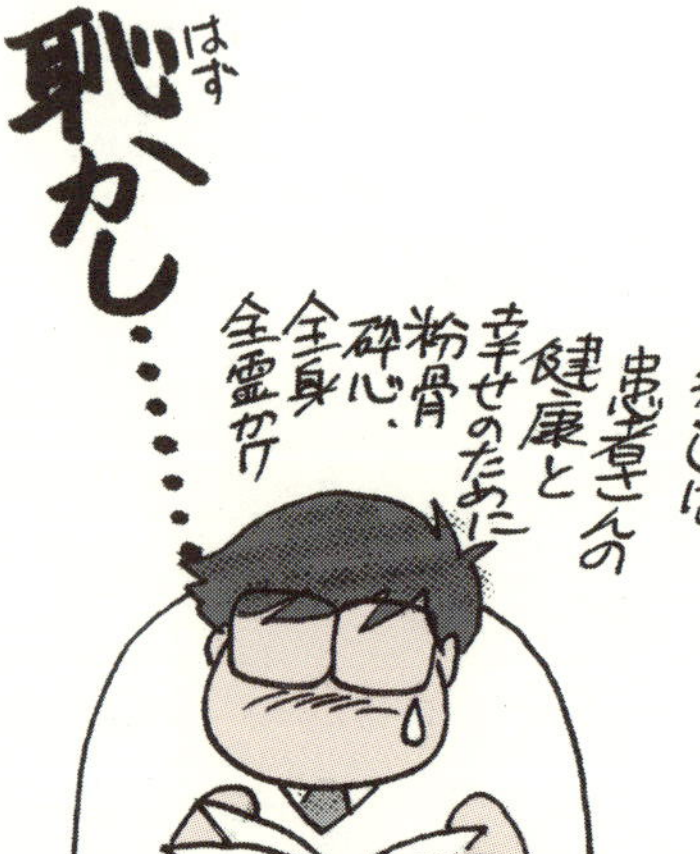

私達は患者さんの健康と幸せのために粉骨砕心、全身全霊かけ
恥《はず》かし……

どの歯科医院にとっても、理念の公開と、理念についての院長説明は、「自分達は素晴らしい歯科医院で仕事をしているのだ」という感動を呼び起こします。

どうか、自信を持って、情熱を傾けて語ってください。

「そんなくさいセリフ、自分は言えるんかな?」その院長も、言っていらっしゃいました。

しかし、院長のリーダーとしての本気の姿がスタッフに見えたとき、歯科医院はチームで動き出すのです。

本気で、将来を語り合える。それがチームで動くときの体制です。そのとき使ったものです。

(2) 事例

①

あなたの人生の目標は何ですか?

私は豊かな人生を送りたい

まずは、問いかけ…
みなさんに注目していただく。

② **私の持論**

人生の豊かさは、
どれだけたくさんの人を
どれだけ豊かにしたかで決まる

○○歯科クリニックは、お口の健康を通して、
あなたの人生を豊かにします

●地域の方々の人生が豊かに●
お口の健康を守り、喜んでいただける治療を提供します

●スタッフの人生を豊かに●
気持ちよく張り合いを持って働ける組織作りを行います

私の持論
それは歯科医院の理念でもあります。
…理念・ビジョンについて…

③ **○○歯科クリニックの目的**

歯科医療を通じて、
自分も、スタッフも、患者さんも
豊かにするシステム作り

これが理念＝存在意義

理念とは、歯科医院の存在価値そのものです。

…自分ができることとは…

④ **何のために仕事をするのか**

・お金のため？
・生活のため？
・友達に会えるから？

生活の糧を得るために働く

何のために生きているのか

・自分をみつけるため？
・人生目標への1ステップ？
・価値を生み出したいから？

楽しく働き、価値を生み出し、その結果として、生活の糧を得る

スタッフのみなさんにお聞きします。

何のために、あなたはこの歯科医院で仕事をされていますか。

楽しく働き、価値を生み出し、その結果として生活の糧を得るという考えがあります……。

⑤ **仕事の態度に表れてくる**

・私語
・あいさつをしない
・新しく加わった作業に不快感を表す
・アポを間引く

仕事の質・生産性が一定以上に上がらない
仕事を楽しめない
自分の人生にプラスにならない

今までに、こんなトラブルや問題がありました。

⑥ **セミナーに参加の打診**

・代わりの休みを要求
・参加したくない

目的意識がしっかりしている歯科医院では
・喜んで参加する
・内容を報告して、皆で共有する

こういう状況を生み出していたのは院長
伝えるべきことを伝えていない

今までは、セミナーに参加してほしくても……。

自分は、反省しています。この状態を作ったのは、自分自身の行動から反映されたみなさんの考え方でした……。

⑦ **小原先生との出会い**

・伝えなければいけないものが十分伝わっていない
　ー理念を明確に
　ー理念を伝える努力を
　ー理念を段階的に浸透させていく

小原さんは、自分に言いました。

院長の思いは、みなさんには伝わっていないと……。

⑧ **働く喜び**

・チームで何かを成し遂げたときの興奮
・チームワークが高まったときに感じられるえもいえぬ一体感
・尊敬できる仲間と、お互いを尊敬し合いながら、意見をぶつけ合い、一人では生み出せなかったであろう価値を生み出すときのダイナミズム
・自分が提供した価値を、その受け手が心から喜んでくれ、感謝してくれる喜び

社会と組織に受け入れられている

自分は、みんなと一緒にチームとして働くことをこう考えています……。

⑨ チームで仕事をするということ

・みんな同じ目的を持ち、一緒にがんばるという基本ができている
・サボり、私語があっても、それをたしなめる同僚が居る
・切磋琢磨し合い、よい刺激を与え合う

一人で頑張っていてもある程度の結果しか出ない
歯科医療はチームでの仕事

だから、歯科医院の中では、こうありたい……。

⑩ 仕事は社会貢献

・自分が作り出した価値に対して、お客さん（患者さん）は自分から進んで代価を支払っている

↓

お客さん（患者さん）を豊かにしている証拠
マーケティングは広く社会貢献するための手段

チームで取り組んでいる私達の歯科医療は、社会に貢献できていると思っています。

なぜなら……。

また……。

⑪ ○○歯科クリニックのスタッフ

・自分の人生のために働く
・自分の人生のために積極的に勉強し、考える
・マナーを守り、お互いを尊重する

だから、一人ずつが、納得できる人生のために働きましょう。そして……。

また、互いに……。

⑫ 勉強し、発展できる環境を整える

やりがいを持って働ける意識作りを手伝っていきたいと思います

私は、みなさんのために、できることは何かを考えました。

みなさん一人一人が、やりがいを持って働ける意識作りを手伝っていきたいと思います。

どうか協力してください……。


思わず、涙がこぼれそうになりました。とても立派な理念の公開。

院長の覚悟がうかがえました。

その日を境に、歯科医院は確実に変化していきました。

9 理念を掲示する

理念は、歯科医院全体で何度も語り合い、浸透させていかなければなりません。朝礼で院長が述べるところもありますし、壁に掲示してスタッフ間だけでなく、患者さんへ提示しているところもあります。また、パンフレット、ホームページ、診察券に至るまで理念を書き込んでいる歯科医院もあります。

ここで注意しておきたいのは、理念が「絵にかいた餅」状態にならないようにということです。

ある歯科医院でのこと

壁に、診療理念が書かれていました。

「すごいですね。理念が掲げてある」

「そうですか。壁に貼ってあるだけではないんですよ」

「ほかに何かあるの？」

「ハイ、見てみてください」

「なになに」

「理念が書かれているシートです。プラスチック加工して、ポケットの中に入れてるんです」

「ホー、すごいね」

「それにね、朝礼のときに復唱するんです」

「それは、それは」

「ネッ」

「でも、毎日復唱していたら、シートいらないでしょ。覚えてしまうから」

「それがね、覚えられないんですよ」

「どうして」

「ちょっと、日本語が難しいんです」

「そうか、訊ねたことある？」

「ないですよ」

「そう。この理念は、誰が作ったのかな」

「院長とコンサルタントの先生です」

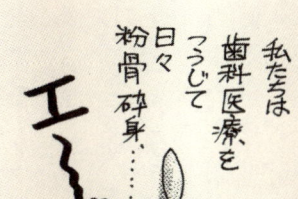

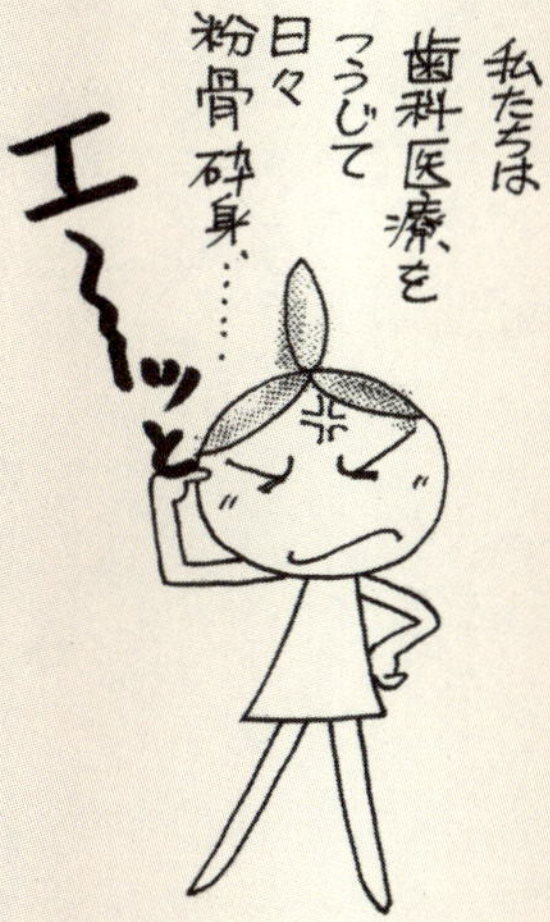

ここに、問題が隠されています。

理念は、院長とコンサルタントの先生が作ったものであって、自分達が作ったものではない。毎日復唱していても、意味がわからずに言っているだけ。

どうやれば、理念が組織に浸透するのでしょう。

難しい言葉などいりません。

院長の熱き思いを毎日でも語ればいいのです。もし、体調が悪く語れない場合、「○○さん、私の思いをみなさんに伝えてください」と言えば、スタッフは院長の代わりに語るはずです。

「私達の歯科医院は、患者さんによりよい歯科医療サービスを提供することが理念です。院長は本日ちょっと体調が悪いということです。みんなで声を掛け合って、カバーしながら、本日の診療を乗り切りましょう」

理念は、形だけでなく、組織にしっかりと浸透し、みんなが語り合えれば、誇りを持って仕事ができるようになります。

10 理念の変更

理念を作り変えるとき、それはよほどのことがない限りはあり得ないことです。

一生、命をかけて行おうということを、そうたやすくは変更できません。

しかし、院長の話がたびたびブレる、院長自身が不安になる、スタッフが信頼できない状態を脱しきれない場合、時として理念を再度見直す場合があります。

たびたびあることではありませんが、人生はやり直しがききます。

そんなときには、引きずられることなく、一からやり直しましょう。

ある歯科医院で起こったドラマ

「本当の理念に出会わなければ、何度でも発言がブレる」

①理念の主語は誰なのか

ある歯科医院。変革が進んだときに、院長の発言にブレが出ています。

歯科医院の理念は「来院患者に感動・感謝される歯科医院になる」です。

この理念が院長の口から出てきたときに、私は少し危ないと感じていました。なぜなら、感謝し、感動するのは来られる患者さんですので、歯科医院としてやるべきことがこれではわかりづらいからです。

しかし、これは私が言うべきことではありません。院長が覚悟して語られる限りは、なぜそう思うのかを加えて語ればよいのです。

さて、この歯科医院では、チームによる体制作りが進んでいます。

この変革を進めると、明らかに患者さんが増えたと感じるときを迎えます。

「あそこは感じがいい歯科医院だ」という口コミによる患者さんが来られる最初の波は、経験上、三カ月程でやってきます。

そうすると、予約が取れにくいなかで急患の対応が、どの歯科医院でも議論されることになります。

この歯科医院でもそうでした。

②理念は院長の覚悟

その日も待っている患者さんで待合室は一杯でした。院長は、少々イラついています。

近所で不幸があったということで、副院長は昼から診療には加わっていません。

「今日は特別だから、患者さんを待たせてもしかたないんだが…」

院長は、小さい声で言いました。

しかし、受付はそうは思っていません。待っていただくことが予測されたので、院長の指示で電話をして、早めの時間に来てほしいと予約の変更をお願いしていたからです。それなのに、結局はお待たせすることになって、「どれぐらい待つのかな」というきつい言葉を患者さんから受けていました。

それまでにもたびたび、受付から予約の取り方に無理があるのではないかという問題提議がなされていました。というのは、近頃は患者さんを予約時間より十分以上待たせることが珍しくなかったからです。患者さんと顔を合わせている受付は、その現状を痛切に感じていましたが、診療室の中は診療が少々伸びても当然という暗黙の了解がありました。しかも本日は、最高四十分の待ち時間です。

「小原さん、院長は言うこととやっていることが違います。こんな状態でいいのでしょうか」

チーフは真面目な顔で言いました。これはいけない。私は診療が終わって院長と話をしました。

「先生、患者さんを待たせることについては、どうお考えですか」

「小原さん、今日はしかたがないんよ。いつもかもしれんが、急患の患者さんを断ることはできん。やっとうちに来てくれた人なんよ」

「先生、おっしゃることはよくわかります。私も新患の患者さんは大切だと思っています。しかし、予約の患者さんがそのために十分も二十分も待たれている。これはどうなんでしょうか。予約を取らずに飛び込みで入ったほうがいいと患者さんに誤解を生みそうですネ」

「確かに、よくない」

「予約は私達の治療のためでもありますが、患者さんのお時間を頂戴しているということにもなります」

「両方にとってのメリットやな」

「そうですね」

「でも、どうやっていいのかわからん」

「それでは、みんなで話し合いましょう。今一度先生、理念が先生の中でどうなんでしょう」

「少し、しっくりきてない」

「先生の理念には言葉が足りません。何も言わなければ、患者さんによく思われたい、それだけに聞こえてしまいます。先生の覚悟が見えにくいです」

「本当やな〜」

「どうしますか」

「作り直さんといけんやろ」

「そうですか」

理念を一から作り直しです。本来、理念は覚悟して作りますから途中では変えません。しかし、人生は何度でもやり直しがきくように、しっくりこなければ一からやり直すことも可能です。

今は、「医療を通じて地域社会に貢献し、来院者様に健康、信頼そして幸福をお届けします」になりました。

予約の取り方も、何度も何度もミーティングを重ね、「お待たせすることがない歯科医院」へと変わりました。時間を守る歯科医院という口コミが広がり、予約を取っていただけるようになったこと、またキャンセルが5パーセント以下に抑えることができる歯科医院へと変わってきています。

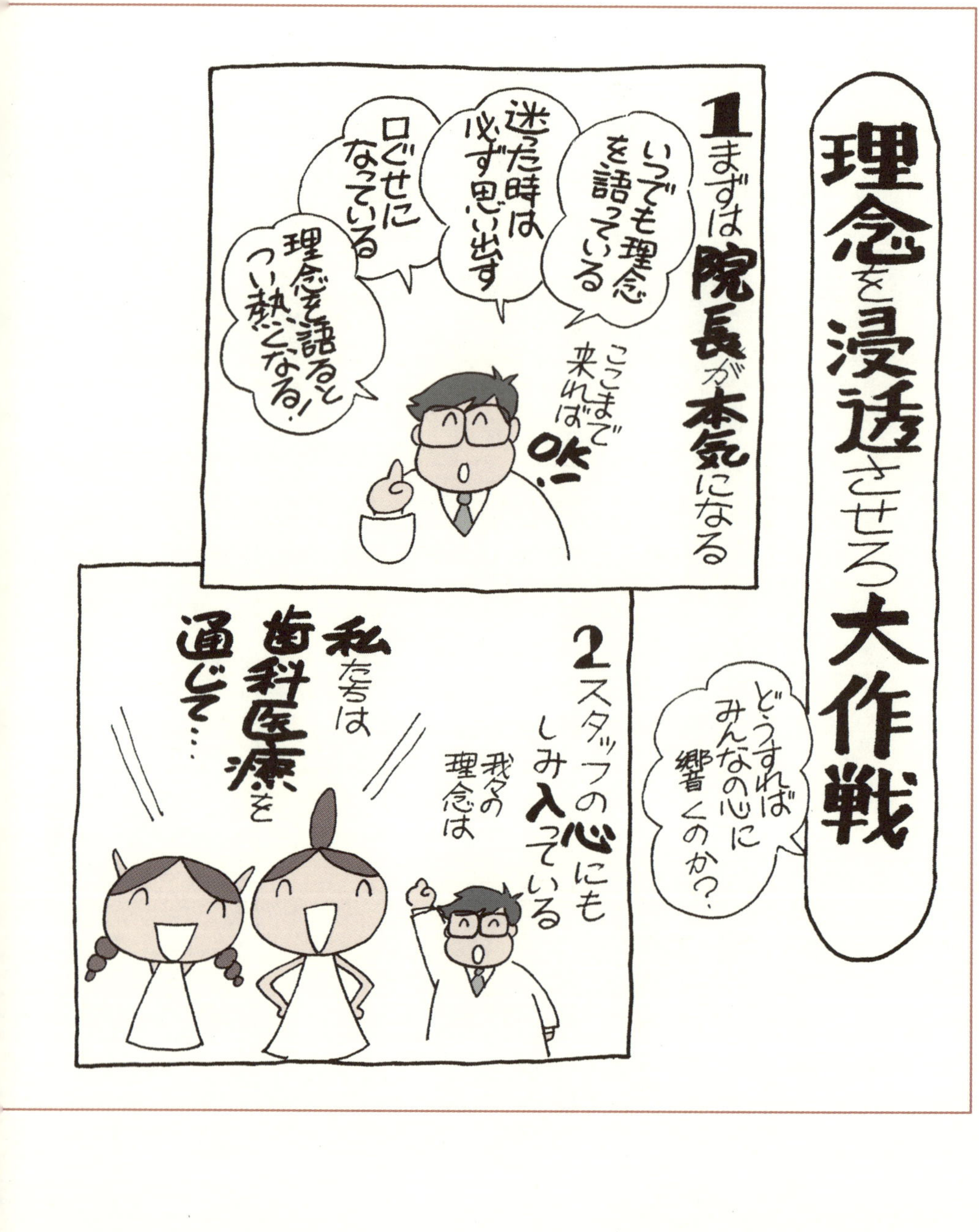
理念を浸透させる大作戦
どうすればみんなの心に響くのか？
1 まずは院長が本気になる
いつでも理念を語っている
迷った時は必ず思い出す
口ぐせになっている
理念を語るとつい熱くなる！
ここまで来ればOK！
2 スタッフの心にもしみ入っている
我々の理念は
私たちは歯科医療を通じて…

3 理念を公開する
看板に書きます
○○歯科
私たちは歯科医療を……
ホームページにも
私たちは歯科……
ポスターにして待合室にも
私たちは歯科……
朝礼でスタッフに
では理念の唱和から始めます
そしてトイレにも……
私たちは歯科……
……
すると
理念が行動の指針となります
まてよ……理念に従えばこんな時は……
う～んどうしよう

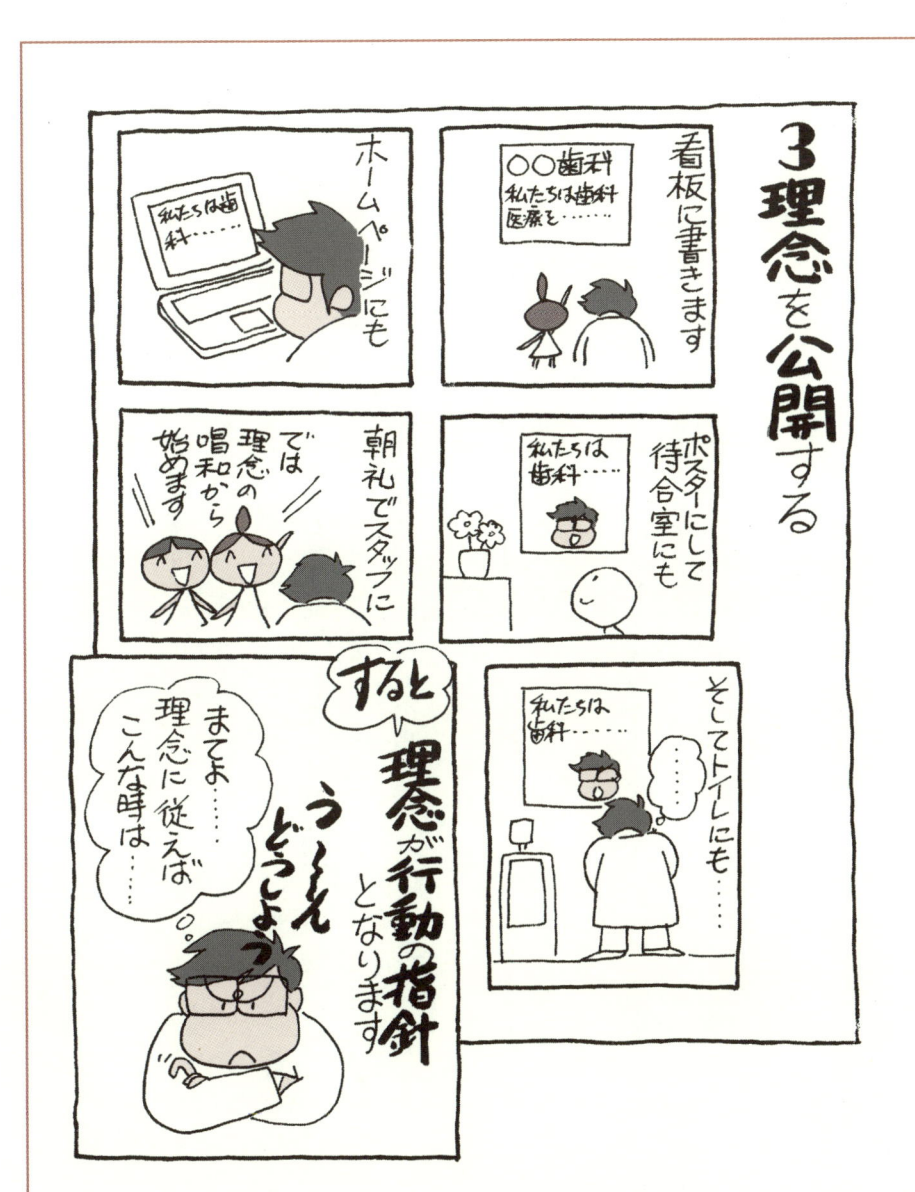

11 理念設定後の発展

理念以外は、定期的に見直しが必要です。

ビジョンは十年スパンで、戦略は三〜五（十）年スパン、戦術は一〜三年スパンです。

最初の段階は無理ですが、もし信頼できるチームに成長していれば、時間をとって全体ミーティングを行い、みんなで話し合いながら組み立てていくことも可能です。

戦略や戦術は、年末（年度末）に見直し、一致団結して次の一年を検討し、新しい体制で臨むこともできます。また、一年たった状態で、それぞれの項目にそれぞれのスタッフがどのように貢献できたかを話し合うこともできます。

理念・ビジョン・戦略・戦術は、歯科医院にとっての骨格です。

みなさんと話し合われたことが、血となり肉となり、時には枝葉となって歯科医院の発展につながるはずです。

これから行っていく変革の最中は、いろいろな困難が生じますが、いつの段階においても、理念は歯科医院の将来を明るく導くでしょう。

理念ひとくち話

二〇十六年の第十三次業種別審査事典※には、歯科について次のように書いてあります。

「経営理念…理念は診療サービスに反映される。どのような技術で、どのような治療を重点に、どのような診療体制をとるかなど、明確な理念が必要である。インフォームドコンセントの実践、患者に対する口腔状態や疾病原因・治療方針とリスク、予算や日程の見直し、治療方法の選択などについて、画像や模型等を使いながら平易に理解、納得できる説明が重要」

ここで、注意すべき点は、他の業界には、この経営理念という項目の着眼点がないということです。他の業界では理念があって当然。その体制の中で、事業展開されていくという普通の状況があります。歯科業界にもあって当然の体制にしたいものです。

※　業種別審査事典：「業種別審査事典」は、全国の金融機関、シンクタンクの研究員、経営コンサルタントなど実務家が執筆し、全産業、全業種一一四〇業種を網羅して分析している事典。内容は、Ⅰ業種の特色、Ⅱ業界動向（業況や主要企業の紹介・分析、課題と展望など）、Ⅲ業務知識（製品、商品、サービスの特性など）、Ⅳ審査。

C 活性化する歯科医院！問題編

問題の抽出と目標設定

院長の理念を聞いたなら みんなで取り組んでみよう！ まず最初は問題を見つける作業から

1 理念を公開した後にすること

院長より理念の公開がありました。

そのときに、あなたはどう感じたでしょうか。

「院長の気持ちを聞いて、どう思っているのかがよくわかった」

「そんなことを考えていたのかと感動した」

「私達もがんばろうと思った」

ポジティブに受け止めた方がいたでしょう。

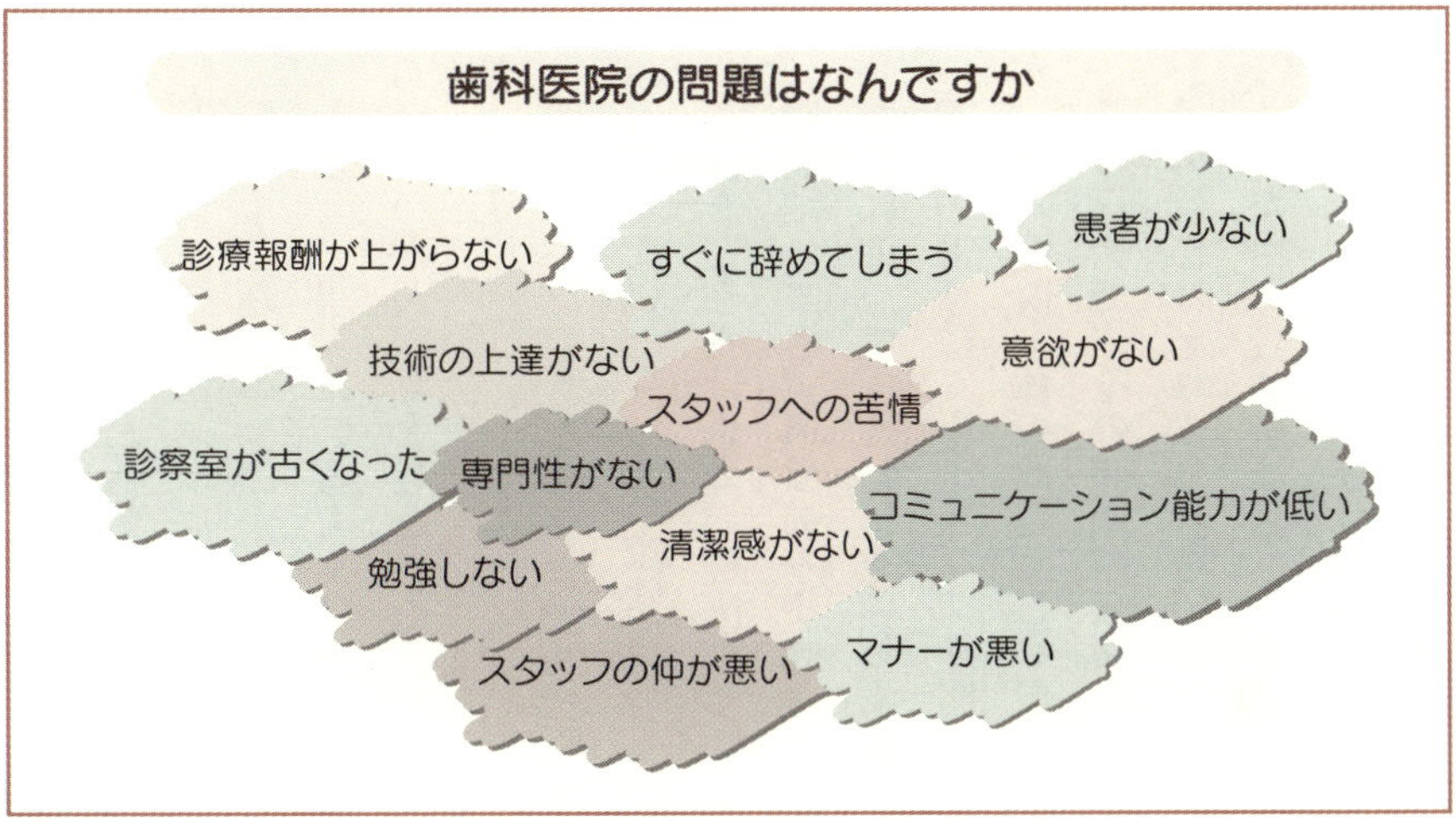
歯科医院の問題はなんですか
診療報酬が上がらない
すぐに辞めてしまう
患者が少ない
技術の上達がない
意欲がない
スタッフへの苦情
診察室が古くなった
専門性がない
コミュニケーション能力が低い
清潔感がない
勉強しない
スタッフの仲が悪い
マナーが悪い

図 1

しかし反対に、

「エ〜、何、それ！」

「私達がやってないってこと？」

「そんなこと、言われなくてもやってるし…」

いろいろな方がいらっしゃいます。当然です。まだ、理念は一方通行で、みなさんの心の中までは浸透していません。それにまだ、問題は山積しています（**図1**）。

しかし、まだ解決の糸口は見つかっていません。理念が共通の使命となるまでには、もうしばらくの時間と努力がいりそうです。

まずは、今、何が問題になっているのかを「視える」ようにしていきましょう。それには、話し合う場所と時間と心がまえとテクニックが必要です。

2 どんな歯科医院を作り上げたいのか

院長より理念の公開がされたならば、今度はスタッフが何をすべきかを明確にする番です。しかし、現場にいる人々は自分のことは「視えない」ことが多いのです。だから何から行ったらいいのかわかりません。そこで、ここでは目標を「視える」ようにするための流れについて説明しましょう。

問題は、たくさんあります。どの時点でも、どれだけうまくいっている組織であっても、「悩みが全くない」という組織はありません。

それをどう受け止め、解決していくかです。

嘆いていても、事は進みません。ファイトです。

順番に則って、流れに逆らわず解決していきましょう。

図2のようにミーティングを開き、問題点をみんなで話し合います。それを個人の問題と捉えず、歯科医院全体の問題として捉えます。

そのうえで、その問題の原因を考え、対応策を練ります。これが目標となるわけです。

その目標は忘れ去られないように話し合いながら取り組んでいきます。

みんなで一致団結すると、組織に対する愛情がグッと湧くでしょう(組織コミットメント)。

その力は、私達の目指す歯科医院に近づけます。そのときです。今まで思いもよらなかった患者さんが私達を認めてくださいます。

患者さんが「ここがいいわ」と言ってくださる。そこで出てきた利益を次の目標のためにプールしようという流れが安定した組織の成長となるわけです。

しかし、問題を出して話し合う作業はとても労力がいります。それにはちょっとした覚悟がいりますので、少しでも楽に対応できるように問題解決のための技法を使いましょう。

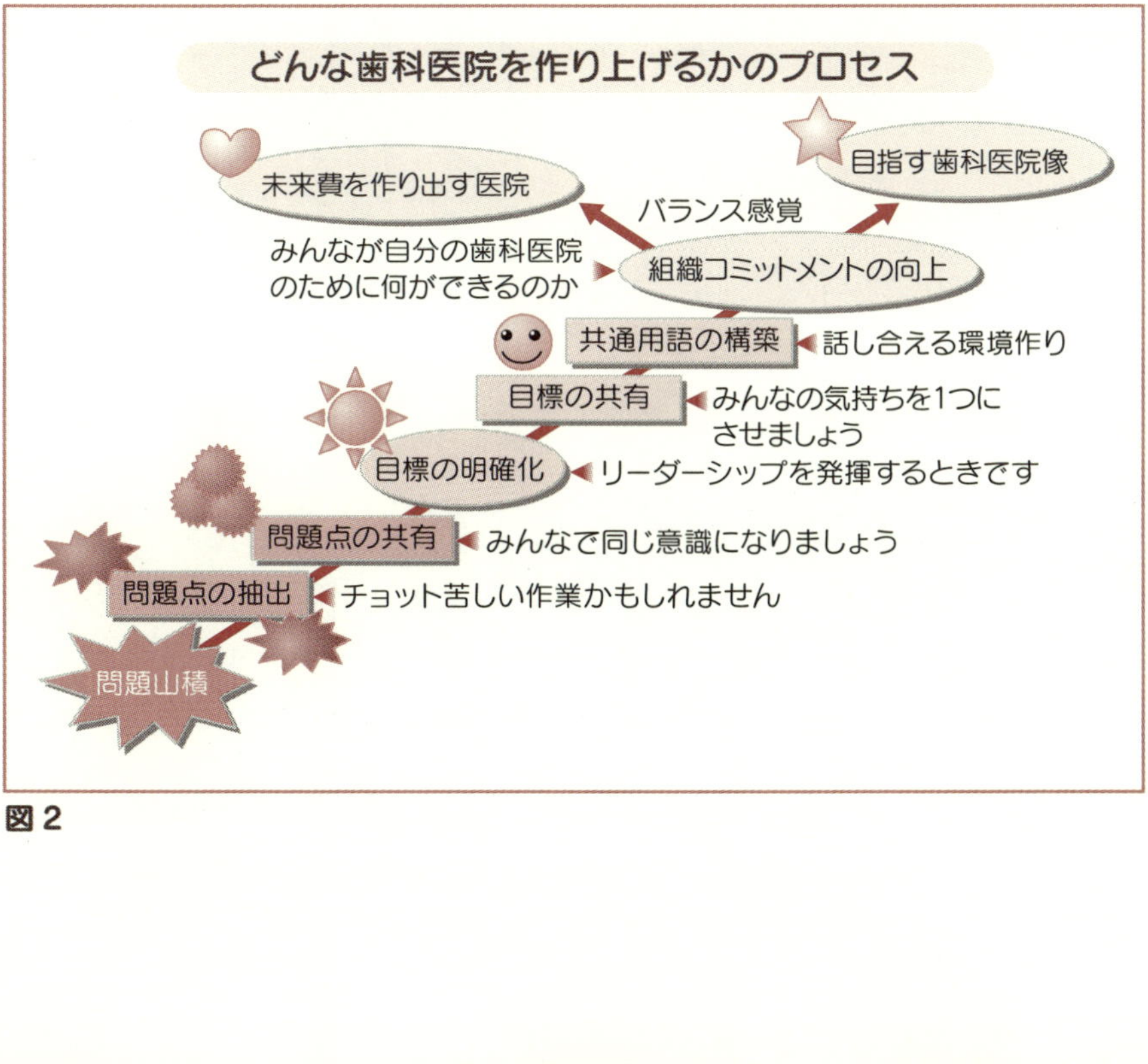
どんな歯科医院を作り上げるかのプロセス
未来費を作り出す医院
目指す歯科医院像
バランス感覚
みんなが自分の歯科医院
のために何ができるのか
組織コミットメントの向上
共通用語の構築
話し合える環境作り
目標の共有
みんなの気持ちを1つに
させましょう
目標の明確化
リーダーシップを発揮するときです
問題点の共有
みんなで同じ意識になりましょう
問題点の抽出
チョット苦しい作業かもしれません
問題山積

図2

3 問題解決の展開

「問題を抽出し、問題を共有していく、またそれに対しての対策を練って、目標を明確化し、共有していく」

これから私達が行っていく作業は、書いてしまえばこれだけのことです。しかし、問題を抱えた組織にとっては、少しの作業も負担の重い労力です。

解決していくための流れは、山積みの問題を一回全部出してみることから始まりますので、日ごろ愚痴っていたものを目に「視える」形にしてみましょう。これが「問題の抽出」です。

しかし、これは個人攻撃ではいけません。

感情ではなく、事実を大切に扱いますので、この話し合いにはテクニックが必要です。

みなさんが少しでも楽に問題解決できるように、問題解決のための技法を使って対応してみましょう。

理念設定時の説明で、問題は過去の経験から得たことに対して、連想、類比、想像を繰り返していくことで解決していくと述べました。

そこで、「ブレーン・ストーミング」を使って、みなさんの持っている問題をまず出してみることにしましょう。

「初めてのブレーン・ストーミング」

①自主的に動かないスタッフ

ある先生から「うちの従業員は、自主的に動かない」という相談がありました。

大きな診療所で、従業員の方々を見るとみなさん新人です。就職してまだ半年もたちません。確かに診療室に行くと、一生懸命に患者さんに声をかけているのは、受付と先生だけで、その他の方々はほとんど声が出ていません。

「先生が主役になっています。従業員の方々を前面に出してあげる必要があります」と報告しました。

さて、自主的に動く体制は、どのように作っていけばいいのでしょうか。

まず、基本です。スタッフ全員が歯科医院が何を目指しているかを知らなければなりません。先生に、目指す歯科医院像をお話していただきたいと頼みました。

「私は、いろいろな人々が話題にしたくなるような歯科医院作りをしたい。そのために、患者さんに安心と喜びを与える治療を行います。歯科医院の体制を、お互いが感謝し愛することができるチーム作りを行います。治療だけでなく、予防やメインテナンスに全力を尽くす診療体制を作ります」と発表されました。

「そうですか。先生がこのようにおっしゃっています。それではみなさんは、どうしたら、今よりもっとこの歯科医院で輝いて仕事ができるのでしょうか」と質問しました。

ここからは、みんなでの作業です。ブレーン・ストーミングという作業を行うことで、みなさんからの発言をくまなく記録していきました。

この作業には、ルールがあります。グループでの話し合いを行いますが、人の意見を非難しません。

「そんなことできない」と発言しません。「以前やったけどそれはできなかったわ」、などと言いません。つまり、前向きにどんどん発想していく手法を使います。だから、気が楽ですね。新人だって発言できます。

②実は自主的に動けない理由があった

みなさんの話を聞いていくうちに、驚くことがわかってきました。自分ではなかなか動けないスタッフのみなさんは、「自主的に動きなさい」という先生の言葉に反応して動けないということがわかってきたのです。

みなさんは、新人ですからわからないことが多くあります。それでも先生に自主的に動けと言われたら、それでもどうにかしたいと思います。「先生、これを私にさせてください」と思いきって言いました。しかし、先生は「まだ、早いね」と言って許可されません。「それで、わからくなってしまった」という意見がみなさんから出てきました。

「そうなんだ。それは苦しかったですネ」私もみなさんの発言に納得しました。

それでは、どうすれば動けるのでしょうか。まずは自分達に何ができるのかを整理することから始めることになりました。今の段階で、自分の自信があることを、それぞれが分担して書くことにしました。診療補助の準備物、手順、注意事項を書いたマニュアル作りです。また、その仕事をするためには今以上に時間を効率的に使う必要があり、帰りの後片付けを短縮したり、消毒システムを改善しようという意見が出てきました。

一〜二週間ごとに一テーマをまとめれば、三カ月程度でマニュアルが完成しそうです。自分のやっていることを、詳しく、正しく整理して人に伝えられるようになれば、自信は確実についていきます。初回のブレーン・ストーミングは前向きなよい意見でまとまっていきました。一人で考えるのではなく、スタッフみんなで考えると、仕事の仕組み作りは動き出し、診療室は変化しはじめます。

ブレーン・ストーミングとは一体何なのでしょうか？

（1）問題の抽出をブレーン・ストーミングで行う

ブレーン・ストーミングは、一九三八年（昭和一三年）頃、アメリカの広告代理店ＢＢＤＯ社の副社長をしていたア

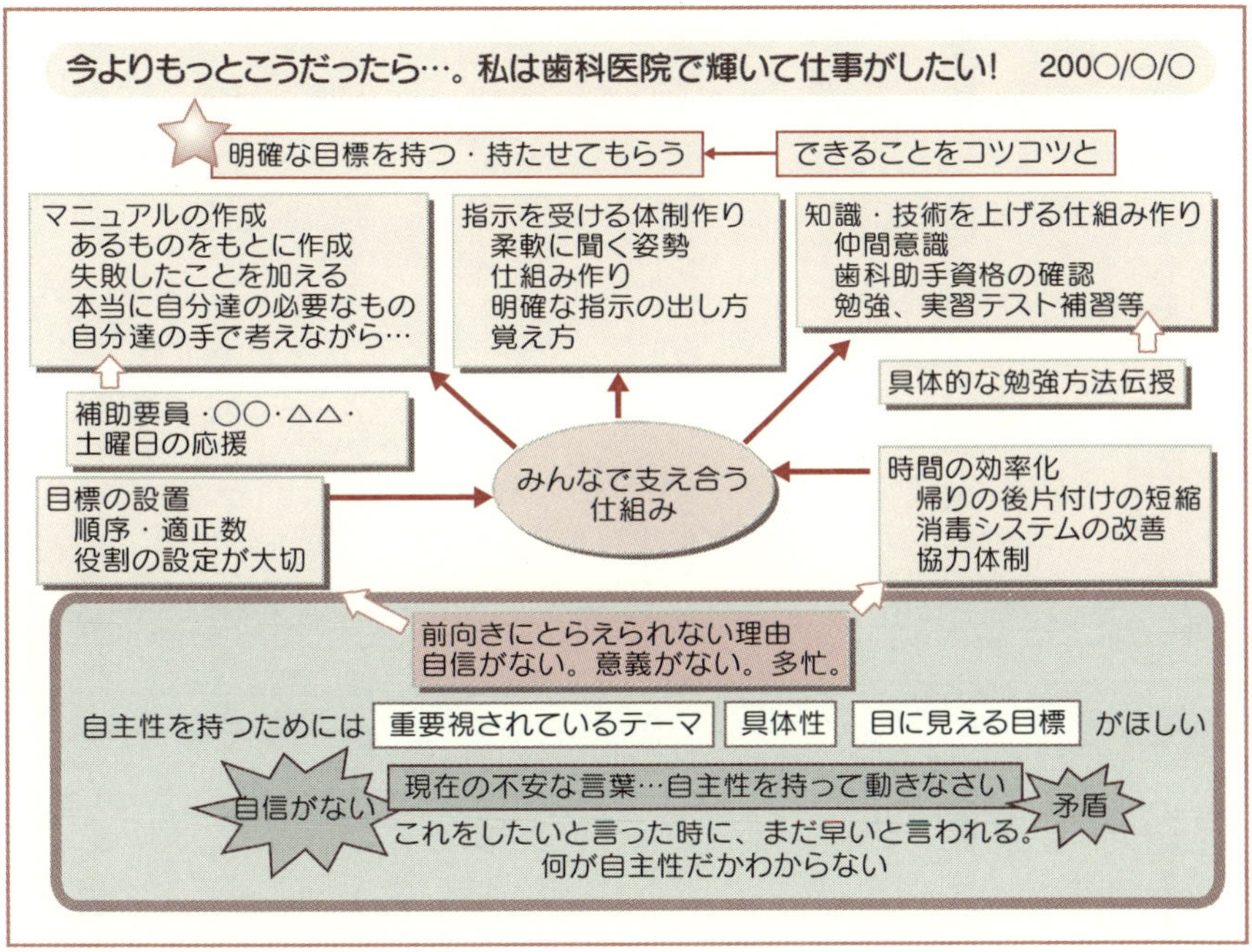

レックス・F・オズボーンが考案した創造性開発のための技法です。

何人かが集まり、あるテーマをめぐって、既成概念にとらわれず、自由奔放にアイデアを出し合う会議形式の一種です。

創造工学についての研究者であるビバリッジは、新しさの本質は、それに至る道があらかじめは知らされていない点にあると述べています。

どれが正しくて、どれが誤っているという判断ではなく、どんどん意見を出していき、アイデアを量的に豊かにしていきましょう。

ブレーン（頭脳）で問題にストーム（突撃）していくのです。

(2) 特徴と期待する効果

ブレーン・ストーミングを応用すると、次のような効果が期待できます。

- **特定の問題に対して、何らかの解決策が見出せます。**

参加メンバーの創造的な問題解決の能力が開発されます。

- **創造的な態度や思考能力を育成します。**

ブレーン・ストーミング独特の創造的な雰囲気を何回か繰り返して体験することで、参加メンバー達は、創造的な態度や思考を体得していきます。

- **チームワークが強化されます。**

メンバーが数回のブレーン・ストーミングを継続して体験することで、チームとしての結束が固まり、一体感や仲間意識が強くなっていきます。

（3）実施上の留意点

ブレーン・ストーミングに向いているテーマは、「…するには、どうしたらいいか」という形で表現されているものであり、解決策が多く出る可能性のあるテーマです。

例えば、次のようなものです。

・患者さんのデータの管理を効率よくするためには
・在庫管理を確実にするには
・技工室の整理整頓をよくするには
・リコールの制度を導入するためには
・活気のある職場を作るには

今回は、院長の理念を聞いた後ですから、「その理念に合う体制にするには…」でもいいですネ。

しかし、反対に向いていないテーマもあります。

「○○は導入すべきか、否か」とか、「△△の採用はプラスかマイナスか」とか、「××は是か非か」というように、一つの解答や結論を求める問題です。しかし、不可能ではありません。柔軟に使い込むことが大切です。

（4）実施の手順

ブレーン・ストーミングは、通常六〜七名のグループで実施します。四つのルールが決められています。ミーティングに参加するメンバーは、このルールに従ってください。

①自由奔放

奔放な発想も歓迎です。とっぴな意見でもかまいません。「エ～、そんなこと」などと言ってはいけません。そんなことでもできることがあるのです。「フ～ン、それもありよね」ぐらいで、ちょうどいいぐらいです。

②批判厳禁

どんな意見が出てきても、それを批判してはいけません。「それは今までやったけどうまくいかなかった」「私の経験からは……無理」「それはお金がかかるからダメ」などの発言も好ましくありません。

時代や社会は変化しています。その時にはできなくても、今ならできるかもしれません。

③量を好む

数で勝負です。最低六十は出したいものです。量の中から質のよいものが生まれます。

④便乗発展

出てきたアイデアをどんどん発展させて意見を出していきます。時には、「それはこういうこと?」とまとめてみるのもいいでしょう。そうすることで、話は連想して考えられ、同じことを言っていても考える方向性が変わり、想像力が増していきます。結合し、改善して、さらに発展させていきましょう。

(5) 進行手順

基本的な考え方を整理したうえで、進行手順を整理してみます。

①課題の設定

まずは、これから何について話し合いたいかを明確化させます。

「今日は、○○について、みなさんと一緒に話し合いたいと思います」と宣言してください。まずは、共通認識を意識します。これは大切です。

②場の準備

話し合える場の設定が必要です。時間もいります。

大切な時間を割いて話し合いをするのですから、真剣です。模造紙を広げられるぐらいの場所がほしいものです。ホワイトボードを使って話し合うことも可能です。時間は、一～二時間を目安にします。

③準備するもの

模造紙　新聞紙　ポストイット（大）　マジック（色を数種類）　セロテープ

④役割の決定

リーダーと記録係を決めます。

リーダーは、院長が行う場合もあるでしょうが、院長が進行すると場が固くなるときには、チーフが行ってもかまいません。また、すべてのスタッフが語れる雰囲気を作れる人がいれば、その方がいいでしょう。記録係は、書くのが早い人がいいでしょう。みなさんから出た意見を簡潔に書いていきます。

⑤拡散思考と収束思考

いろいろな方法がありますが、目標に向けてチームで取り組むうえでの現状での問題をどんどんあげていきます。ポストイットにどんどんと書き込みましょう。

どしどし書き込んで、いっぱい意見を募ります。もし、話が止まることがあれば、図3のように、話を促してみましょう。

⑥評　価

出てきた問題の中で近い考えのものをまとめ、みんなで話し合ってみましょう。ただのグチだったり不可能と思えたことでも、みんなで考えて対策を練ると、案外できないことなどないと感じはじめたのではないでしょうか。

⑦具現化

解決策を具体化していきます。

担当者を決め、誰が、いつまでに、何を、どうするのか。それぞれのスタッフに、全体の動きを見ながら仕事の配分をしていきます。

ここから先は、チーフや担当者の仕事になりますが、みなさんで話し合ったことがタイムスケジュールなどで具体化されていますので、前向きに捉えてチーム一丸体制で取り組んでみましょう。

問題を「どう」捉えて検討し合うのか、気持ち一つで話し合いは変わります。

意見が止まったときの促し方

- 現在行っていることを少し変えたらどうなるのか
- これに似たことはなかったか
- 過去にしたことはなかったか
- 他にまねたらどうなるのか
- 新しく考えてみてはどうか
- 変えたらどうなるのか
- もっと時間があったらどうできるのか
- 話し合う場所があればどうできるのか
- 発展的に考えるとどうできるのか
- 何かを省いたらどうできるのか
- ほかのものに変えたらどうか
- 順番を変えたらどうなるのか
- 日程を変えたらどうなのか
- 反対に考えたらどうなのか
- 役割を変えたらどうなのか
- こう組み合わせたらどうなのか

図3

「ミーティングのあり方でモチベーションは上がる」

カマタ歯科クリニック（歯科衛生士）　柿本　智美

①憂うつなミーティング《柿本》

私は今、歯科医院で歯科衛生士の仕事をしています。学生でアルバイトをしていた期間も含めて早三年の月日が経ちました。

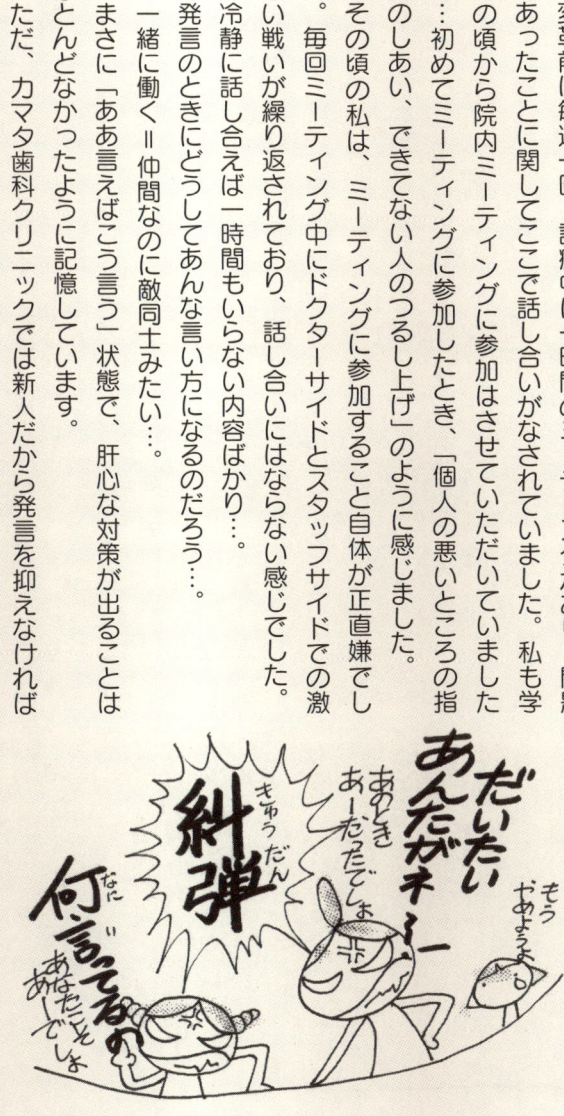

変革前は毎週一回、診療中に一時間のミーティングがあり、問題があったことに関してここで話し合いがなされていました。私も学生の頃から院内ミーティングに参加はさせていただいていましたが…初めてミーティングに参加したとき、「個人の悪いところの指摘のしあい、できてない人のつるし上げ」のように感じました。

その頃の私は、ミーティングに参加すること自体が正直嫌でした。毎回ミーティング中にドクターサイドとスタッフサイドでの激しい戦いが繰り返されており、話し合いにはならない感じでした。

冷静に話し合えば一時間もいらない内容ばかり…。

発言のときにどうしてあんな言い方になるのだろう…。

一緒に働く＝仲間なのに敵同士みたい…。

まさに「ああ言えばこう言う」状態で、肝心な対策が出ることはほとんどなかったように記憶しています。

ただ、カマタ歯科クリニックでは新人だから発言を抑えなければ

いけないということはなく、先輩、後輩関係なく積極的に意見交換はできていました。

問題は順調に話し合いが進むなか、口げんかが始まり、論点から大幅に脱線して次回のミーティングに持ち越しの繰り返し。

ミーティングの後の診療は憂うつで仕方ありませんでした。

②本当の意味でのミーティング

しかし、院内変革をしていくうちに、私達は初めて本当の意味でのミーティングができるようになったのではないかと思います。

自分達の問題を出しつくそうと行ったブレーン・ストーミング。このときに出てきた問題の数はなんと約百二十個でした。

「よくこれだけ問題を抱え込んでいたものだ」と、ただただ驚かされました。

その日のミーティング中、院長をはじめ、スタッフそれぞれの胸の内を聞いて、涙が溢れて止まりませんでした。

「お互い尊重ができ、ポジティブなミーティングをしましょう！」という提案。まさにその通りです。

「これができていない！」を話し合うのではなく、「これをするにはどうすればできるのか？」を話し合うのが「ミーティング」だと気づかされました。

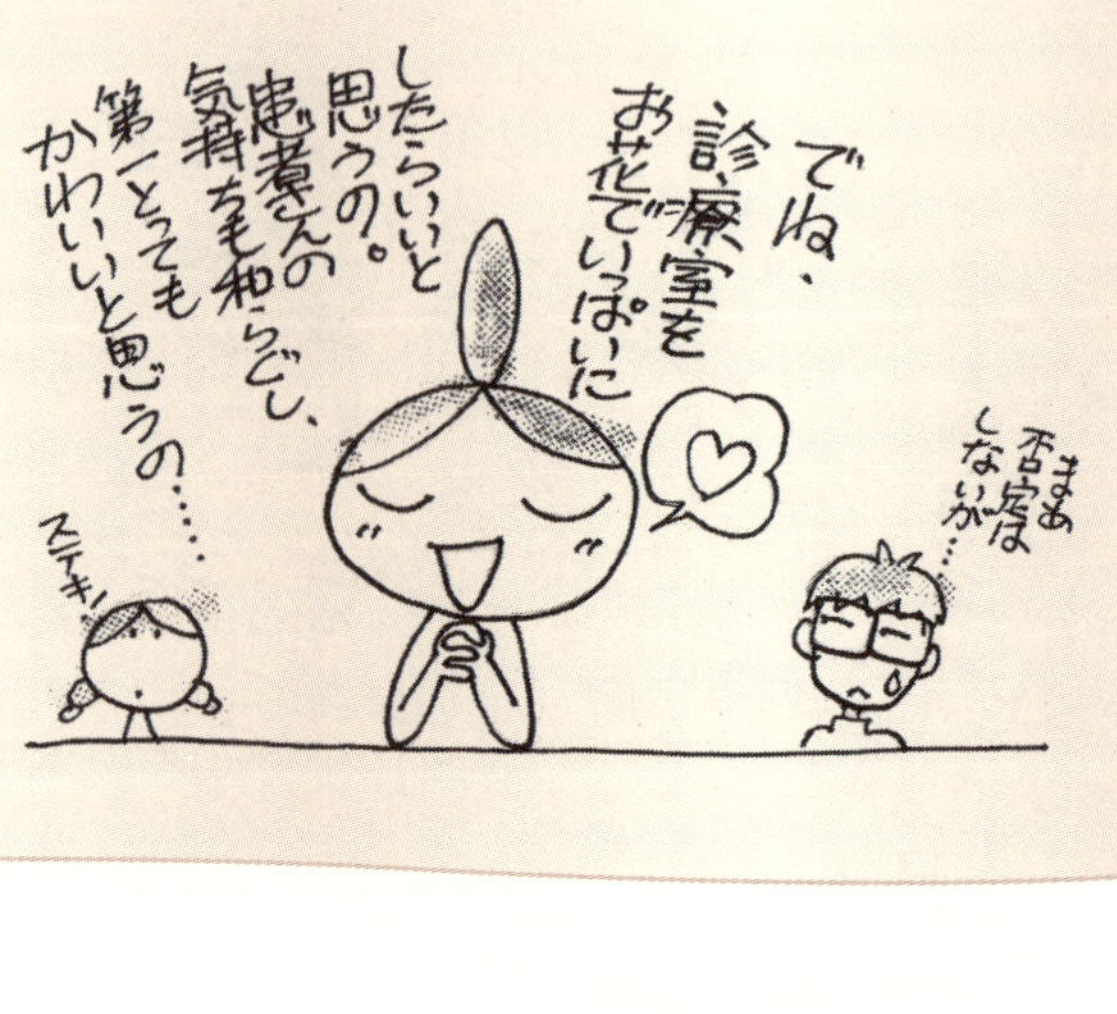
でね、診療室をお花でいっぱいにしたらいいと思うの。患者さんの気持ちも和らぐし、第一とってもかわいいと思うの……
まあ否定はしないが…
ステキ！

今の歯科医院は昔と違います。

つい二年前は、言い争いばかりの、一日が憂うつになるミーティング。

今ではこうしたらもっとよくなる、こんなやり方はどうだろう？　と、各自が言えるような活気あふれるミーティング。

時々ヒートアップしてきつい言い方になったりすることは確かにありますが、昔のように相手の上げ足を取るようなことはありません。

みんなが「カマタ歯科」の将来を考え、最善の対策を考えられるミーティングになっています。

昔は参加するのがおっくうでしたが、今ではミーティングが楽しみに思えるようになりました。楽しすぎて話が脱線することが悩みですが…チーフのおかげで少しずつ改善しています。

③コツをつかんで楽しくやろう！

ミーティングでの秘訣は、「相手を尊重して話をする」「熱くならないよう冷静に…」「ネガティブな発言ではなく、ポジティブに！」

患者さんにだけでなく、かかわりがある方すべてに思いやりを持つことが大事だと再認識しています。

うまくミーティングができない、解決策が出てこない、そんな悩みを抱えている歯科医院さんがありましたら、ぜひカマタ歯科にご一報を！

今では、ここに書ききれない涙あり、笑いありの秘訣をお教えできます。

ポジティブなミーティングは、組織の空気を軽くします。

できないことを言い合う「指摘型」から、こうしたらもっとよくなるのではという「提案型」に変わるだけで、みんなで頑張ろうという雰囲気を作ることができます。ちょっとのことです。そう、思いやりのある組織です。

新人を育てよう　A歯科医院の場合

得意なことで
働らこうじゃないか。
何が好きなんか、
言うてみんさい。
ホ～ソウナンネ。

ログセ：
豊かで充実した
人生じゃないと
いけんじゃろ～

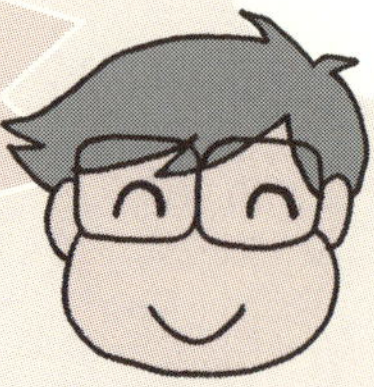

院長

大ざっぱ。
クヨクヨしない。
あまり深く考えない…。

マニュアル作り
義歯・口腔外科

先輩 C

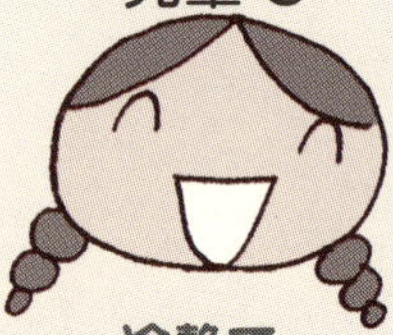

冷静で
しっかり者、みんなの
信頼を得ている。

マニュアル作り
礼節
診療室の管理

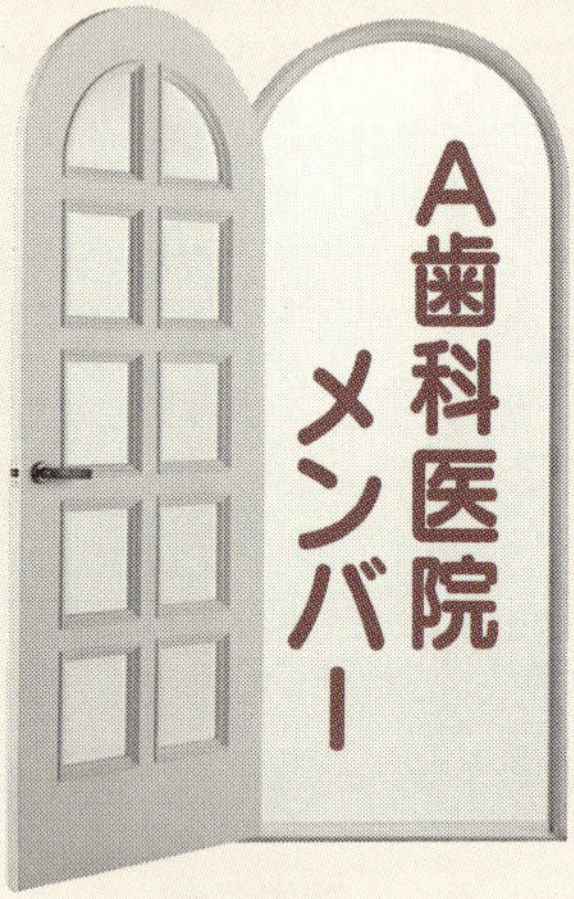

先輩 D

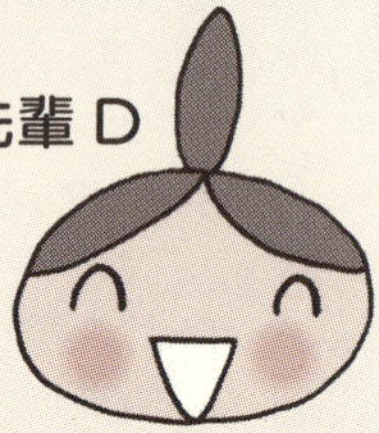

活発で明るい、厳しい
けれども悪気なし。KY。

マニュアル作り
予防・管理
補綴、歯周

情報の共有化

中堅 F

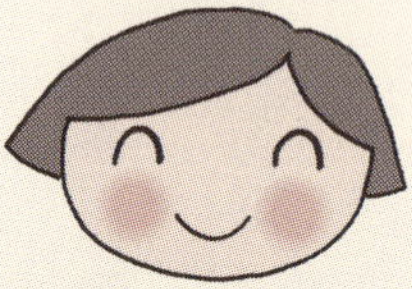

おっとり派。
無駄なことは言わない。
やさしい。

マニュアル作り
保存・歯内

新人 B

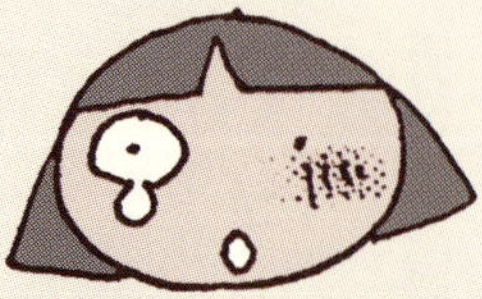

まだ入って３カ月。
自信なし。素直。
オドオドしている。

マニュアル作り
診療準備
周期的作業
片付け

受付 E

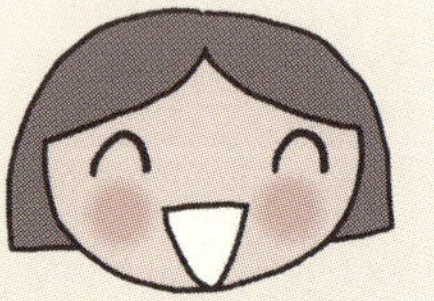

しっかり者。
業務はそつなく、ほがらか。

マニュアル作り
受付業務

4 みんなで新人を育てよう！〔練習問題〕

Ａ歯科医院での話です。四月になると新人が入ってきます。しかし、「新人がなかなか育たないヨネ～」という話が出ています。場合によっては、すぐに辞めてしまいます。何も考えなければ新人が「前向きじゃない」「やる気がない」「根性がない」など個人の資質の話で終わってしまいます。この状態をどうにか打破したいと院長は考えました。どうすればいいのか、みんなで考えてみましょう。ちなみに、Ａ歯科医院の理念は「あなたに、お口の健康を通して豊かで充実した人生を提供します」です。

Ａ歯科医院には、この四月に新人（歯科衛生士Ｂさん）が入りました。今はもう八月です。

昼休みにみんなでご飯を食べながら、本人のいないところで次のような会話がされています。

先輩Ｃさん「ねえ、新人のＢさんどう思う?」

先輩Ｄさん「エ～、ドウイウイミ」

Ｃ「ナカナカ覚えてくれんと思うのよ」

Ｄ「ナニガ」

Ｃ「いつもこうですかって聞くでしょ」

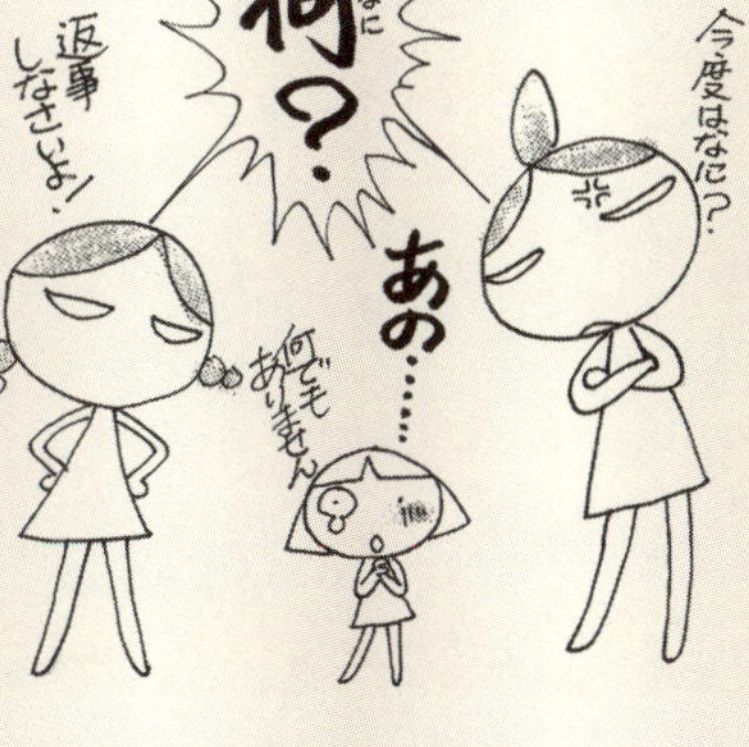
今度はなに?
何《なに》?
返事しなさいよ!
あの……
何でもありません

D「わたしには聞かないわ」
受付Eさん「なんか返事しないですヨネ」
中堅Fさん「そうですか」
C「そうよ」
E「そうですヨネ。挨拶もしたかしないかぐらいですヨネ」
C「あなたも思ってた？」
E「ハイ、どうなんって」
C「やっぱりBさん問題ヤネ。先生にも言わんといけん」

さて、上記のような話がスタッフルームでなされました。このような「○○さん、いつまでたってもできないよね」というような個人レベルの話は、どこの診療所でも出てくる話です。でもここで終わるならば、新人Bさんはみなさんの何となく冷たい空気が流れる診療室の中でとりあえず頑張るか、頑張れないときには辞めるしかありません。

(1) 問題の抽出

新人の問題を、個人の話ではなく、組織として取り組んでいきたいと思います。なぜなら、組織の問題ならば、みんなで解決することができるからです。

理念をもとにみんなで話し合う場所と時間を作りましょう。ブレーン・ストーミングで話をすると、確かに今までのことが出てきました。

「ヒト」と考える場合、その人個人の問題です。

「大きな声で返事ができない」

「なかなかみなさんと親しくできない」

「ちゃんと挨拶ができない」

「みだしなみが整っていない」などでしょうか。

なるほど、一言いいたくなりますね。

「モノ」は患者さんに提供するものとして、歯科医療サービスそのものと考えることができます。確かに新人であっても、患者さんにとっては誰もがプロのスタッフです。提供できるように進歩がみられないのは困ります。

「カネ」は、時は金なりと申しますので、効率化と考えてみましょう。

「考えて動けていない」ということならば、効率を上げることは、難しいかもしれません。しかし、もし歯科医院にマニュアルがあるのならば、現在○パーセントしか理解して動けていないという具体的な話になってくるのでしょう。

最後に「情報」です。

歯科医院の中で、新人育成に関して、どれぐらいの人がどこまで、どのように情報を把握しているのでしょうか。

新人に「今何ができているのか」、「何が不安なのか」、「誰がどこまで教えているのか」

実は誰も本当のところがわかっていなくて、推測のもとに判断していたかもしれません。

「言ったのにね…」それは、誰が、いつ、何を言ったのか。また、何回言ったのでしょうか。

本当は、情報は形になって「視えない」分だけ、確認しにくいことなのです。そうすると、今まで問題としていたことが、実は表面状の問題であって、本質的な原因は他にあることに気づきはじめるはずです。

(2) 問題の共有

問題は、実は隠されたところにあります。それが原因です。

「ヒト」の問題は、新人個人の問題として出されていましたが、

・ビジネスマナーは、研修を受けていないので知らなかった。
・理念を説明していなかったので、歯科医院としての姿勢を理解できなかった。
・ちょっとしたことを相談する人がいなかった。

ということで「原因」を考えると、すべて個人が悪いのではなく、歯科医院としてやるべきことがあったのだということが「視えて」きます。

「モノ」として考える専門職としてのテクニックは、現在新人に何を指導しているのかが「視えて」いないのですから、

・教えていく基本となるマニュアルがない。
・どのように、どれぐらいの量で、いつまでに教えていくのかという育成のプログラムがない。
・新人がちょっとしたことを聞ける担当者がいない。
・新人を育成するための、時間の設定がない。

などがあげられます。

「カネ」としての効率化も上記の内容が原因でしょう。

「情報」は、新人育成を個人の問題ではなく、歯科医院全体の取り組みとして考えたとき、それぞれの考えが一致し、混乱がない状態であったのかという体制が原因としてあがってくるでしょう。

ここまで来たら、新人育成は、新人個人の問題ではなく、組織としての取り組みやシステムとしての問題だと共通の認識が持てるようになってきます。

A歯科医院の理念は、「あなたに、お口の健康を通して豊かで充実した人生を提供します」です。理念に合わせた体制に変えていきましょう。

(3) 目標の明確化

さあ、次に行うのは、前向きな対応です。

この対応の策定は、目標の明確化です。ポジティブに考えていきましょう。

すべてを冷静に解決させていきますので、感情論はなしです。

「今まで、これでやってきたのだから…」

「私達は、そんなことまでやってもらわなかった」

「また、甘えさせて…」

などという意見が出てくるかもしれません。

しかし、時代や社会は確実に変わってきたのです。

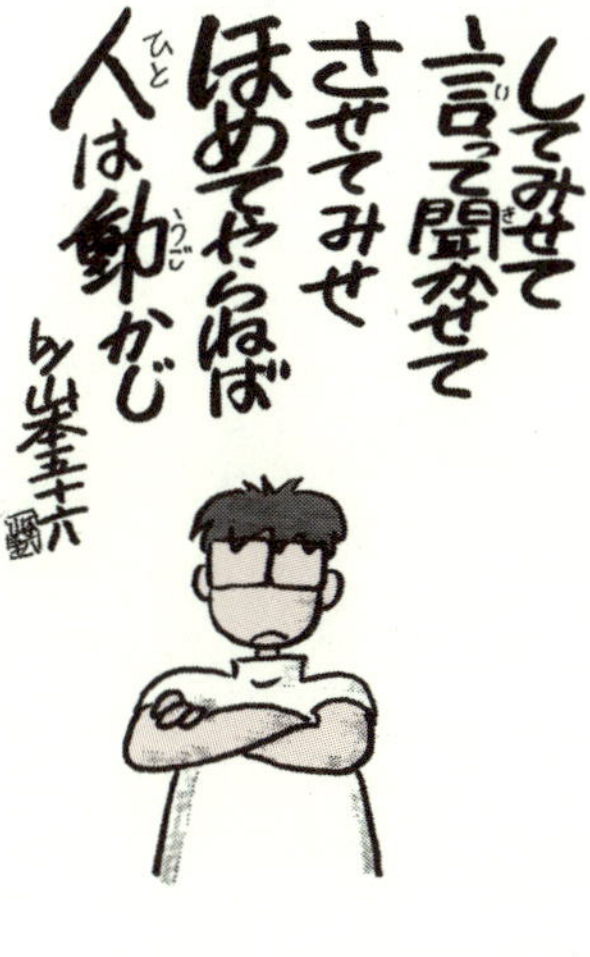
してみせて
言《い》って聞《き》かせて
させてみせ
ほめてやらねば
人《ひと》は動《うご》かじ
by山本五十六

自分が新人のときを思い出してください。

「技術は、見て盗むのよ」

「言われるよりも先に、自分で一歩先を考えなさい」

そう言われたときの複雑で不安な気持ち。

「誰の言うことを聞けばいいのだろうか」

「ちゃんと説明を受けたい」

など、当然の希望を言うことができなかった体制があったのではないでしょうか。

「自分がされなかったからしないでよい」ではなく、「自分はとてもやりにくかったから、あなたには同じ思いで仕事をしなくてよいようにしてあげたい」

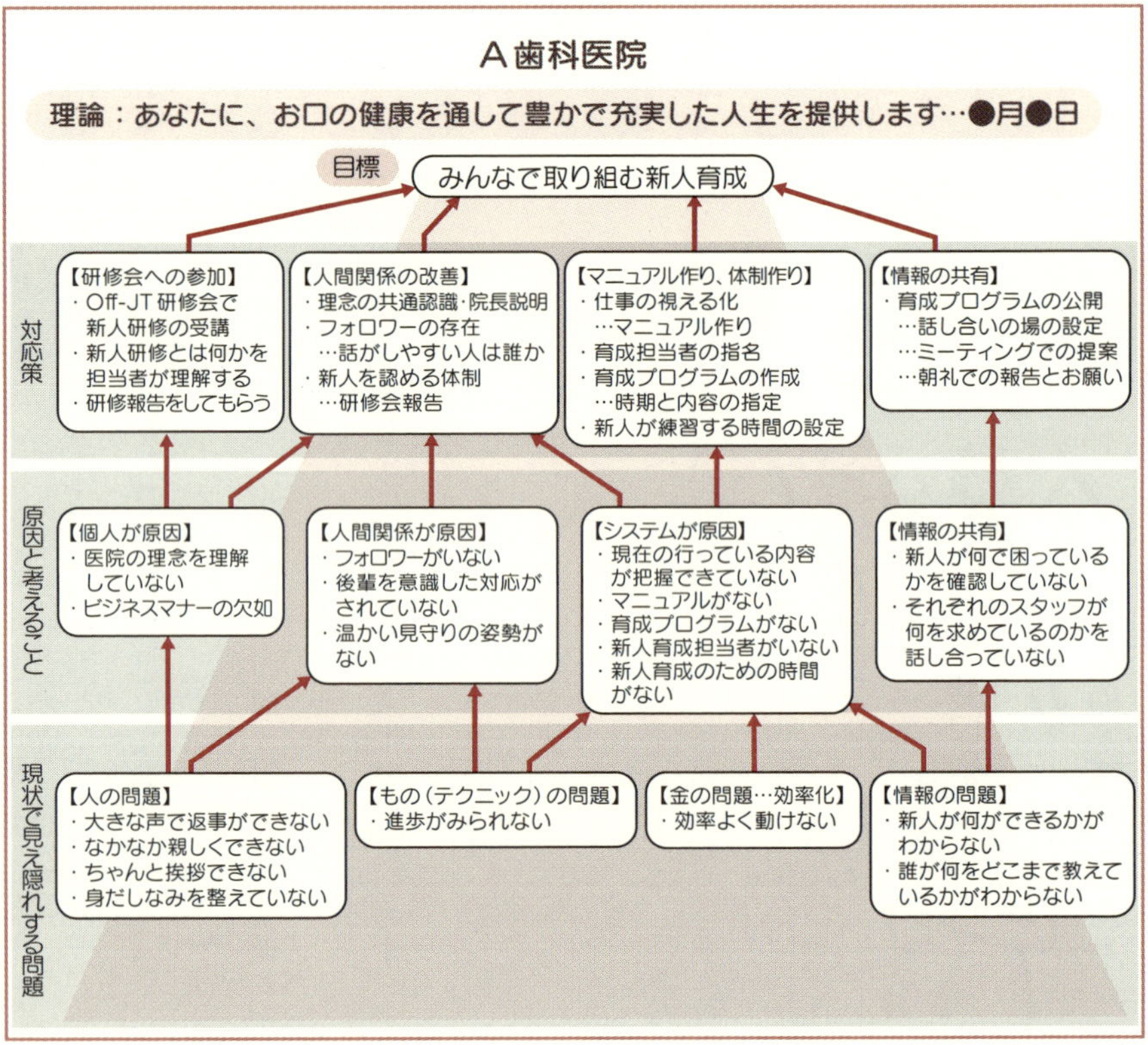

A歯科医院
理論：あなたに、お口の健康を通して豊かで充実した人生を提供します…●月●日
目標
みんなで取り組む新人育成
対応策
【研修会への参加】
・Off-JT研修会で新人研修の受講
・新人研修とは何かを担当者が理解する
・研修報告をしてもらう
【人間関係の改善】
・理念の共通認識・院長説明
・フォロワーの存在
…話がしやすい人は誰か
・新人を認める体制
…研修会報告
【マニュアル作り、体制作り】
・仕事の視える化
…マニュアル作り
・育成担当者の指名
・育成プログラムの作成
…時期と内容の指定
・新人が練習する時間の設定
【情報の共有】
・育成プログラムの公開
…話し合いの場の設定
…ミーティングでの提案
…朝礼での報告とお願い
原因と考えること
【個人が原因】
・医院の理念を理解していない
・ビジネスマナーの欠如
【人間関係が原因】
・フォロワーがいない
・後輩を意識した対応がされていない
・温かい見守りの姿勢がない
【システムが原因】
・現在の行っている内容が把握できていない
・マニュアルがない
・育成プログラムがない
・新人育成担当者がいない
・新人育成のための時間がない
【情報の共有】
・新人が何で困っているかを確認していない
・それぞれのスタッフが何を求めているのかを話し合っていない
現状で見え隠れする問題
【人の問題】
・大きな声で返事ができない
・なかなか親しくできない
・ちゃんと挨拶できない
・身だしなみを整えていない
【もの（テクニック）の問題】
・進歩がみられない
【金の問題…効率化】
・効率よく動けない
【情報の問題】
・新人が何ができるかがわからない
・誰が何をどこまで教えているかがわからない

こう思ってくれる先輩がいてくれたら、新人は仕事に打ち込めるはずなのです。それが先輩だけの思いだけでなく、歯科医院全体の取り組みであったならば、新人はどれだけ「ここに就職できてよかった」という安心感のもとで仕事ができることでしょう。

さあ、対応策をあげてみましょう。

基本はいつでも話し合える場所があること、「情報の共有」です。話し合う場所と時間がいります。また、提案できる体制が組まれていること。少しのことは毎日行う朝礼で対応するなどです。

しかし、これには基準があるので問題がわかるのです。「マニュアル」と「体制」は整えないといけません。また、作る、指導するなどの点についても、担当者が明確化されていなければいつまでたってもできません。いつまでに、誰が、どのように、何をするかを決めてしまいます。

「人間関係」は、ストレスがかからないときなどないのです。

愛し合っている恋人でさえ、時には喧嘩をし、場合によっては別れなくてはいけない状況に陥ります。歯科医院の中は、他人との合同作業です。それぞれの思いやり、認める姿勢、感謝、尊重の中で仕事は成り立っているのです。

新しく入ってきた新人を大切に育てる。そのためには、理念をもとに一致団結し、それぞれが謙虚に新人の声に耳を傾けることです。

また、メンターとしての存在は重要です。

ちょっとしたときに話を聞いてあげる人です。

単純に、聞くだけでも違いますが、心理学を勉強し、人の話を聞くというテクニックを持っている人であれば、さらに安心できるでしょう。

さあ、これだけ行っても、すべて歯科医院内で解決できるとは限りません。場合によっては歯科医院以外で行われる研修会に参加することもありえます。

その場合、どんな研修をどの時点で受けたらいいのかというコーディネートも必要ですし、その内容を歯科医院全体にどう反映するかも考えます。

ほらっ。新人が成長しないと言っていた「一言」から、こんなに歯科医院として取り組むべきことが出てきました。

(4) 目標の共有

さて、出てきた意見は、実際に計画を立てていく必要があります。

誰が、いつまでに、何を、どうするのかです（図4・5）。担当を決めて、進捗状況をミーティングや朝礼で確認していきます。

できれば進め、できなければ、なぜできなかったのかを確認して、対応策を出して改善して進める。その繰り返しです。

その内容は、いつでも「視える」状態にしておきます。

取り組む仕事の順番

仕事項目	準備期間	開始時期	期間	担当	備考
育成のための研修会情報	半年	年度末までに	後半期	受付E・中堅F	情報収集・一般の研修も検索
理念の浸透	1週間 ミーティング時説明	8月中旬	1年	院長・受付E	継続した浸透のための活動
人間関係の改善	1カ月	9月	継続	院長・先輩D	院長の秘書的役割（先輩D） 院長面接 メンターの選択と配置（中堅Fへ）
マニュアル作り	1カ月	9月中旬	5カ月	先輩C・新人B	開始までに、目次設定と書式、新人としての新しい感覚導入。開始後は、全体の進捗状況把握
育成のための体制作り	5カ月	1月中旬	3カ月	中堅F	どこまでできているか見えるように あせらずにフォロー…先輩Cとの連携
情報の共有	1週間 ミーティング時検討	8月中旬	1年	先輩D	全体の調整・朝礼・ミーティングの在り方検討

図4

第1ステップ　7カ月プランの状況　平成●●年度

歯科医院の理念	あなたに、お口の健康を通して豊かで充実した人生を提供します
第1ステップの目標	マニュアル作成で仕事を視える化。確実な新人育成。情報の徹底

担当	総括	マニュアル作りリーダー	情報の共有化リーダー	育成体制リーダー	研修会情報リーダー	マニュアル補助	備考
メンバー	院長	先輩C	先輩D	中堅F	受付E	新人B	
8月／初旬	理念説明準備	マニュアル目次設定・書式検討			情報収集		
8月／中旬	理念をミーティングで説明	マニュアル目次決定・書式決定	ミーティングで、朝礼・ミーティング内容を検討			書式をワープロ作成	
8月／下旬	理念の浸透						
		強みの確認	実施				
9月／初旬	スタッフの面談・メンターの確認	タイムスケジュール案・説明会		新人Bのフォロー タイムスケジュールに合わせて、育成計画		タイムスケジュール表の作成	
9月／中旬	マニュアル作りの開始・育成のための体制作り						
	担当 診療補助 外科・義歯	担当 礼節 診療室の管理	担当 予防・管理 補綴・歯周	担当 診療補助 保存・歯内	担当 受付業務	担当 診療準備 周期的作業 片付け	
9月／下旬	概形印象	挨拶・身だしなみ	コア形成	一般治療基本セット	朝の準備	待合室清掃	
10月／初旬	個人トレー	患者誘導	クラウン形成 印象	コンポジットレジン	電話の取り方	トイレ・洗面台の維持	
10月／中旬	精密印象	基本的な言葉づかい	クラウン装着	メタルインレー	カルテの記入	診療室の維持	
10月／下旬	咬合採得	待合室見取り図	前装冠の応用	メタルインレー	昼の片付け	コンプレッサー・空調	
11月／初旬	試適	診療室見取り図	歯周検査	歯髄保存	帰りの片付け	消毒	
11月／中旬	セット	診療棚見取り図	ブラッシング	根管治療	保険の理解	消毒	
11月／下旬	調整	ワゴン内整理と配置	PMTC	根管充填	保険の理解	機材補充	
12月／初旬	抜歯	ユニットの管理	スケーリング	バー管理	予約の取り方	技工物の管理	
12月／中旬	歯周外科	導線の確認	ルートプレーニング				
12月／下旬					研修会情報を整理・来年に向けての提案		
1月／初旬	マニュアルの見直し・訂正						
1月／中旬				新人とマニュアル復習	ミーティングで研修の検討	中堅Fとマニュアル復習	
1月／下旬							
2月／初旬				育成のための研修参加			
2月／中旬							
2月／下旬	マニュアル完成						
3月／初旬	来年度の戦略						
3月／中旬		来年度具体的戦術					
3月／下旬				報告・来年度研修の提案			

次のステップへの課題

図5

みんなが集まる場所にホワイトボードを掲げて、みんなで確認しながら取り組む体制を整えていきましょう。

（その具体的方法は、続刊「仕事の視える化」シリーズで）

（5）共通用語の構築

さあ、みんなが一致団結しての取り組みが始まりました。

いつでも、問題は話題となり、原因を考え、みんなで対策を練っていきます。

そうすると、集中して行うべき目標はいつでも明確で、いつでも前向きに対応ができます。いつもスタッフ一丸での対応が可能でしょう。

（6）組織コミットメントの向上

気持ちよく働ける職場は、誰にとっても理想です。

自分を大切にしてくれている職場には、組織に対する愛情が生まれて当然です。また、「この歯科医院のためにがんばろう」って思えますよね。これが組織コミットメントです。

組織コミットメントとは、組織に対する愛着と表現しておきましょう。

これは、

「組織の目標や価値を強く信じて受け入れること」

「組織のためにかなりの努力を行う意思があること」

「組織のメンバーとしてとどまりたいと強く望むこと」を示しています。

（Mowday より）

このような作業を繰り返し、協同作業を行うことで、組織コミットメントは向上していきます。

(7) 目指せ、私達の歯科医院像へ

組織コミットメントが向上している歯科医院には活気があります。

誰もが仕事に手を抜きません。互いに認め合い、感謝し合い、尊重している。また、出入りの歯科技工所やディーラーさんへの配慮もきいていて、対応がとても気持ちがいい。

「いらっしゃいませ」

「お疲れ様です」

自然と言葉が出ています。

歯科医院の状況が患者さんにわからないはずはありません。

「気持ちのいい歯科医院」は、口コミとなって発展を遂げるのです。自然なことです。

どの組織においても、問題が全くないなどというときはありません。

このたびは、新人の育成という問題を通して、スタッフ全員で情報共有の体制が組まれました。

今やっと、みんなが一丸となるスタート地点に立ったのです。

問題は、改善の芽として捉えます。そのままにしておくと大きなトラブルとなりますが、改善点として取り組むといい状態を作り出します。

どんなに小さなことでさえ、見逃すことなく取り組んでいきましょう。

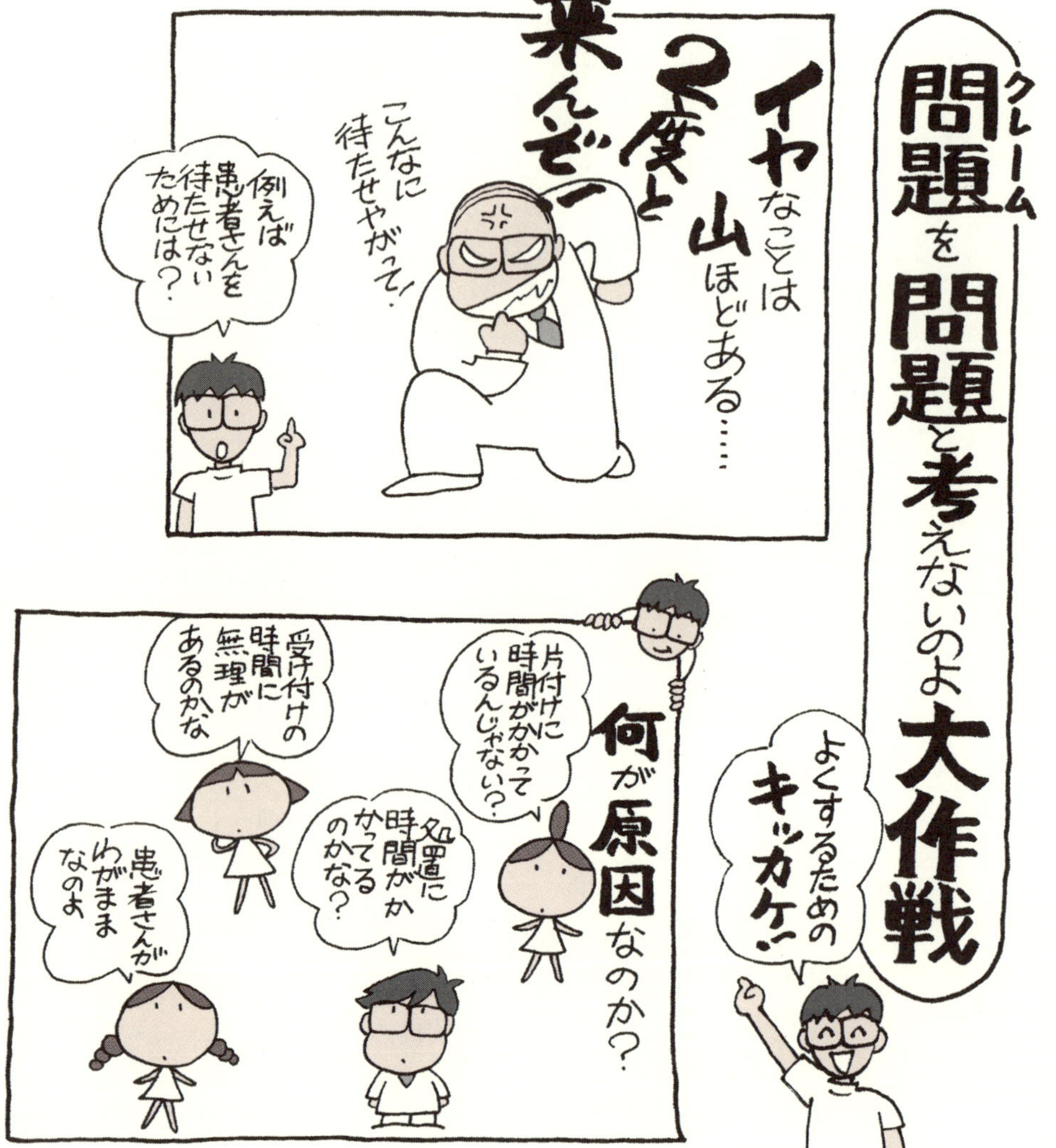
問題《クレーム》を問題と考えないのよ大作戦
よくするためのキッカケ!!
イヤなことは山ほどある……
2度と来んぞー
こんなに待たせやがって!
例えば患者さんを待たせないためには?
何が原因なのか?
片付けに時間がかかっているんじゃない?
受け付けの時間に無理があるのかな
処置に時間がかかってるのかな?
患者さんがわがままなのよ

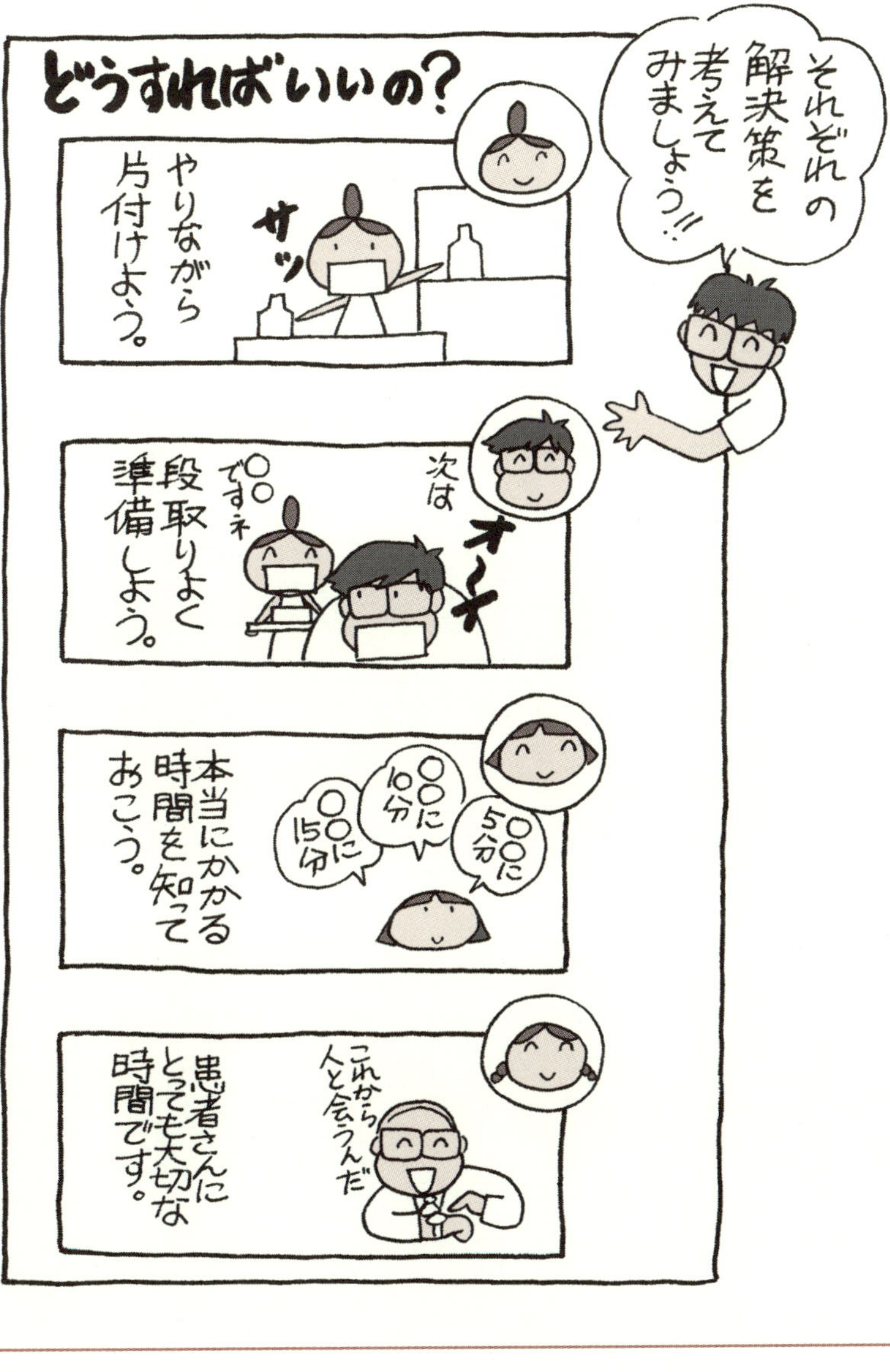
どうすればいいの？
それぞれの解決策を考えてみましょう!!
やりながら片付けよう。
サッ
段取りよく準備しよう。
次は○○ですネ
オ〜ケ
本当にかかる時間を知っておこう。
○○に5分
○○に10分
○○に15分
患者さんにとっても大切な時間です。
これから人と会うんだ

D 活性化する歯科医院！ 外部環境・内部資源編

知らないことが一番怖い 世の中の変化と自分の組織

1 外部環境への意識

(1) 社会の変化を意識しよう

社会や時代の変化は目覚ましく、日々変化の連続です。

しかし、診療室の中で「毎日同じことの繰り返しで、刺激がない」と嘆くスタッフの方々を見ることがあります。それには、いろいろな意味が隠されていると思いますが、複数人数いる場合、目指す目標を掲げてチーム一丸で日々改善を繰り返すことを当然とする「組織文化」のない診療所の場合が少なくありません。

原因は、一つではないでしょうが、「私達の歯科医院は大丈夫だろうか」という危機感の有無がそのポイントです。

歯科医院の中で、小さなトラブルは毎日のようにあります。

「あの人には能力がない」「やる気がない」「言ったことを守らない」など、人のせいにして小さな内社会で戦っていると、外社会への関心は薄くなります。内部の問題を解決する前に、まずは社会の現実を知っておく必要があるでしょう。

そうしなければ、私達の歯科医院は社会に置いてきぼりをくってしまいそうです。

ある歯科医院で起こったドラマ

「パート歯科衛生士の驚き」

あるベテラン歯科衛生士の話です。

歯科衛生士になって三十年になろうかという彼女は、歯科医師から絶大なる信頼を受けていました。常勤のときもあればパートのときもあり、出産や育児を乗り越えながら、若いスタッフをまとめ、調整し、ゆとりの空間を作り上げ歯科医院に勤務し続けました。しかし、ご家族の介護のこともあって遠い歯科医院に通うことは限界となり、今度は、介護をしながらでも勤められる近所の歯科医院にパートで勤めることになりました。その新しい勤務先での話です。

「小原さん、いろいろなところがあるんですね。私は、一つの歯科医院しか見てこなかったので、驚いてます」

彼女から、愚痴など聞いたことはありません。しかしこの日は淡々と話しはじめました。

「今度勤めはじめた歯科医院には清潔感がないのです。診療室の流しは、水垢や石膏で汚れきっていて、流しのフィルターからは臭いがしています。一度もフィルターの掃除をしたことがないというのです。私は今の歯科医院では新人ですから、コツコツと掃除から始めました。でも、今でも誰も掃除をしません。また、ベテランのパートの歯科衛生士は昔からいるのですが、後から入ってきた若い常勤歯科衛生士（三十歳代）が『すみませんが…』と一言添えて、その歯科衛生士にちょっとしたことをお願いしても、『あなたに言われる筋合いはない』と、動こうとしません」

「そうですか、先生はなんとおっしゃっておられるのですか」

「言い方が悪いのではないか、もっと言い方を変えてみたらどうだろうと、若い歯科衛生士にだけ注意をしているようです」

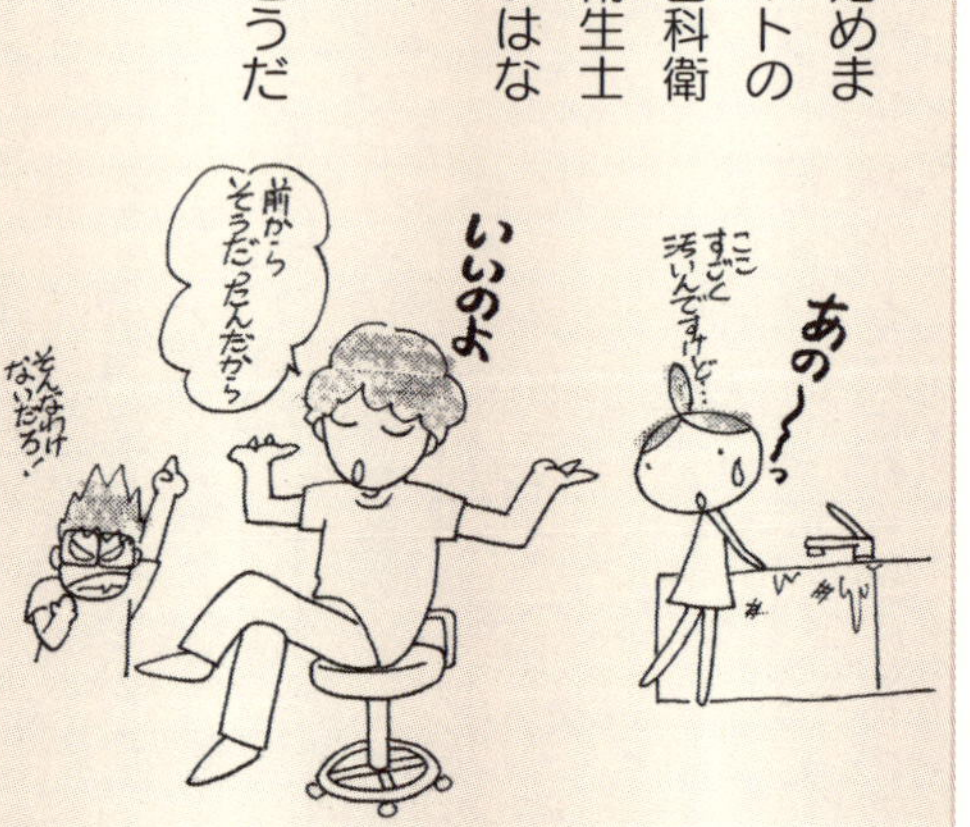

あの〜っ
ここすごく汚いんですけど…
いいのよ
前からそうだったんだから
そんなわけないだろ!

多かれ少なかれ、どこにでもある話なのかもしれません。

仕事がうまくいかない組織のたとえ話に「ゆで蛙現象」の話があります。沸騰したお湯に蛙をつけるとすぐさま飛び出しますが、水から蛙を入れて徐々に温度を上げると、気づかないうちにゆであがって死んでしまうという話です。歯科医院の中には年齢による上下関係、どちらが先に入ったかという先輩後輩の関係、資格の有無による考えが邪魔をして変化しにくい体質になっているところがあるのです。

厳しい社会の中で、ぬるま湯のような歯科医院の体制のところでは、「ゆで蛙」になってしまうのに時間はかからないのかもしれません。

(2) 「うちはみんながバラバラです」それは危機感がないからです

ある歯科医院での院長の話です。

チーム一丸で取り組もうというセミナーを受けに行こうと院長が話しました。

「エ〜でも、私、日曜日は困ります。家族があるし…」

「先生、私もです。その日は…」

「それじゃ、きみは？」

「私ですか…」

こんな状態ですから、院長の私だけでもと思い聞きに来ました。「いろいろな勉強会に行きましたが、どうしてもチーム一丸になって歯科医療に取り組む体制にはなりませんでした。うちはみんながバラバラです」と言われます。

どうすればよいのか？　経営学者であるバーナードは次のように言っています。

「目的がぱっとできたような臨時のような組織においても、『組織的活動』は可能である」それはどのようなときなのでしょう。大学で授業を受けている学生に次のようなたとえ話をしたそうです。

「例えば大学の教室の中で授業を受けています。大学ですから、その授業の単位を取るために集まった学生の集団です。特にそれぞれが他人を意識して座っているわけではありません。

そんな中、教室の片隅でボヤが発生したとします。

知らない人々の集団ですが、教室に残っている学生は、みんなで力を合わせて、声をかけながら火を消す行動を起こすでしょう。直接火を叩いて消そうとする者、水を汲みに行く者、消化器を持ってくる者、非常ベルを押す者、消防車を呼ぶ者。そんなときには、話し合わなくても誰かが大きな声を出し合って火を消します。時には一緒に避難することもあるでしょう」（一部小原脚色）

たとえ人間関係は希薄な状態であろうとも、生命の危機を感じることがあれば、「火を消す」という明確な目標に向かって集団は動くのです。必要なのは「危機感」と「共通の目的」です。

社会はとても厳しく、変動が早いのです。社会や時代の変化を自分の生活にどう影響するのかを敏感に感じながら、外部環境の認識をすることで、歯科医院という集団は、目的をもって動きだすはずです。

（3）そこからですか？　人口の変化

さて、ここからは危機感を感じてみることにしましょう。

日本の人口は、出生率や高齢社会の到来で二〇〇五年から人口減少に突入しました。一億二千万人の人口は、今後五十年間で八千万台まで減少を続けます。「アッソー」と他人事ではいけません。これから二十五年間は、最悪島根県が一つずつ消えてなくなる状態です。中くらいで推測しても、二〇三五年以降の二〇五五年までは百万人が毎年い

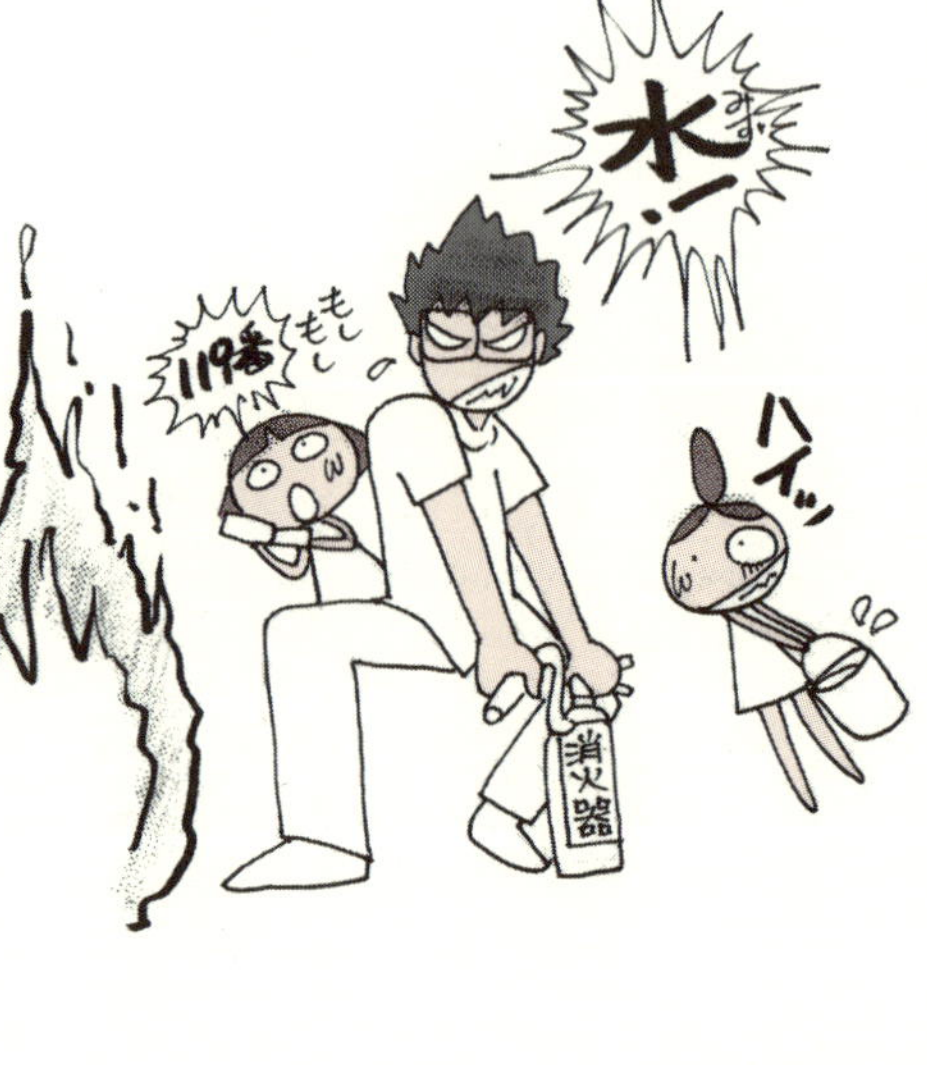

なくなります。百万人というのは、仙台、埼玉、広島、名古屋、北九州が消えてなくなるイメージです。普通でいられるはずはありません。

それでは、現在人口の多い大都市圏が安定しているのかというと、そうではなさそうです。この地域には、人口が多い分だけ集中して急激な人口の減少、高齢化の影響を受けると言われています。安心できる地域などありません。

人口の減少は、歯科医院の周りにも必ず起こり、環境が激変するはずです。今から十年先を見越して、歯科医院が何を求められるのかを予測しながら、その体制を整えなければなりません。

(4) 歯科業界の変化

国民の歯科医療費の動きで、その状態を把握してみましょう(図1)。昭和五九(一九八四)年当時は十五歳から四十四歳までの方が歯科医療費の半分を占めていましたが、近年は、六十五歳以上の方々の歯科医療費が伸びています。歯科医療費全体は平成八年までは増え続けていましたが、それ以降はほとんど変わらなくなり二兆五千億円でとどまっていましたが、平成二一年からは再び伸び始めています。

少子高齢化が進んだ社会の中で、歯科衛生士としてどのように考えたらいいのでしょうか。

歯科業界が遭遇する厳しい状況。

それは日本全体がかかえている問題でもあります。

さて、広島の街の中心部は、半径四百メートルに歯科医院四十軒が存在するなどの飽和状態になっています。都心の駅周辺では半径五十メートルに二十軒という状況の所があるそうです。他人事ではありません。今いる歯科医院の目の前に新しい洒落た歯科医院が建ってもおかしくありません。そのとき、患者数の減少を食い止め、自分が勤める歯科医院がびくともしない状態でいられるか。

今いる患者さんをいかに大切にして、満足度の高い歯科医療サービスを提供するかは、院長だけの努力ではどうにもなりません。

（5）医療保険点数の推移

医療保険制度は厳しい状況にあると言われています。高齢化による医療費の増加は避けられませんし、すでに全国健康保険協会、健康保険組合は赤字に転落してしまいましたので、これ以上の国民の歯科医療費の増加は考えにくいでしょう。平成一八（二〇〇六）年の保険改正は増加を食い止める意味でも歯科業界に

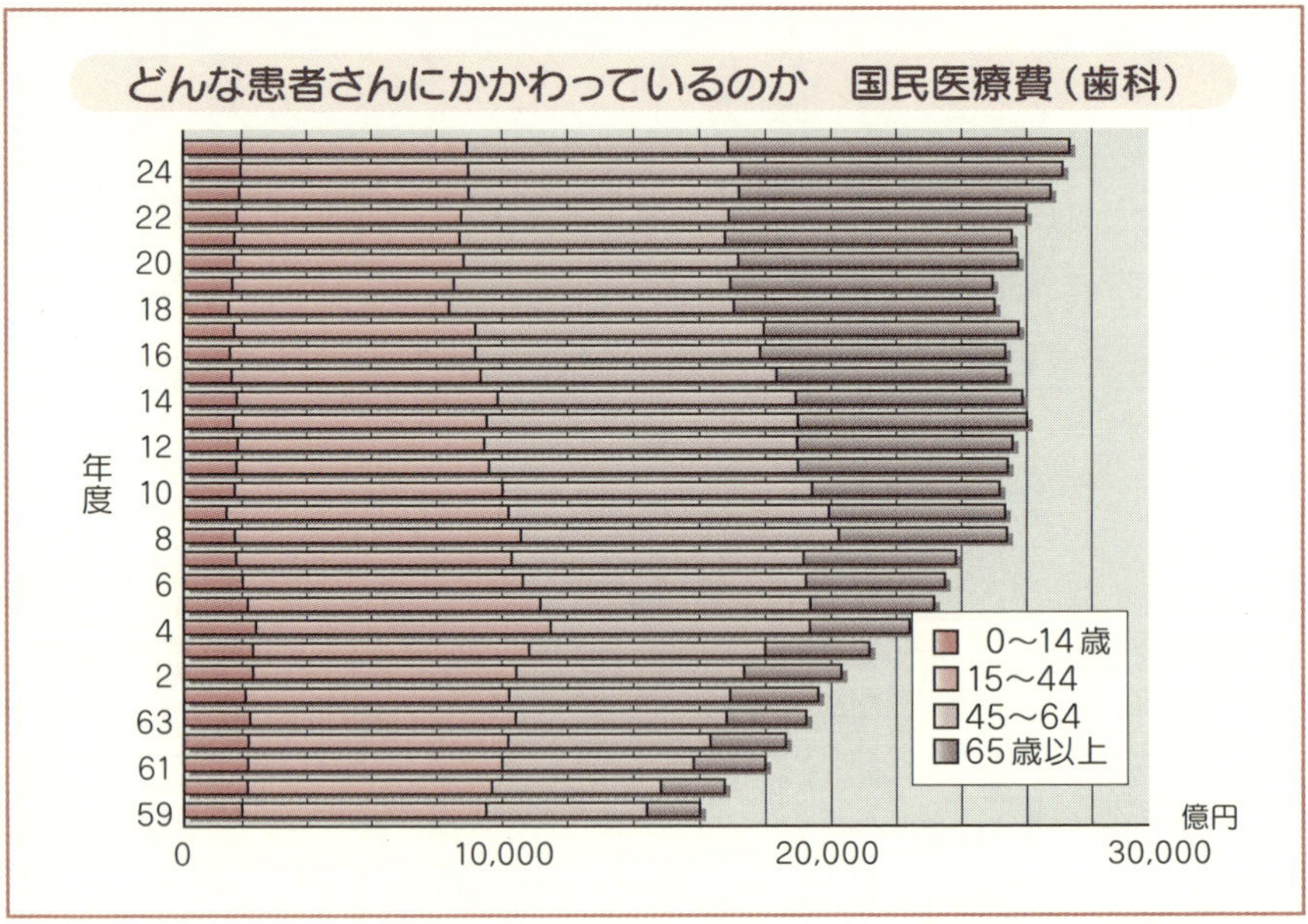

図 1

国民医療費厚生労働省資料（2013）

大きなダメージを与えました。その後、多少の状況改善がみられますが、保険の改正のたびごとに一喜一憂することは、歯科医院としては不安です。

これからも医療保険はますます厳しくなるでしょう。その状況を平成一六～二六年の十一年間で見てみましょう（図2）。

平成一六（二〇〇四）年の保険点数をゼロとした場合に、どの処置がどのように変化したのかがわかります。補綴関連は大きくダウンしながら変動しています。

私達のスケーリングやルートプレーニングは処置の中に入りますが、指導管理と共に、比較的安定した成長です。これは歯科衛生士業務で大いに関連するところです。

保険点数が安定している項目は、歯

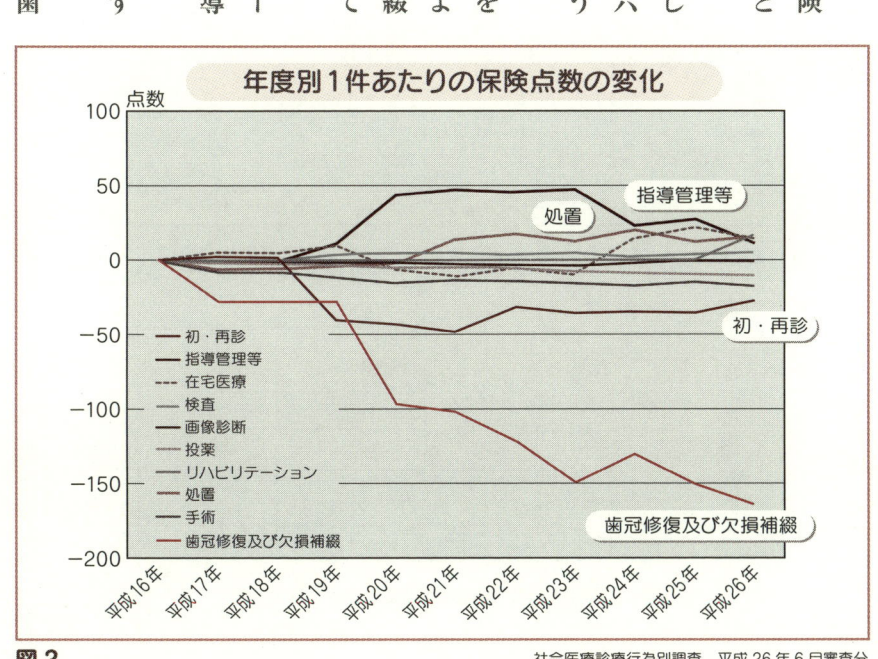

図2　社会医療診療行為別調査　平成26年6月審査分

科医院にとっては投資できるところですし、その部分を重要視することで、確かな発展に臨むことが可能となります。

(6) 未来を予測する

歯科衛生士が何を求められているかを考えてみましょう。

図3は、BCGボストンコンサルティンググループが開発したPPM(Product Portfolio Management)です。これは経営資源の有効配分の指針を提供する戦略モデルとして有名です。

製品の位置関係を、縦軸に市場での成長率、横軸に競争力である市場占有率により示します。また、円の大きさで収益を表していきます。

言葉は悪いのですが、製品を「問題児」「花形」「金のなる木」「負け犬」と分類します。「問題児」は、市場では注目され成長するけれども、競争力は低い。したがって、どうなるかわからないけれども発展する可能性があるものという解釈です。「花形」は、市場での成長率も高く競争力も高いもので、いわゆる花形産業と

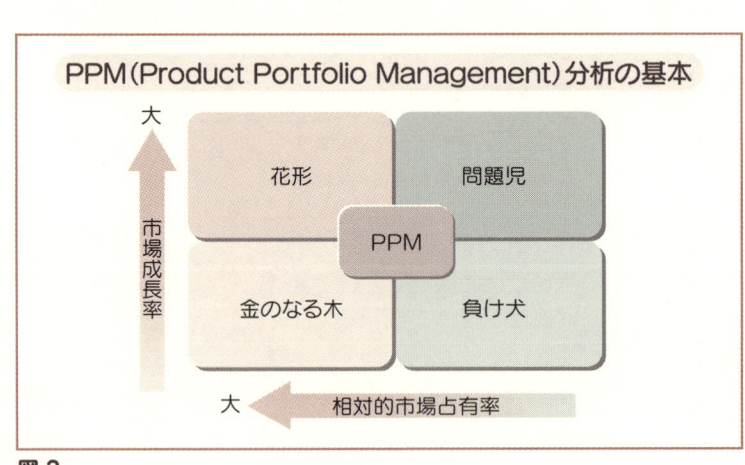

図3

いう表現をする場合があります。「金のなる木」は、競争力は高いのですが、成長が止まっているものです。企業としての収益は高いのですが、いずれ衰退する運命にあります。「負け犬」は、成長が止まり、すでに市場における関心もなくなっているものです。

商品開発にたとえて、成長の流れを考えてみましょう（図4）。

商品が出てきた場合、ゼロからの出発ですから、少ない反応でも成長率は高く示されます。したがって「問題児」からのスタートです。どう転ぶかはわかりません。

そのまま衰退する場合もあるでしょうし、発展する場合も考えられます。したがって、種の状態です。

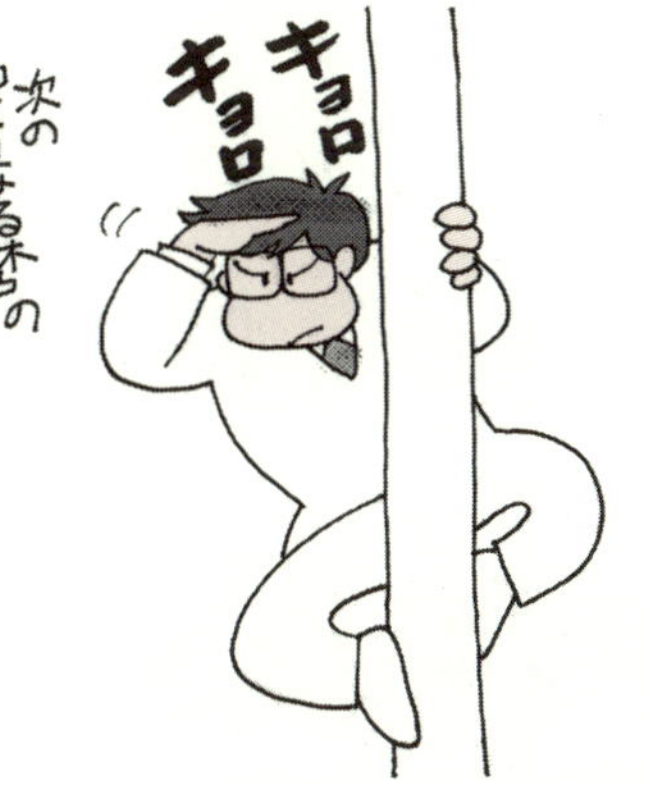

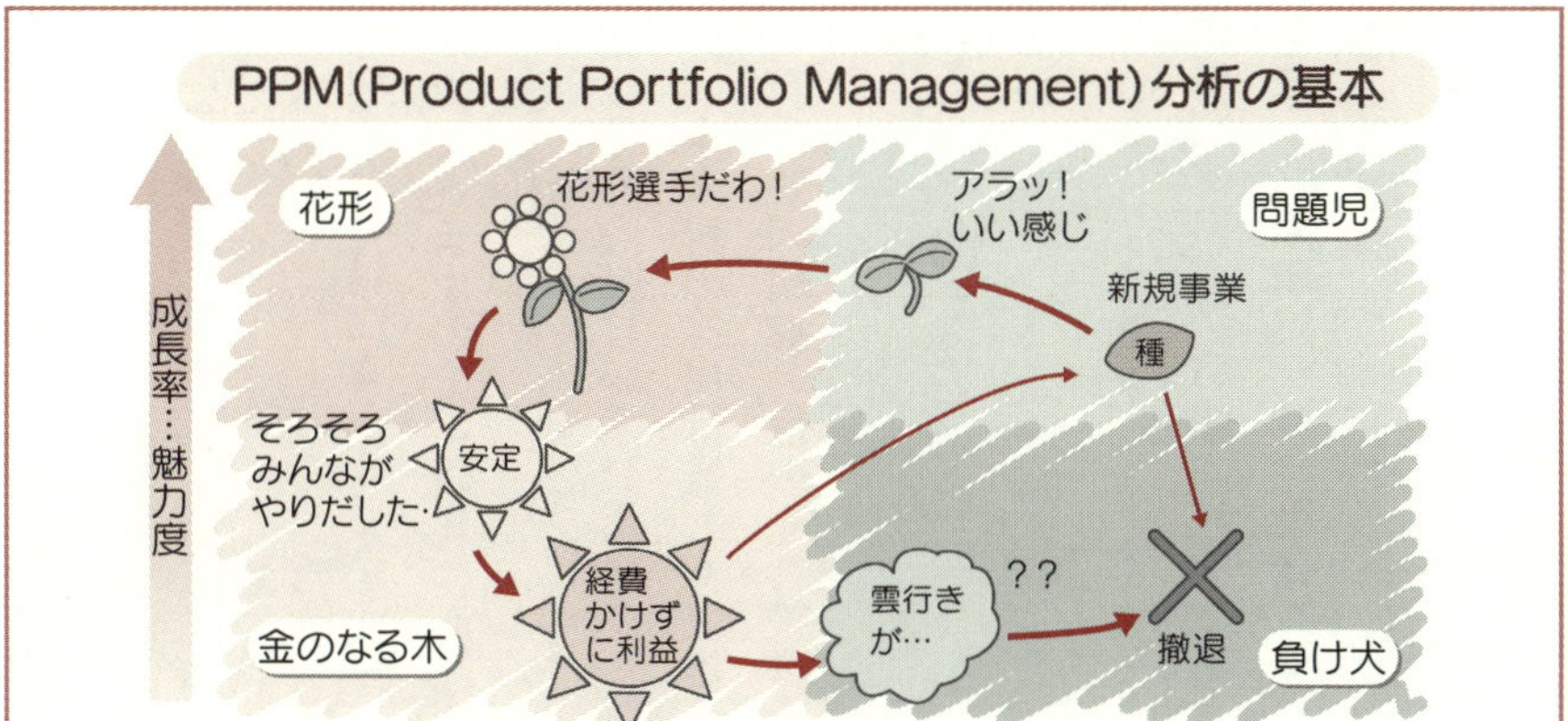

図4

もし発芽して成長すれば、双葉が出てくると占有率も高まり「花形」へ移行しますし、そのまま衰退してなくなってしまう場合もあるでしょう。

「花形」はつぼみから花が咲くまでのワクワクしたときです。誰しも大輪が咲くことを期待し、全力で取り組むでしょう。

安定すれば宣伝費などの支出をかけなくても市場での占有率は高くなりますから「金のなる木」の時期となります。このときに組織としての余裕が出てきますので、新規の商品開発の「問題児」に「未来のための費用＝未来費」をかけることができます。

しかし、この時期に次の目標が明確に示されなければ、その商品はいずれ市場から飽きられて「負け犬」に移行します。完全に衰退してしまう状態では、未来費の捻出は難しくなるわけです。ですから、組織は社会や時代の変動をシビアに見て、自分達の組織の次の先行投資を意識しておくことが必要です。

保険点数を、この考え方を応用して分析してみましょう。**図5**は、平成一六年度から平成二十六年度の一件当たりの保険点数の変化で表しています。

いささか、大胆な分析結果となりますが、多少の未来が見えてきます。

これで見ると、「金のなる木」は歯冠修復及び欠損補綴です。点数自体の減額はありますが、苦しいと言えども歯科医院では大きな収益をもたらします。「問題児」は今後発展する可能性を残している部分です。在宅医療、指導管理や検査、画像診断が入っています。保険の仕組みの中で今後の日本を支える重要な分野です。歯科衛生士が担当している範囲も広く、「確実な検査」と「患者の状況」をいかに「生きた情報」として患者さんに提供できるかがポイントとなっています。

　しかし在宅医療はその位置付けが別格なのがわかるでしょう。在宅医療は国が最も求めている分野です。現状で保険の範囲では、「花形」には処置がかろうじて入っています。保険の制度で歯科医院を維持していくことの限界が近いことを垣間見ることができるでしょう。この「花形」は、個々の歯科医院がこれから自らの努力で、作り上げていく独自の部分です。その決断を経営者である院長は迫られています。「負け犬」に位置しているものは院長が危機感を持っているのは当然です。

　今こそ、一致団結して歯科医院での仕事の仕組み作りをしなければ、新しい歯科医療体制にはついていけなくなるかもしれません。

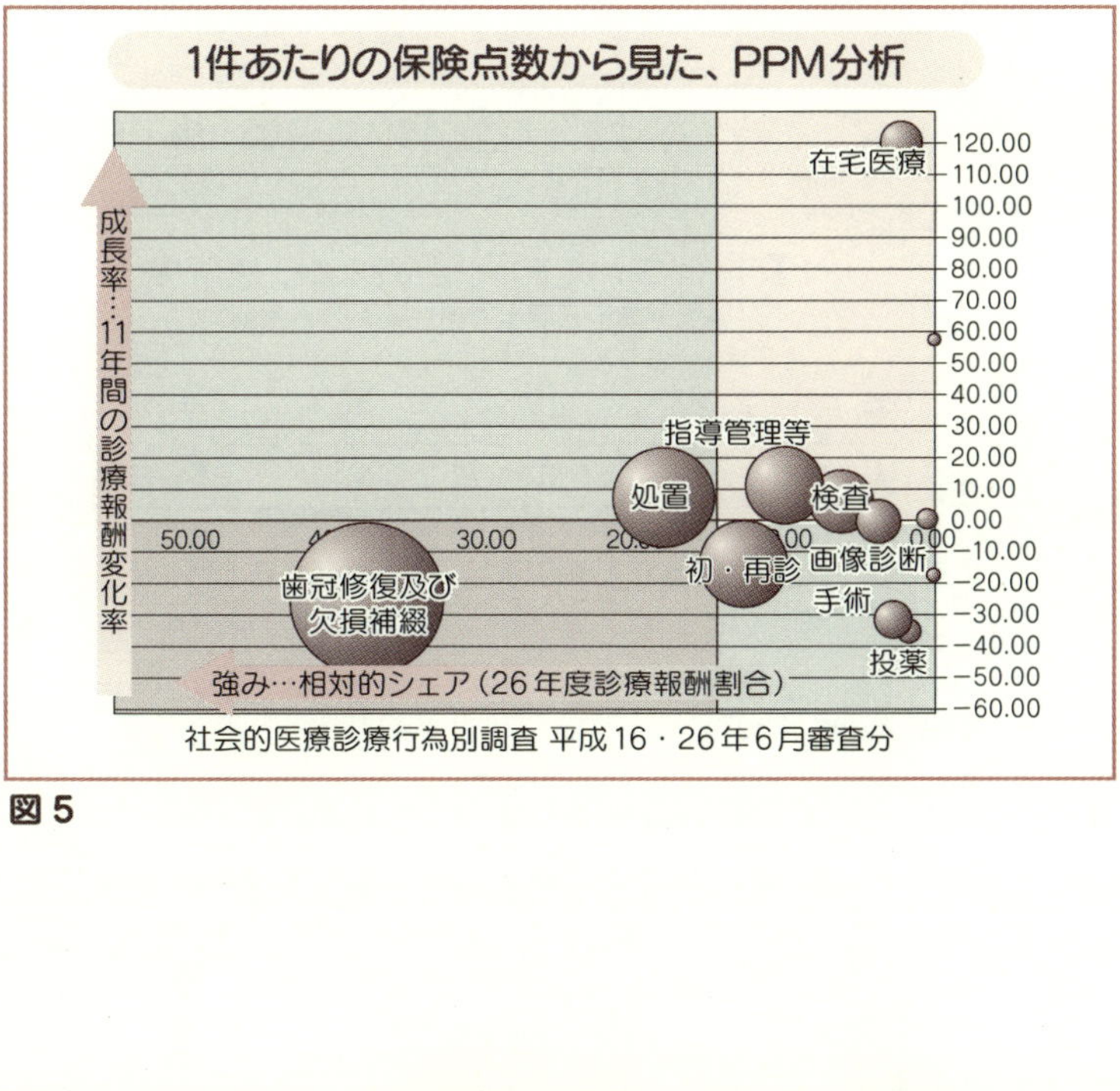

社会的医療診療行為別調査 平成16・26年6月審査分

図5

（7）患者さんの満足度とは

　平成一八年の診療報酬改正により、患者さんに文書を渡し情報提供するシステムが導入されました。平成二〇年の診療報酬改正では、毎月でなくても三カ月に一回以上の情報提供を行うことになりました。

　平成一八年の診療報酬改正時には、歯科業界では、患者さんに渡す資料については満足感を得られるものではないという議論や調査報告が出されてきましたが、中医協診療報酬改定結果検証部会の「歯科診療における文書提供に対する患者意識調査」によると、私達が思っている以上に患者さんは満足しているといった調査報告がなされました（図6）。

「あまり効果がない」「渡しても喜んでいない」「見てくれていない」と勝手な想像で、患者さんへの情報サービスを落としていた可能性があります。

　平成二十八年の診療報酬改正では、その価値を歯科医院に問いました。

　私達の本来の歯科医療サービスを根底から考えなおす時期に来ているのではないかと感じます。

文書についての満足度および理解度
（治療の際に文書を受領した894人の回答）

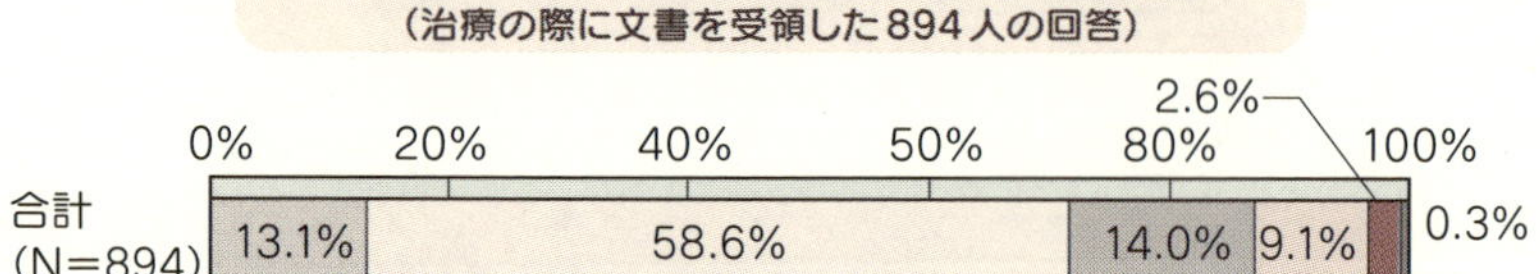

中医協診療報酬改定結果検証部会：歯科診療における文書提供に対する患者意識調査（2007）

図6

2 内部資源の活用

歯科医院の中に目を移してみましょう。

一般的に組織の財産は四つあると言われています。「ヒト」「モノ」「カネ」「情報」（下図）です。

フ～ンという感じですが、これを他の業界にお勤めの方に聞いてみてください。結構、早口言葉のように「ヒト・モノ・カネ・情報」と答えられます。どうも、一般的に言われているもののようです。

(1) ヒト

「ヒト」は、みなさん、すなわちスタッフです。

ヒトは「人材」のことですが、宝としての「人財」とも書けると思います。しかし、ただいるだけの「人在」、いるだけでみんなのモチベーションを下げてしまう「人罪」など、考え方はいろいろです。

しかし、自分が歯科医院にとっても、患者さんにとっても最高の医療スタッフでありたい気持ちはみな同じです。

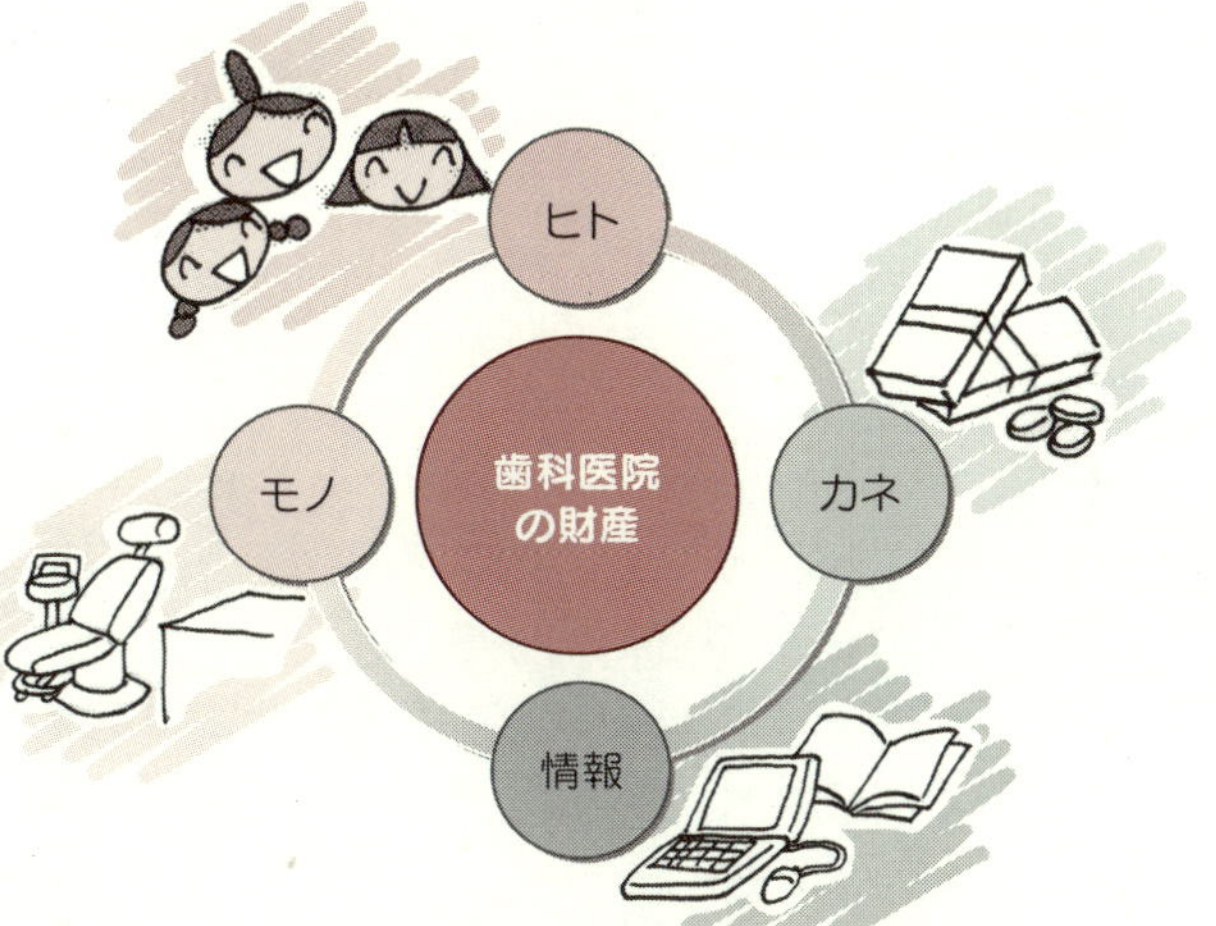

ある歯科医院で起こったドラマ

「スタッフが人財に変わるとき」

①あるベテラン歯科助手の話

その歯科医院には、歯科衛生士はいない。過去にはいたこともあったようだが、どうも新人歯科衛生士は、古くからいる歯科助手の方々とはうまくいかなかったようである。なかなか仕事が覚えられずに、短期間で辞めたという。

彼女は、何かがおかしいと気づいていたが、スタッフが少なくなったことで、毎日の診療に追われていた。それは、見た目にもはっきりわかるように、ピリピリとした感じがあった。

診療室は、気づかぬ間に少しずつ崩れていく。消毒コーナーには水垢がつき、技工室には石膏がたまっていた。郵便物は積まれ、在庫がいろんなところに分散されていた。

それでも、彼女はがんばっていた。

そんなときに、私は彼女と出会った。時々声をかけてはいたが、私の役割は人材育成ではなかったので、静かに見守っていた。しばらくして、「今のままでいいのか」という声が院長からあがった。

彼女と向き合う時期を得た。スタッフを集めて、歯科業界の現状を話した。四月の診療報酬改定は思った以上の打撃を歯科業界に与えていること。歯科医院数の急激な増加。そして、働く環境は、自分たちで改善していく必要があること…。そして、最後に付け加えた。

「この歯科医院を、今まで以上に患者さんに愛される歯科医院にするためにはどうしたらいいのかを一緒に考えていかない？」

その直後の彼女の言葉は、

「今のままでいいです。これ以上のことはできません」

そうなのだ。できないのだ。気がついていない。いや、気がついてはいるんだ。でも自分の気持ちを押しつぶしている。

「すぐに変えようなんて思わなくてもいいんじゃない？　小さな提案が、もしかしたら患者さんに喜んでもらえるかもしれないし」

しばらくして彼女の口から出た言葉は、「患者さんをなるべく待たせたくない…」ということだった。私は「そうなんだ」「なるほど」「それで…」と彼女らの話を真剣に聞いた。昼休みを使った、食事をしながらの話し合い。出てきた提案は三十近くあった。

②目的を持つと人は変われる

休憩時間が終わり、みんなが診療室に出ていった後、私は大きな模造紙に「今よりもっと愛される歯科医院にするために」と大きくマジックで表題を書き、今まで出た意見をまとめて壁に張り出した。

「先生、次来たときには、この続きをさせてください。みんな見といてね。いい意見出ていたよ」と言って、その日の役割を終えた。

一週間後に訪問したとき、彼女が私にすっと寄ってきて言った。

「私は、助手で専門的なことを知りません。使っている薬品でさえ、「あれ」でことがたりてしまっていたので、新人

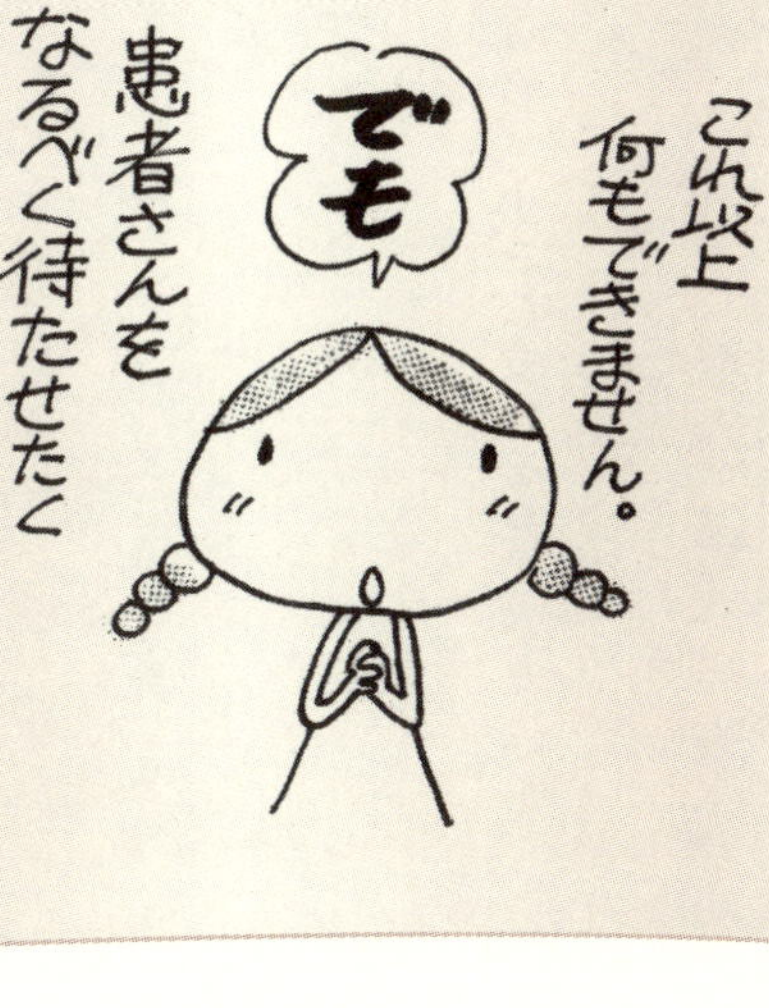
これ以上何もできません。
でも
患者さんをなるべく待たせたくない……。

が入ってきたときに「あれ」では教えられないですよね。何をすればマニュアルのようなものが作れるのでしょうか?」彼女の眼が違う。

「使用説明書を集めて整理してみたらどうかな」

「それなら、実物と一致するように、写真を撮って、一緒にファイリングしていけばいいですね」

彼女が変わったと感じた一瞬だった。


人材を「人財」にするためには、問題を明確にして目標を立て、小さな変化を見逃さずに、一人一人のスタッフを認めることです。

あせらず、じっくり取り組めばよいのです。

(2) モノ

「モノ」は歯科医院の資材です。消耗品や在庫だけを想像しそうですが、実は建物、ユニット、レントゲン機器、リースで借りているものすべてを含んでいます。

すべてのモノを故障や事故のないように、大切に取り扱いたいものです。

笑話にはなりますが、「ユニットのスイッチを足でするのは気が引けます。私は大切に手で押したいのです」という助手の方に出会ったことがあります。

「これはフットスイッチなので、足で適度の圧で軽く踏まれればいいと思います」と返答しましたが、歯科医院に対する愛着が高くて微笑ましく感じました。

またｒモノ」は、一般では商品を表しますので、私達にとっては、歯科医療サービスそのものと考えることができます。

ある歯科医院で起こったドラマ

「モノの価値を意識する器具の置き方」

①院長との雑談の中で

「小原さん、メチャメチャ小さいことなので、自分でも言いたくないんやが、ちょっと聞いてくれる?」

「何ですか？　先生」

近頃、みんながよくやってくれていると感謝の言葉を出される先生が、真剣な面持ちで話しはじめた。

「みんながいつもマジメに一生懸命やってくれているから、また自分の目が肥えたから気になるようになったんだと思うんやけど…」

「ホ～そうですか。何が気になりますか」

「器具の置き方や」

「どんな置き方をされるのですか」

「小さいことなんやけど…」

「小さなことだから、気になられるんでしょ」

「ウン、ソーヤ…。アノナ～、光照射器って高いやろ。あれ十万以上するんや。それをナ、ポンと投げるように置くのよ。壊れたらもったいないと思うんだわ。こんな小さなこと、自分で言うのも情けないけど」

「そうですか。でもそれはそれで気になりますよネ」

「ウン」

「先生、ミーティングで話し合いましょう。ちょっとしたことはストレスになりますから」

「大丈夫か、こんな小さなこと」

「大丈夫です。歯科で使われている器具・器材は財産です。材料関係はすべて看板方式で値段がわかるようにしてきたのに、そう言えば器具の値段は書いてないのでわかりませんネ。その価値をみんなで話し合いましょう」

院長はホッとした表情になった。

②その日のミーティングは器具の取り扱いについて

みんな真剣に話をした。

「私達の理念は、感謝し、信頼し、幸福を提供すること。物に対しても感謝し、大切に扱うことで、患者さんを幸せにできる。例えば、この器具は十万する。こわれてしまえば、その日の診療に支障が出るよネ。このユニットは毎日使ってて意識してないけど三百万円なのヨ。人の幸せを扱っている私達は、モノという財産の中で仕事をしているんだよネ」

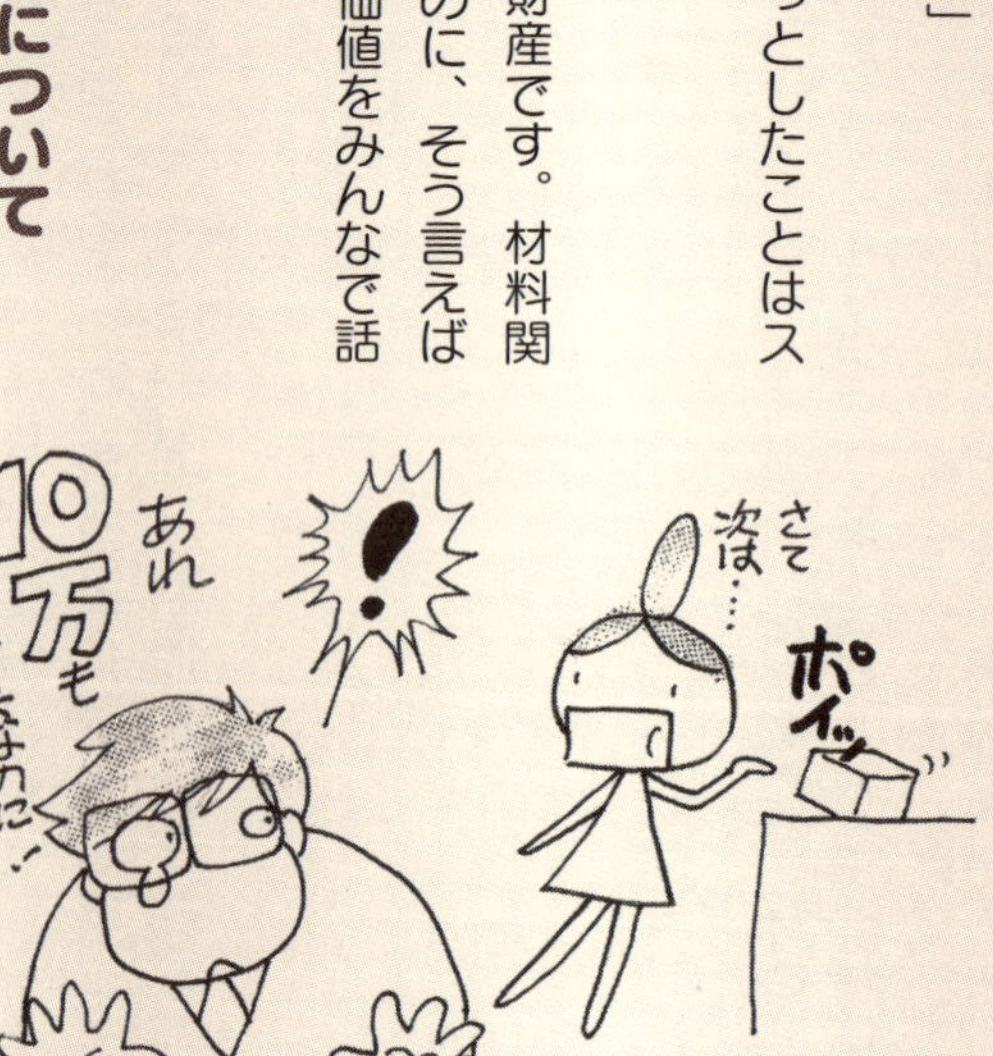
さて次は……
ポイッ
!
あれ10万もする器具なのに!

次に訪問したとき、みんなの動きが軽やか。

「先生どうですか」

「なかなかいいヨー」

物を大切にする。こんな小さなことさえ、語り合うことが必要なのです。何でも前向きに話し合える診療室って素敵だと思います。

(3) カネ

「カネ」は文字通りお金。お金なくして医院の経営は成り立ちません。

よく、「歯科医療はお金儲けのためにやっているんじゃないから」と言われることがありますが、歯科医院存続のためには、利益があるということは大変重要なことで、患者さんに最善の歯科医療サービスを提供するためにも、歯科医院は金銭的に健全な状態でなければなりません。

ある歯科医院で起こったドラマ

「患者さんが治療を選ぶ」

①ある歯科医院の歯科衛生士の話

この歯科医院では、一千万円プレイヤーが二人いると紹介された。自由診療を提案し、契約までにいくケースが、一年に一千万円を超えるらしい。見れば、普通の人なのだが、聞いてみると納得がいく。

「私は、自由診療を提案するのが好きなんです。しかし、保険の話も必ずします。出てきている治療計画、また、歯科衛生士の立場からのアドバイスをしながら、すべての人にすべての情報を平等に提供するのです。問診のときにすべて保険で治療してほしいと希望欄にチェックを入れられていても、この方に自由診療の話はしなくても…と思っても、私は全員の方に説明しています。もし自分の親、兄弟であるのなら、きっといろいろな治療法があることを聞いて自分の口の中のことを決めたいと思うのです。そのうえで決断されるのは患者さんご自身なのですから、誠心誠意説明します。その結果、私は多くの患者さんから多くの信頼をいただいています」

この歯科衛生士の話を聞いて、多くの歯科医院が共感しました。「これまでは院長と特定のスタッフが自由診療の情報を提供していた。しかし、これからはすべてのスタッフが患者さんに行っていこう。それが最善の歯科医療サービスに結びつくはずだ」一人の歯科衛生士の言葉が、多くの歯科医院の方針を変えた貴重な出来事でした。（二〇〇八年七月、情報交流会にて）

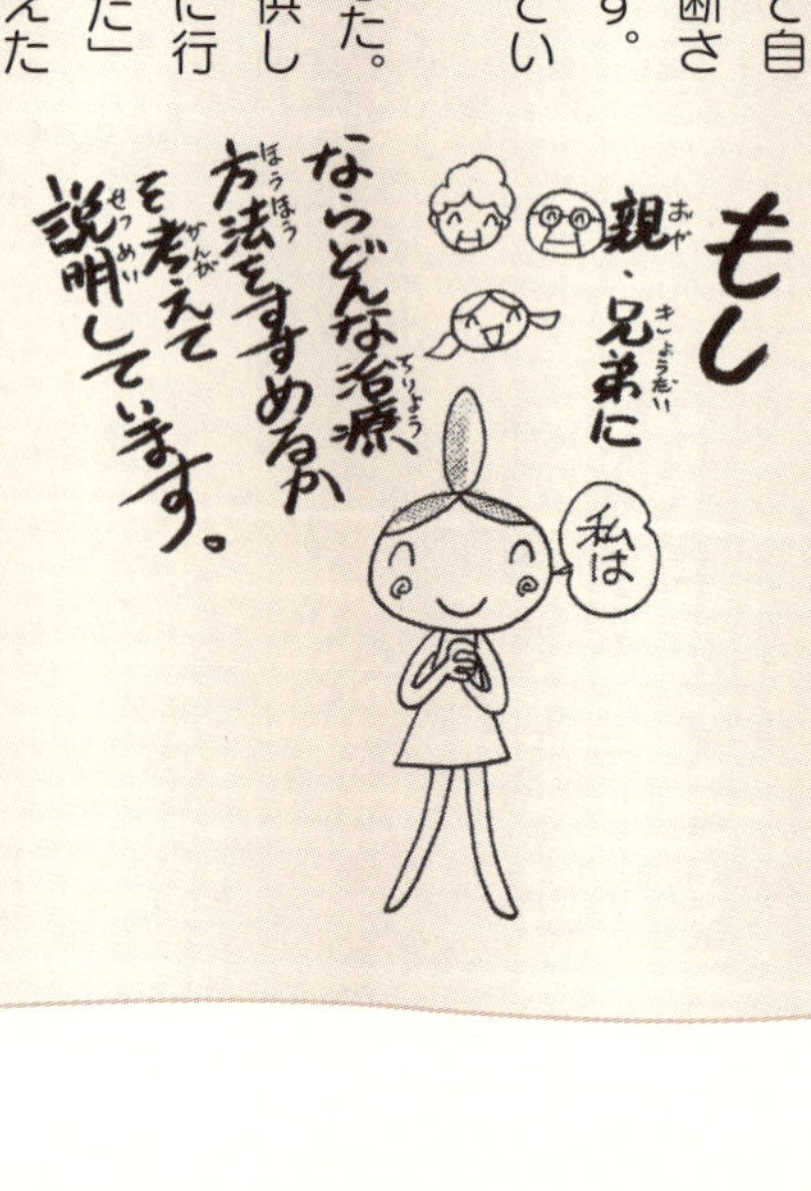

（4）情報

「情報」は、ホームページやパンフレットなどという有料で発信されるものがありますが、口コミという無料だけれども恐ろしい情報もあります。特に歯科衛生士は、毎日接する患者さんとのやり取りに気をつけなければなりません。過去においては、患者さんは歯科医療を受けに歯科医院を訪ねました。今は、予防や管理で歯科医院に来院されます。スタッフとして、何に注意をするべきなのでしょうか。

ある勉強会で起こったドラマ

「お客様への情報」

①ちょっと特殊な勉強会

私達は、他業種の方々からいろいろなことを教えてもらおうというテーマがファジーな勉強会、「キャリア発達勉強会」を開催している。

このたびは、ある保険会社のカリスマ営業ウーマン。

入社して五年で、広島の中央に位置する支部の副支部長となっていて、もうすぐ支部長になろうという話もきているという。

数々の伝説を作っているらしい。

その席で、ある若い証券会社の女性が質問した。

「私は、初めてのお客様の玄関にあるインターフォンを押すのにとても勇気がいりました。あなたは、どのようにしてらっしゃるのですか」

「そうですネ。私も初めてのお客様のときは緊張します。お答えする前に、一つ質問してもよろしいでしょうか」

彼女はとてもおとなしい人。営業で頑張っているのだけれども、成果が出ていないようだった。

「ハイ…」

「〇〇さんは、インターフォンを押す段階で、いくつのお話をされるパターンを持ってらっしゃるのですか?」

「エッ…数えたことがありません」

「そうですか。私は五十パターン持っています。どんな方、どんなケースでも対応できるように、地道にパターン作りをしてきました。今なら、どんな方への対応も可能です。インターフォン後の最初のご挨拶だけでも、それぐらいの努力はしているのです」

「……そこまでやられていたのですか」

「そうなんです。提供する商品のときにはなおさらです。その方にとって最高の保険情報を提供できるようにと、いろいろなパターンを出して考え抜いて提供します。ですから、依頼を受けたお客様が次のお客様を次々に紹介してくださるのです。私の成績は個人個人のつながりによって成果を上げる独特な方法と言われています」

この説明に、私たちは唸ったのでした。

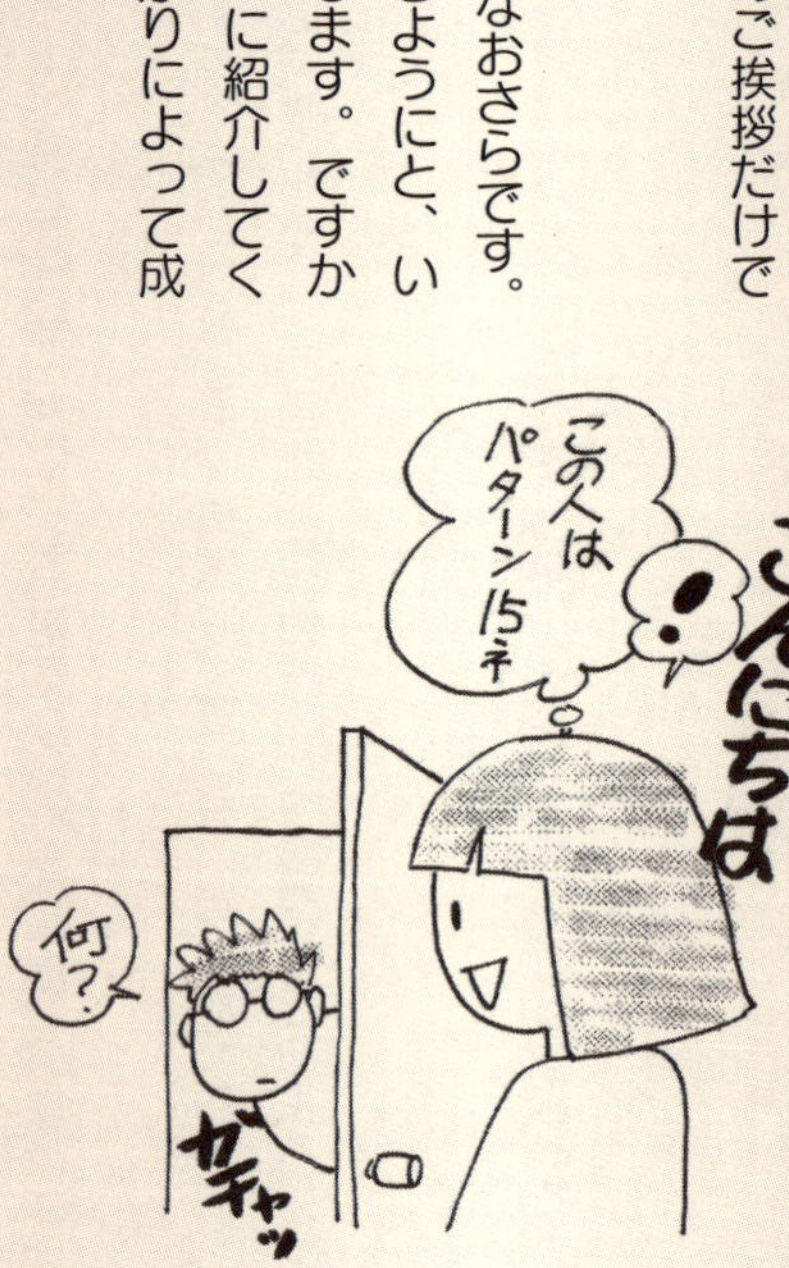

②私達にこのプロ意識があるのか

本物のプロとは、とことんこだわり抜いてお客様にとっての最高のサービスを提供しようという意識のある人だ。以前、「ガイアの夜明け」に出演したことのあるカリスマ営業マンと話したときも、彼は百パターン持っていると言っていた。みんな、スゴイナー。

私達の中にプラークコントロールの情報提供の方法を五十パターン持っているなどという人がいるだろうか。早くそんな人に会ってみたい。

今日は新鮮な気持ちになれるとてもいい勉強会だった。

歯科衛生士業務が確実に行われる、「かかりつけ歯科医院」としての役割が重ければ重いほど、歯科衛生士は担当の患者さんを多くみることになります。

①「80対20の法則」

一般の業界では、売り上げの八〇パーセントを二〇パーセントのお得意様で確保しているという「80対20の法則」というものがありました。しかし、近頃はIT産業の考え方で、いかに多くの顧客を確保していることが収益をもたらすという「ロングテール理論」が出てきています。

歯科業界でも応用が効くとすれば、収益に直結する治療ではなく、予防や管理で来ていただき、地道に多くの患者さんを担当させていただくことが、経営を安定させると考えることができるでしょう。

②「5対10の法則」

さらに、注意したいことは、「5対10の法則」です（図7）。

人は、いいことは五人の人にしか言いませんが、悪いことは十人の人に言いたくなります。多くの担当患者さんを歯科衛生士が持つシステムが組まれた場合、歯科衛生士の対応一つが、歯科医院の評価そのものになってしまうことを覚悟しなければなりません。

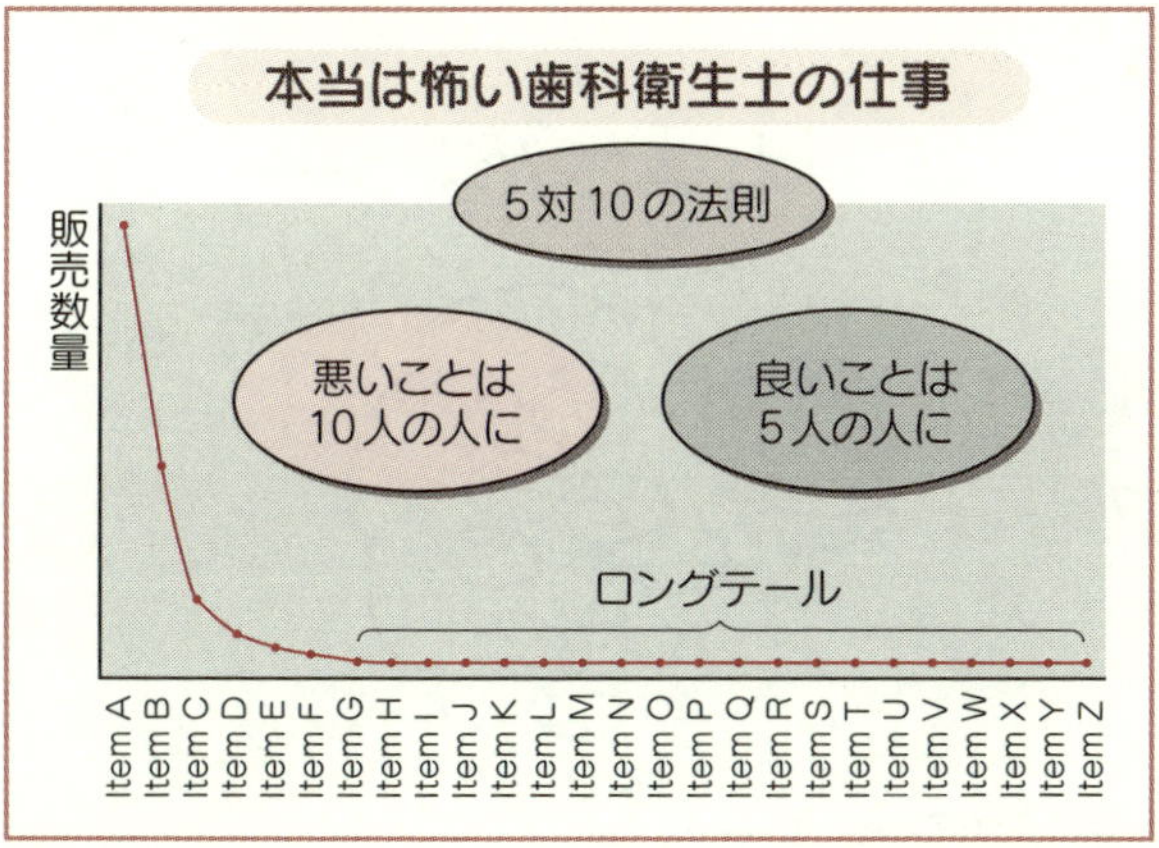

図7

一人一人の患者さんとの出会いを大切にしたいものです。

患者さんと同じく大切にしたい方々がいます。いつも出入りしてらっしゃるディーラーさん、技工所さんです。これらの人々は、多くの歯科医院とのお付き合いを持っています。ですから、歯科医院の特性を見抜きます。歯科医院に対しての意見を本音で語ってくださる方々です。

歯科医院では、これらの方々を待たせて当然の体制のところがありますが、これは考えものです。

「ここのいいところは、○○では？　少しここが気になりますけどいかがでしょう」など、冷静なアドバイスをいただくことができる方々です。

③「5対25の法則」

顧客の離反率を五パーセント改善できれば、二十五パーセントの収益が改善するという法則があります。

一般的に言われているように、私達も、よりよい歯科医療サービスを提供し、患者さんとの関係に気を配り、長くメインテナンスまで通っていただく「かかりつけ歯科医院」としての役割を作っていかなければ、いつの間にか患者さんが減ってしまうということが起きかねません。

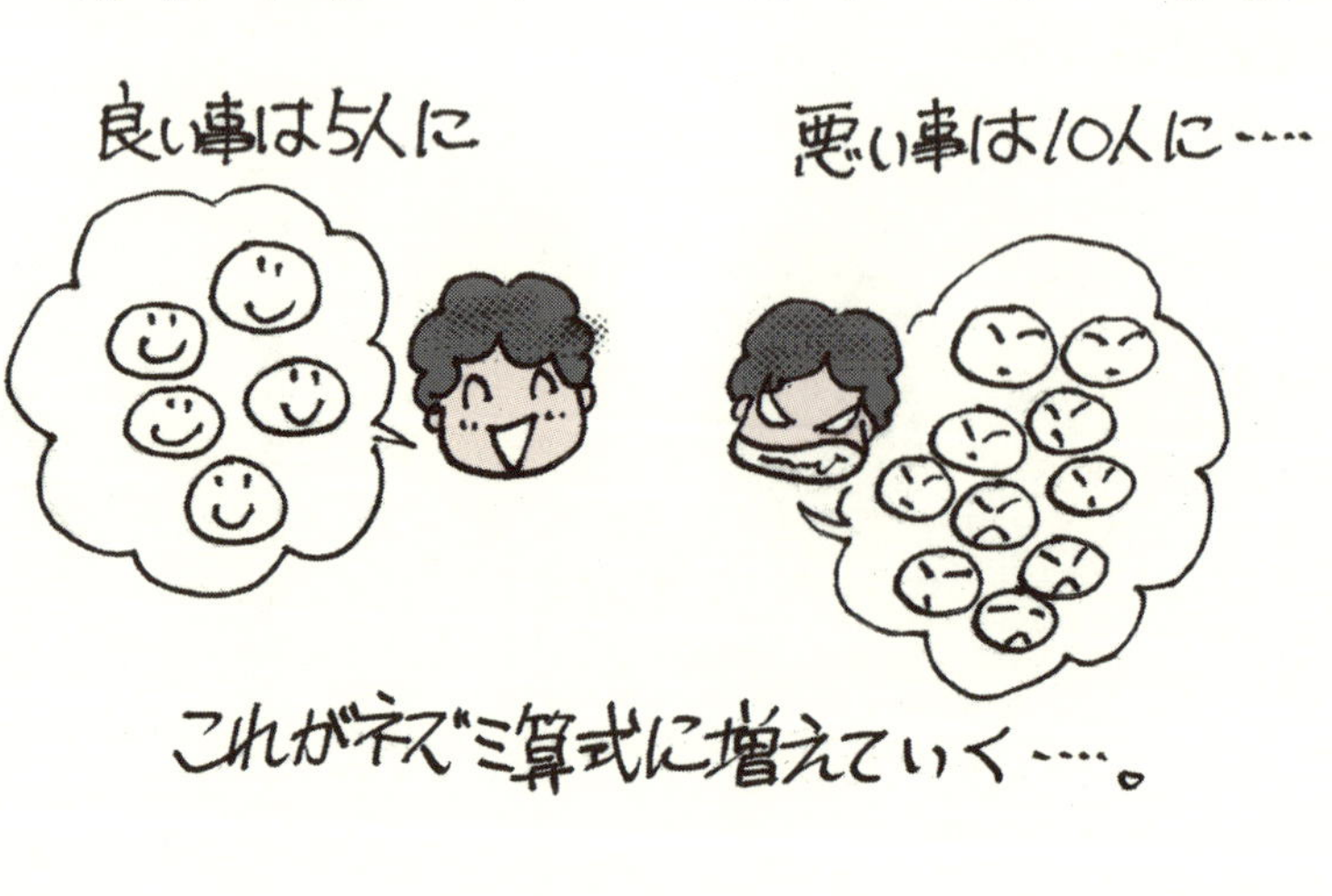
良い事は5人に
悪い事は10人に…
これがネズミ算式に増えていく…。

一般的には新規の顧客を獲得することは大変なことだと言われています。例えば、街中でチラシを配っている光景をよく見るでしょう。しかし、これで新規のお客様になる確率は、〇・二三〜〇・七パーセント程度と言われています。手に取っていただくだけでも大変なことですから、時にはティッシュに広告をはさんで配ったりしています。ダンボール一箱に五百個のポケットティッシュが入っているとして、街頭ですべて配り終えても、これで来られるお客様は一〜三人しかいません。したがって、一般的には新規の顧客確保にもまして、今いるお客様に対していかに徹底したサービスを提供するかに努めるのです。

何事も、患者さんの立場になって考えるのが基本です。みなさんで意見を出し合い解決策を出していく。ベテランであっても新人であっても同じことです。真剣にチームとして語り合う体制が、求められる歯科医療サービスの提供につながります。

これら「ヒト」「モノ」「カネ」「情報」という四つの財産をいかに活用できるかが、これからのスタッフには求められているわけです。

E 活性化する歯科医院！STEP編

計画を立てて実践していこう

1 具体的な提案

歯科医院の変革を行うにあたり、中期計画を進めていくために、具体的に四つのステップを提案しましょう。私達が提案しているこの各ステップは、三カ月から一年を必要としますので、第四ステップまで完了するとなると、一～四年ぐらいかかっても不思議ではありません。どっしりかまえて、じっくり取り組みましょう。

変革は、改善の繰り返しです。それが普通のことなのだと思えるほどになれば、変革は順調に進んでいます。

さあ、始めましょう。

(1) STEP1は、「理念」と「5Sの実施」です

最初の理念の設定は、院長の担当です。理念は使命とも言われます。まさしく命を使ってまでもやり抜く志が必要です。したがって、みんなで話し合うものとは違います。だから院長、がん

ばってみてください。併せて、ビジョン（理念を行うためには）、戦略（三〜五（十）年の目標）、戦術（一〜三年の目標）を決めていきます。これができると五年ぐらいは、発言にブレがなくなります。

今は、お一人で考えていても、歯科医院のチーム作りが進んでくれれば、ビジョンや戦略、戦術をチームで語り合うことができるようになります。

そのうえで5Sで、整理・整頓・清掃・清潔・躾（図1）を進めます。

仕事の基本ができることで、歯科医院としての強みをつけていきます。

実は、歯科医院でチームを動かすうえでの基本的部分を整えることは極めて難しいことです。ここができていないと、どの歯科医院においても悩みが出ます。

例えば、ちょっとしたお願いに対する「返事は？」

歯科医院変革の流れ

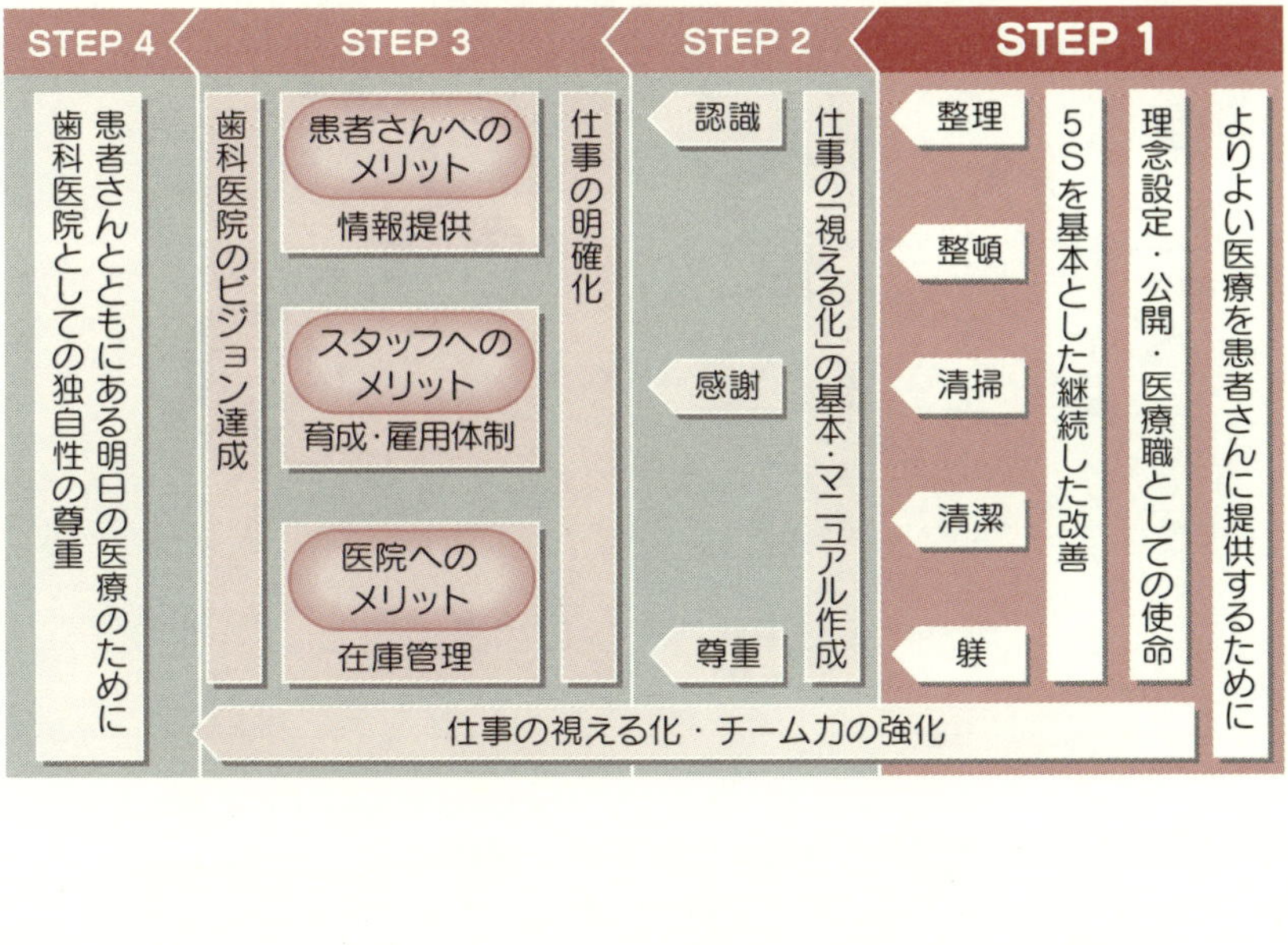

- 整理とは……いらないものを処分すること
- 整頓とは……ほしいものがいつでも取り出せること
- 清掃とは……点検しながら掃除すること
- 清潔とは……消毒・滅菌、整理・整頓・清掃の維持
- 躾とは………上記ができていて、それぞれが尊重し感謝し合う体制

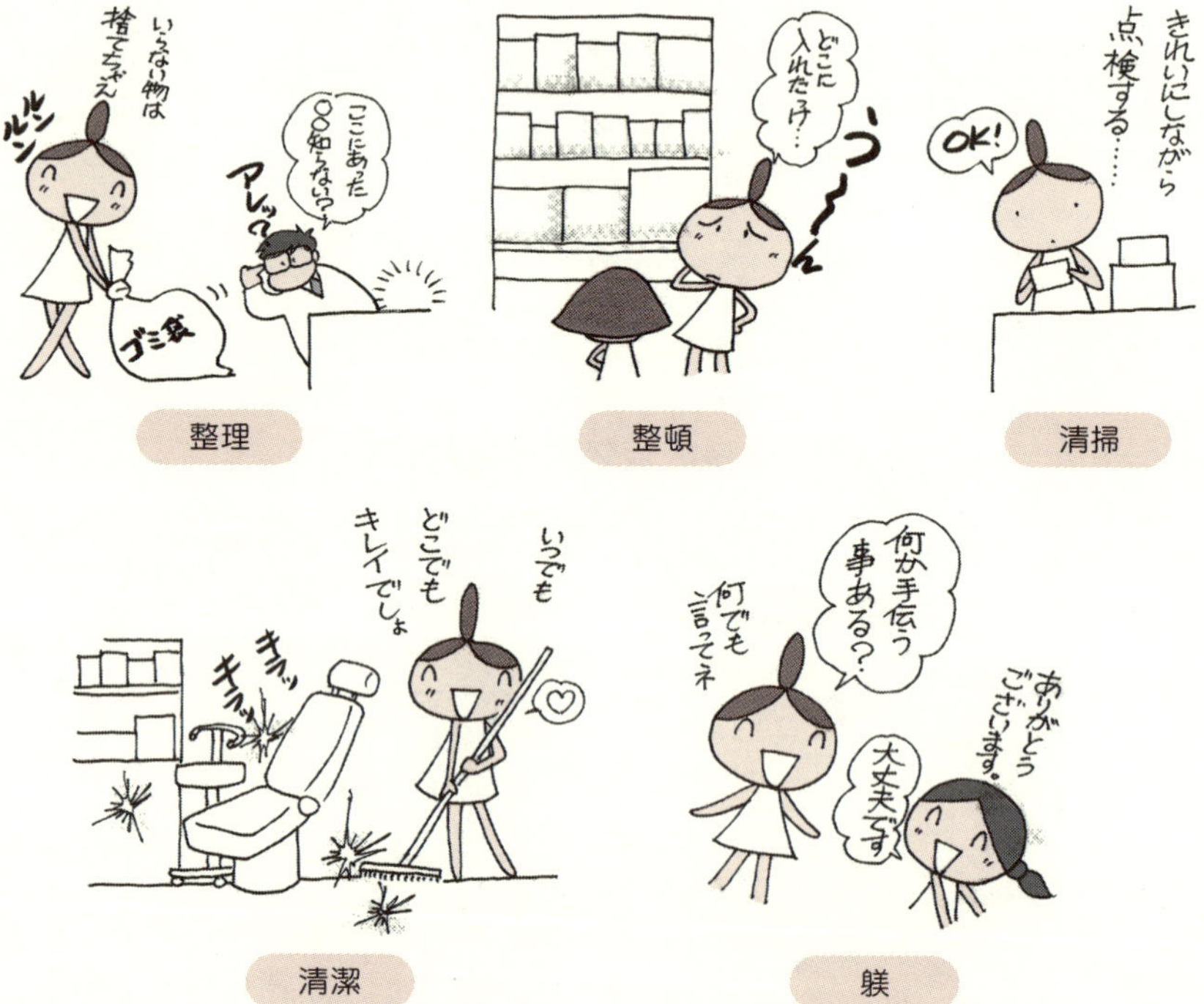

いらない物は捨てちゃえ
ルンルン
ゴミ袋
アレッ?
ここにあった○○知らない?
整理
どこに入れたっけ…
う~ん
整頓
きれいにしながら点検する……
OK!
清掃
いつでもどこでもキレイでしょ
キラッ
キラッ
清潔
何か手伝う事ある?
何でも言ってネ
ありがとうございます。
大丈夫です
躾

単純化・効率化へ…プロ意識の向上

図1

朝の状態を見て、思わず「もっと、掃除をしようよ」

帰るときに、消毒室を見て「片付けは、どこまで？」など、毎日些細なことだからこそ目に入ってしまうのです。「ココが、できていない。ア～、アソコモダ」

「ここまで言わなければいけないのかと、情けなくなる」というのはこの部分です。

したがって、この五つを一つずつ、大切にこなしていきます。仕事は単純化してこそ効率が上がります。そうすれば余裕が出てきて、プロとして仕事ができる時間がとれるのです。もっと状態をよくしたいと思えば理念を思い出してみてください。

これが言える環境を作れるのは、「理念」があるときのみです。

理念さえあれば、どれだけ小さなことでも、真剣に語り合うことができるのです。

「私達の歯科医院では、最善の歯科医療サービスを提供しようと言っている。隅々まできれいに掃除して患者さんをお迎えする体制を整えたい。どうだろうか。今週は、受付を意識して改善していきたい。みんなのアドバイスを入れながら、朝のチェック表を完成させ、5Sが落ちない体制にしていきたいのだが」

と発言が、普通にできます。

組織の問題は、個人の資質にあるのではなく、歯科医院のシステムそのものにあるのです。

どんどん改善を進めていきましょう。

図2、3にいくつかの ちょっとした工夫 をあげてみました。

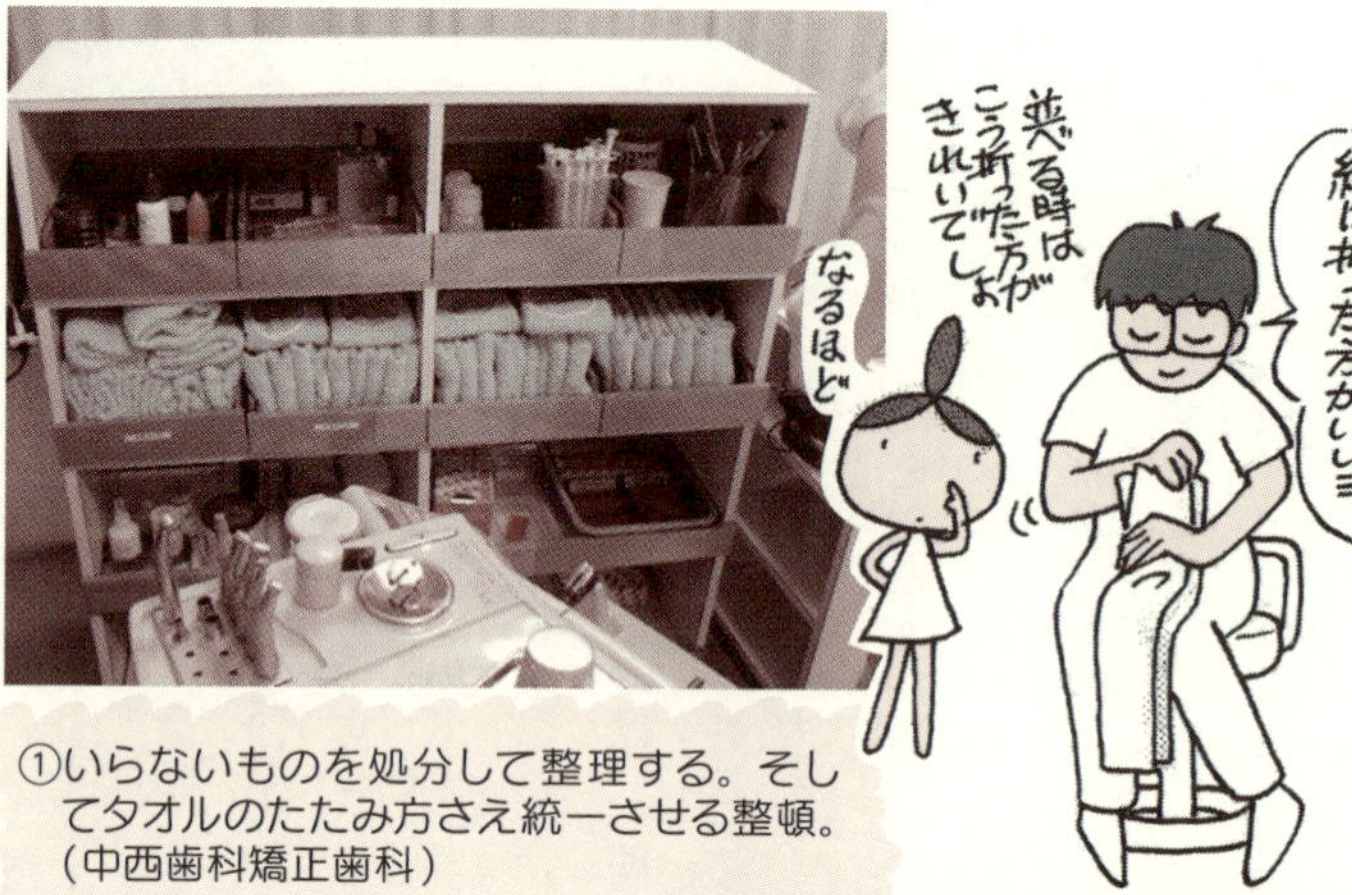

①いらないものを処分して整理する。そしてタオルのたたみ方さえ統一させる整頓。（中西歯科矯正歯科）

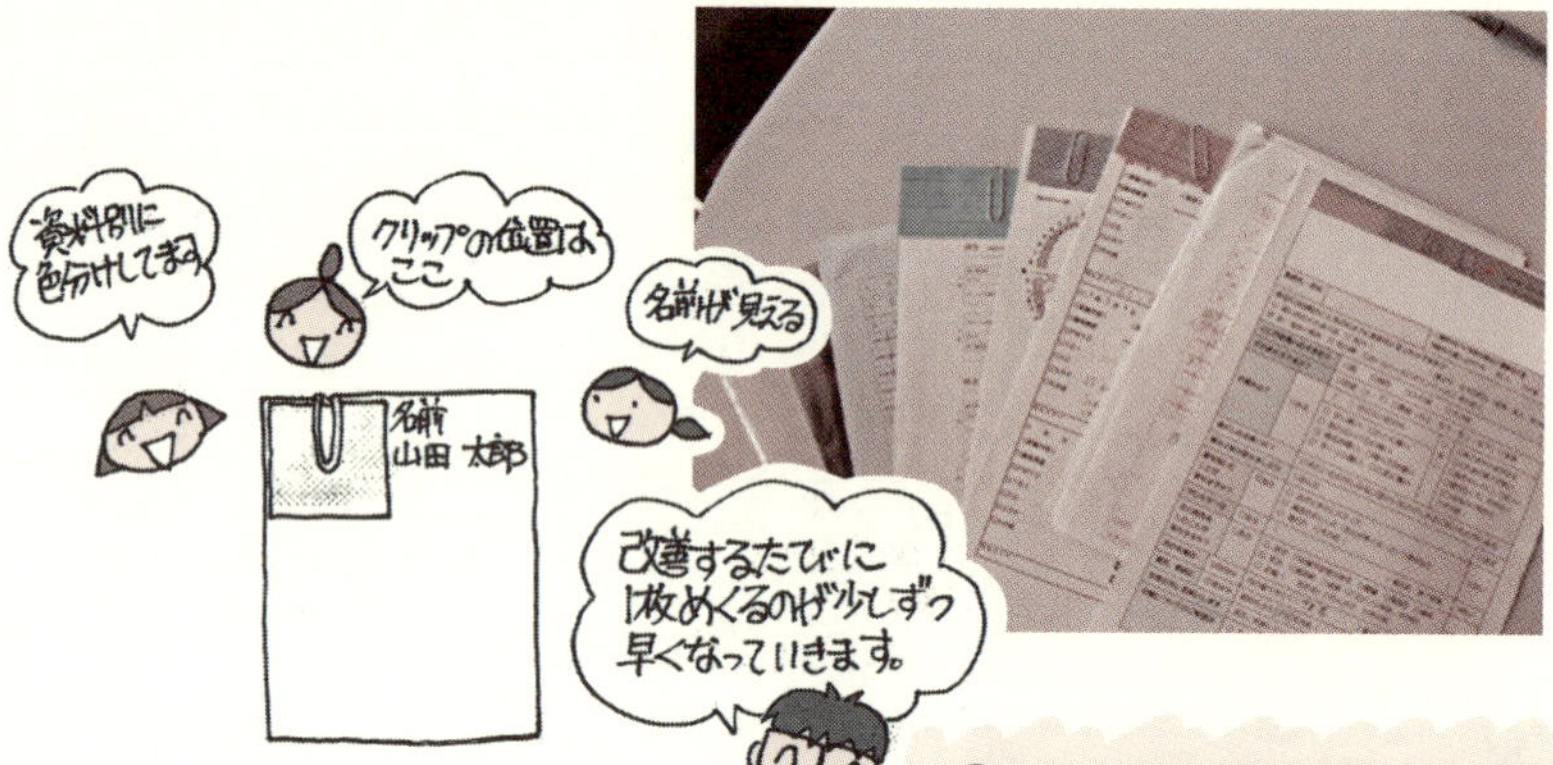
資料別に色分けしてます
クリップの位置はここ
名前が見える
名前
山田 太郎
改善するたびに1枚めくるのが少しずつ早くなっていきます。

②カルテや業務記録の最新情報を5秒で用意することができるのか。これが整頓。すべての小さな作業を何秒でできると確認して、効率化をどんどん図っていく。（阿品ファミリー歯科）

図2

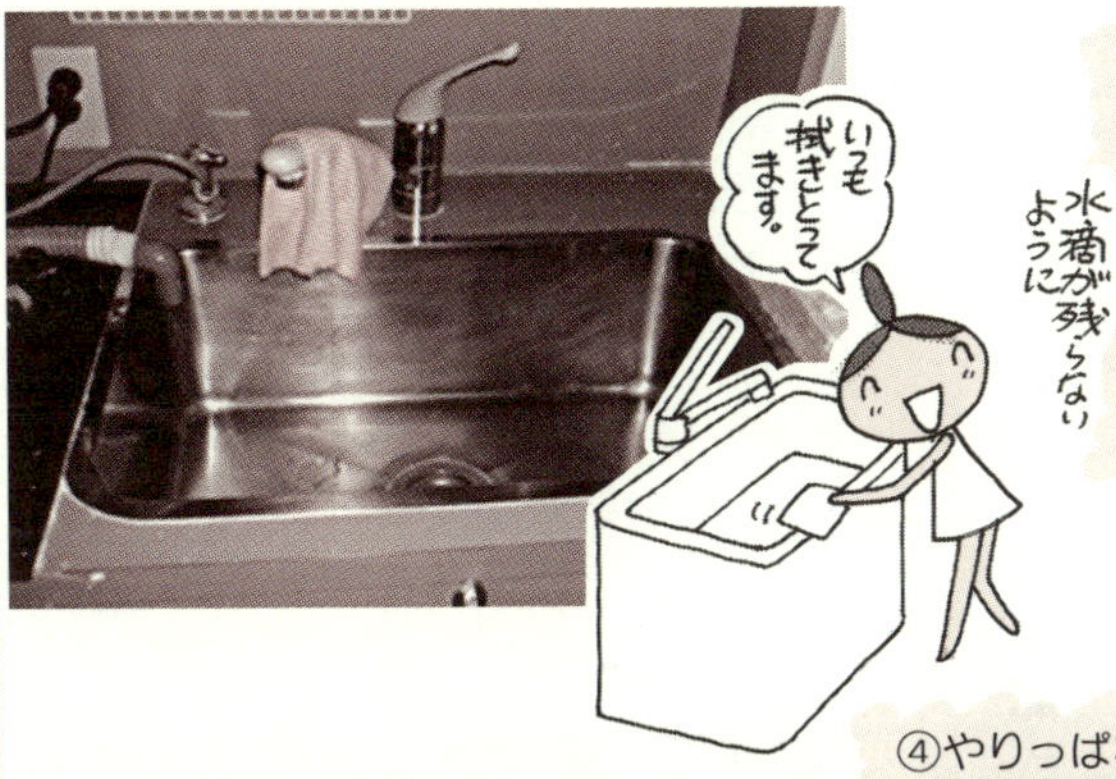

③掃除した段階で、石膏のスジ一つ残さない。帰るときには、すべて拭きとり、水滴さえ付けない掃除を毎日している。これぞ素晴らしき清掃。
（阿品ファミリー歯科）

④やりっぱなしの消毒室。ためて仕事をするから時間がかかる。「最後の患者さんが出られたら、10分で帰れる体制を作ろう」。毎日ストップウォッチで計って片付ける。みんなが目標持って改善したら、片付けながら作業をする場所に変化した。40分かかっていた片付けは10分を超えることがない。後戻りがない安定感。これぞホンマモンの清潔。
（鈴木歯科クリニック）

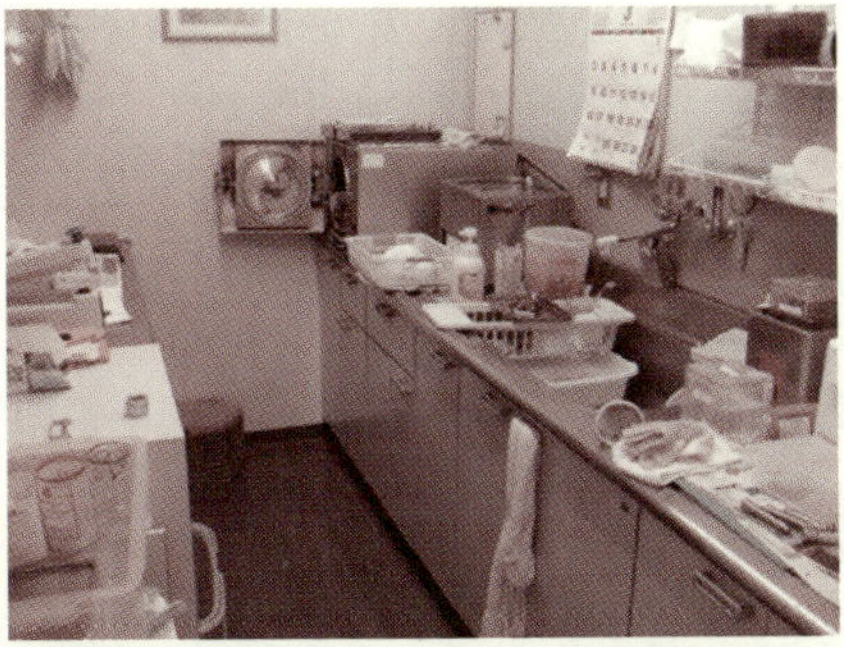

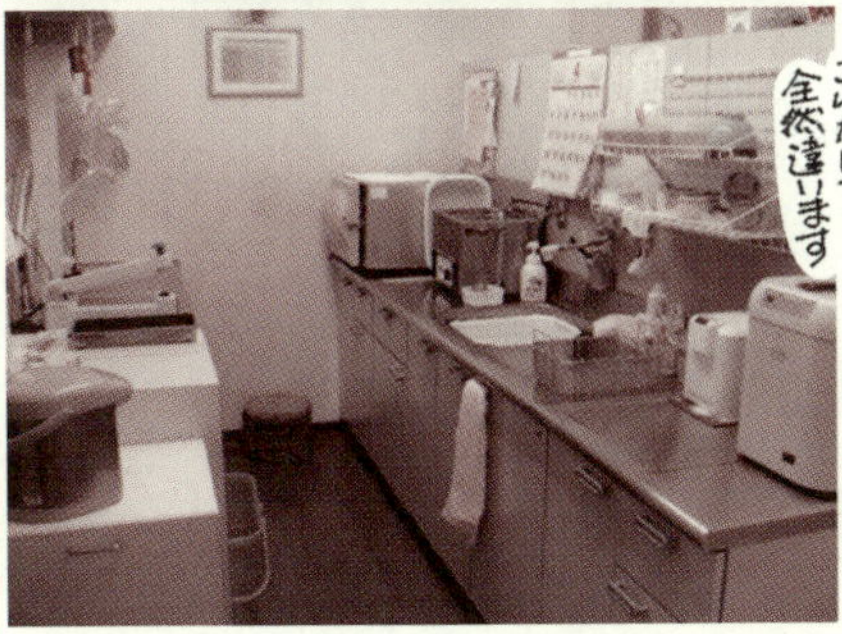

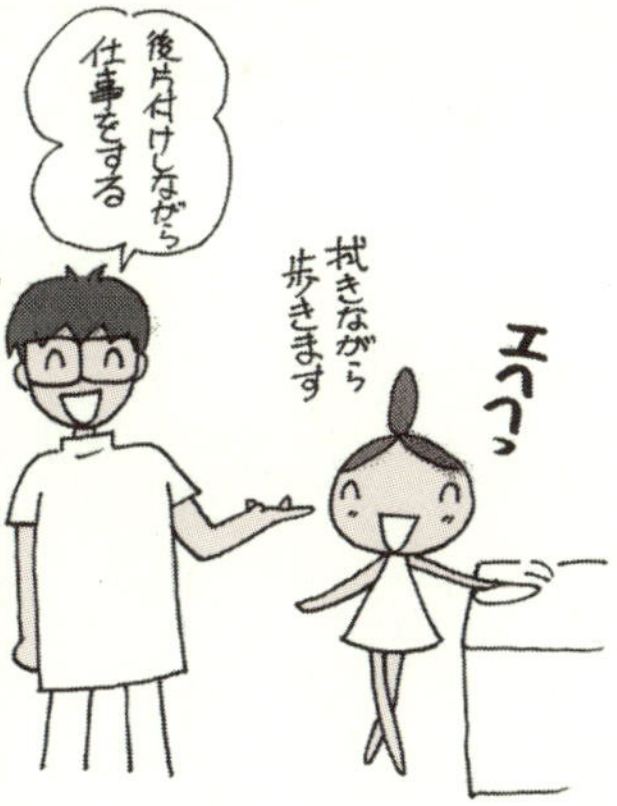

図3

(2) STEP2は、「仕事の視える化」です

ステップ2では、「仕事の視える化」を進めましょう。「視える」とは、文字通り「示して見る」です。意識して見えるようにすることで情報の混乱を避け、問題の改善を進めるうえでの芽として捉えます。ここでは、患者さんに接している部分だけでなく、歯科医院で行われているすべての仕事を抽出してマニュアルにする作業を行います。これによって、互いの仕事を認識し、自分を助けてくれているメンバーがどれほど多いかと気づくことができます。その作業を「認識」し、「感謝」の気持ちを持ち、そして互いに「尊重」できる体制にすることを目的としています。

さて、マニュアルを作る作業には、最低でも三カ月はかかります。（詳細は、続刊の歯科医院の業務マニュアルを作ろう）

この作業は、一つずつの作業を組み立てていきますので、新人、ベテラン、また、いろ

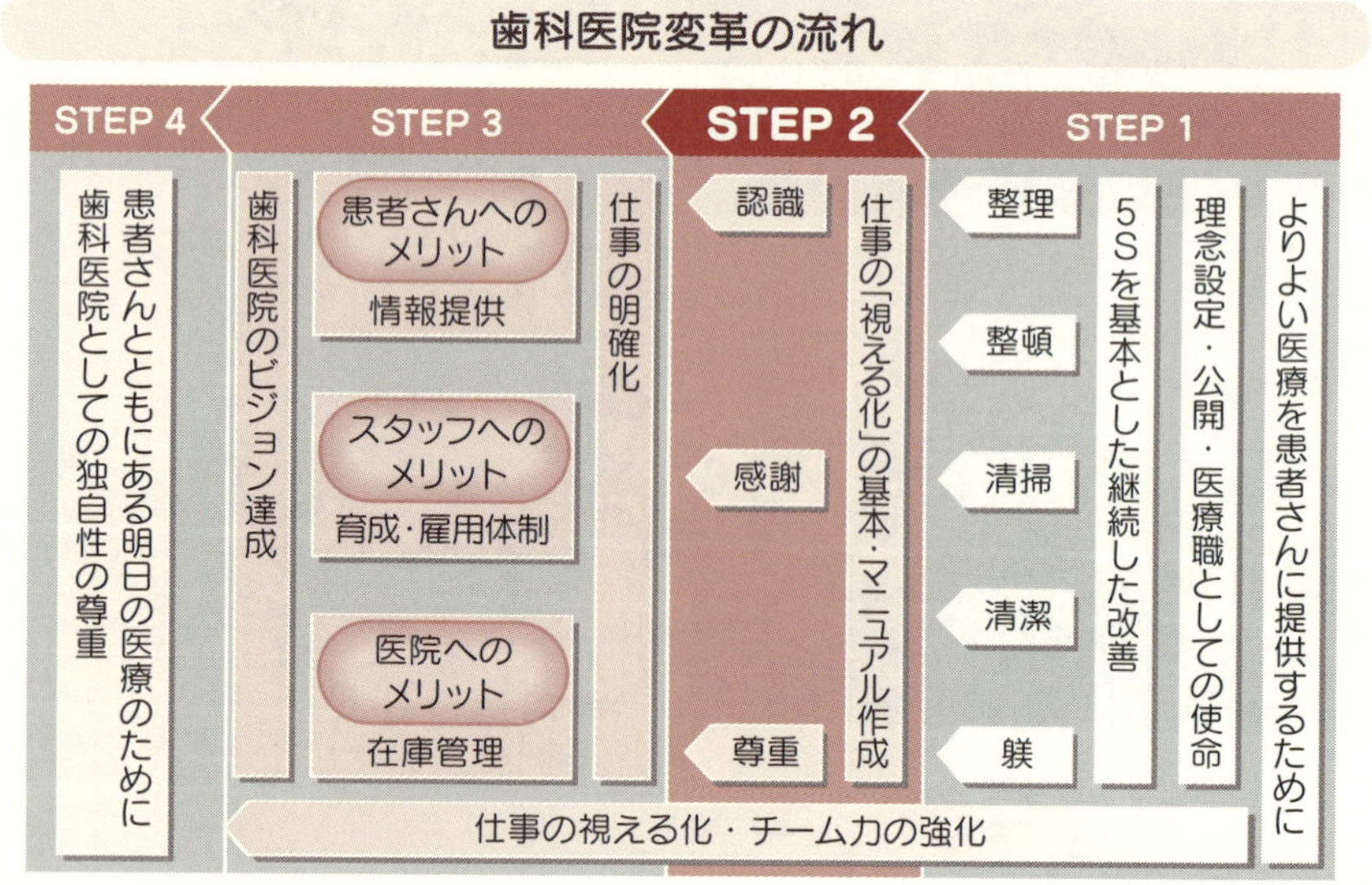

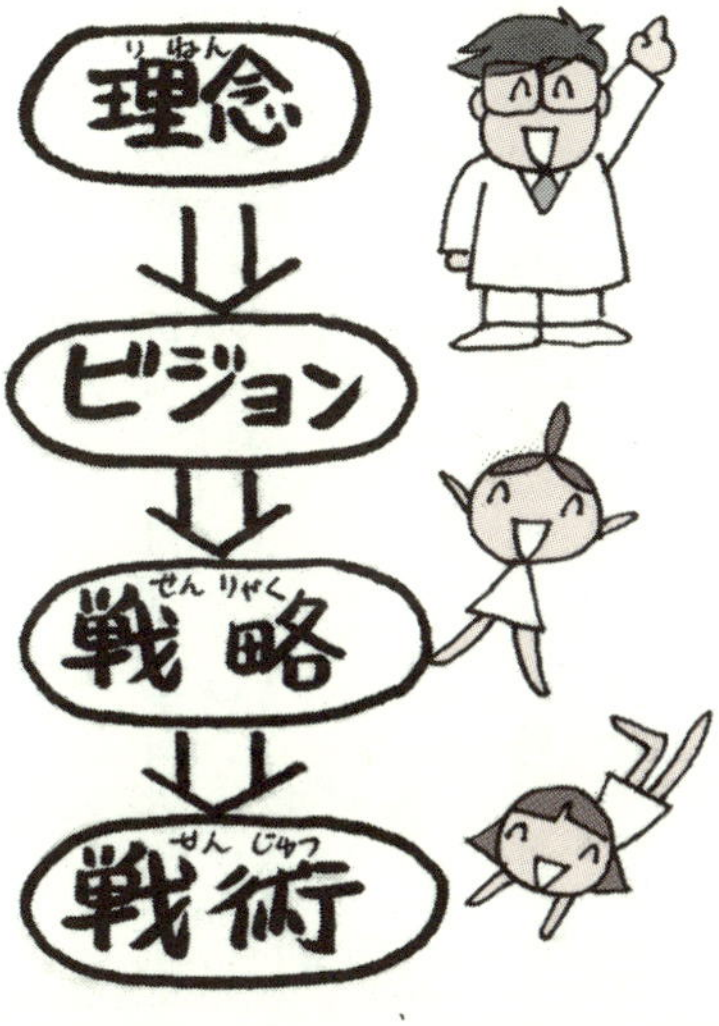

いろな職種にかかわらず携わることができ、みんなで一致団結して、一つのことをやり遂げる達成感があります。

歯科医院に他の業界から新人を受け入れるときに、必ず言われることがあります。

「ここは、マニュアルはないのですか…」

歯科医院は、専門職を広く受け入れる時代です。受付秘書のプロ・患者さんへの情報提供のプロであるコーディネータなど、優秀な方々と一緒に仕事をするためにも、歯科医院の状態を一度しっかりとまとめてみましょう。

(3) STEP3は、仕事の明確化です

私達の行っている歯科医療サービスを「誰」に「何を」を考えて行うのが仕事の明確化です。

対象は、「患者さんに対して」「スタッフに対して」「医院に対して」です。

歯科医院として取り組むべきものの絞り込みを行っていきましょう。

「患者さんに対して」は、「情報提供」にポイントを絞っています。

「スタッフに対して」は、歯科医院として、スタッフの知識技術の向上のための研修を考えます。

同時にプロとしてのスキルを磨くだけが歯科医院の役割ではありません。スタッフが勤務しやすく永く勤められる「体制」を整える準備に入ります。

さて、歯科医院は患者さんを迎えることで、収入を得ます。ここは、歯科医師や歯科衛生士の担当かもしれません。しかし、医院のメリットを考えると、支出の削減を図ることも大切です。ここは歯科助手の方々が中心になって行動していただくところでしょう。

さあ、在庫管理の徹底を行いましょう。

ここでも「視える化」によって、管理を進めていきます。

（4）STEP4は、歯科医院としての独自性の尊重です

この独自性とは、自分の歯科医院にしか提供できないものを確立していくということです。このときに、自由診療への対応が入ってきます。

独自性を伸ばすには、自己啓発部分は避けて通れません。それぞれのスタッフの患者さんへの最高の対応が求められてきます。

歯科医院変革の流れ

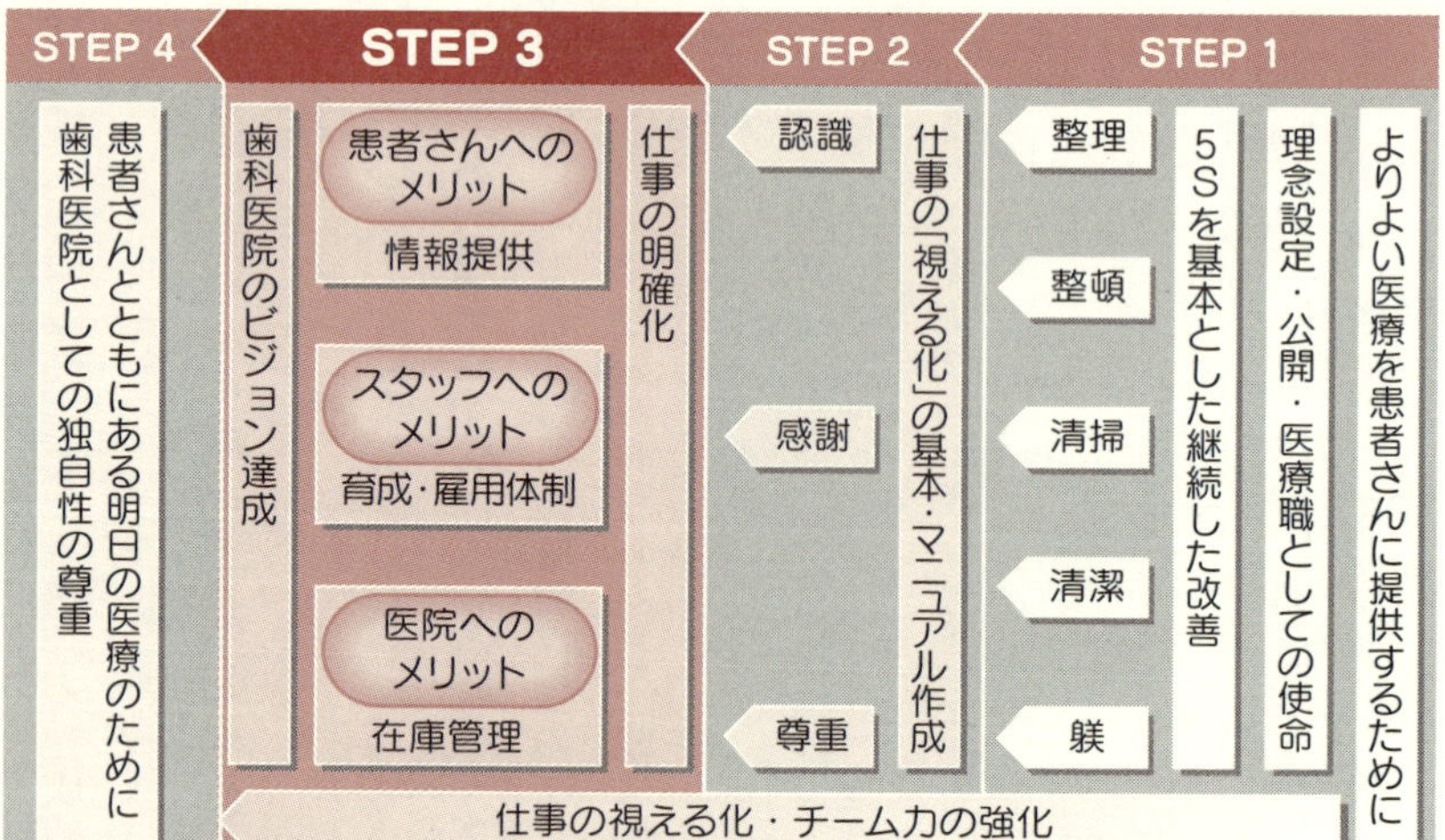

歯科医師や歯科衛生士ならば、学会等の認定を取るなどのバージョンアップをすることで他よりも強みを明確にすることが考えられますし、患者さんとの会話を広げていこうとすれば、いろいろな研修を積んで、人間としての教養を広げることが求められます。それぞれをプロにして、強みを持った歯科医院を作っていきます。

互いの努力を認め、尊敬できる体制。ここまで来ると、歯科医院は一丸となっていろいろなことにチャレンジできるようになっているはずです。この状態を組織に文化が根づいた状態と考えています。

歯科医院変革の流れ

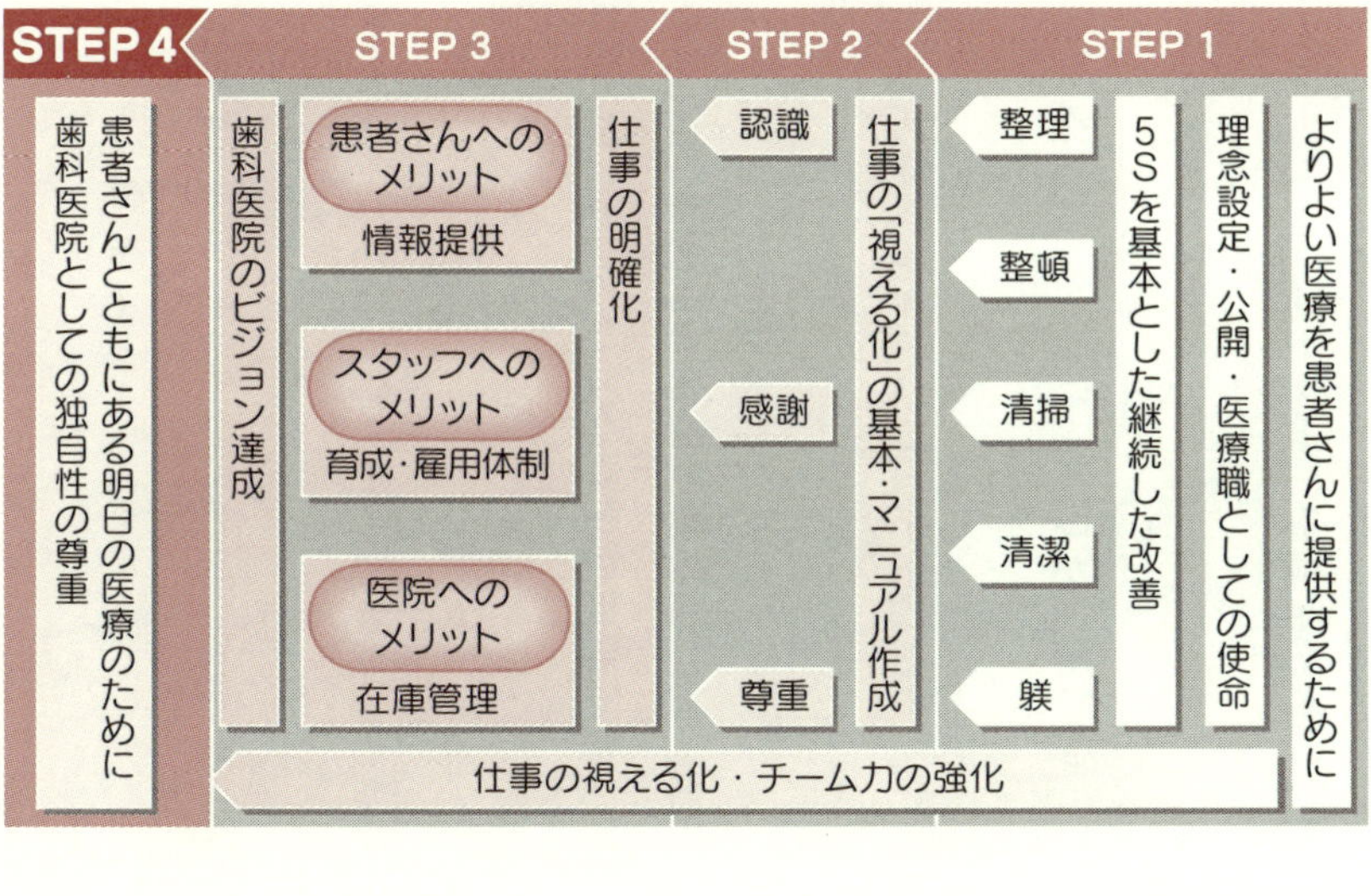

活性化する
歯科医院！
役割編

7 それぞれの役割を考える

歯科医院の中でそれぞれの役割は、スタッフのみなさんが、わかっているようでも理解していない場合が少なくありません。

院長の立ち位置さえ混乱期にはわからなくなります。

院長の指示に返事をしない、報告しない、時には目を合わせないということが平気で起きます。昼休みには、「○○さんはねー」という人に対する不満の蓄積。こんな状態が続けば、誰もが嫌気がさしてしまいます。

しかし、どうしていいのかわかりません。

歯科医院を、よりよくするために変革していこうという気持ちは誰の心にも存在します。それぞれは納得する人生の中で生活したいからです。

しかし、トラブルは必ずと言っていいほど発生します。それは、一つに「互いが理解できていない」ことが原因であることが少なくありません。

人はまず、知って、考えて、行動することで成長します。

院長は、誰が何と言おうとも、私達の歯科医院のリーダーです。リーダーに不満があるのならば、一緒に仕事をすること自体が不幸です。

またチーフは歯科医院の重要なポジションにいて院長の片腕なのに、自覚していない場合もあります。

それぞれの立場を知り、考えてみることにしましょう。

年上である院長やチーフは、みなさんにはなかなかご自身の悩みを深くは語られないことが多いものです。

1 院長は謎だらけ

女性の歯科医師も多くなりましたが約二割[※1]、それでも院長の多くは男性です。しかもスタッフのみなさんよりは年上です。時には、お父さんのような年齢、それ以上の年上の人と一緒に仕事をしています。

小さなときから一緒に住んでいるお父さんのことさえ、何を考えているのか、何に悩んでいるのか、どんな夢を持っているのか知らないと答える人が多いでしょう。だからなおさら、院長のことなど、じっくり話をしない限りはわかりません。

院長が若くして開業したときには、スタッフとの間には年齢差がそうはありません。また、「どんな歯科医院にしたい」と熱く語っていたでしょうから、意識されなくても理念をみんなで共有していました。

歯科医院が軌道に乗ってホッとされる最初の十年が経過すれば、スタッフから見た院長は謎だらけの人になっています。だから、今こそ語り合いましょう。

「私達の歯科医院は、一体何をすべきなのか」

一緒に考えればいいのです。

※1　厚生労働省：医師、歯科医師、薬剤師調査、平成二十六年より。

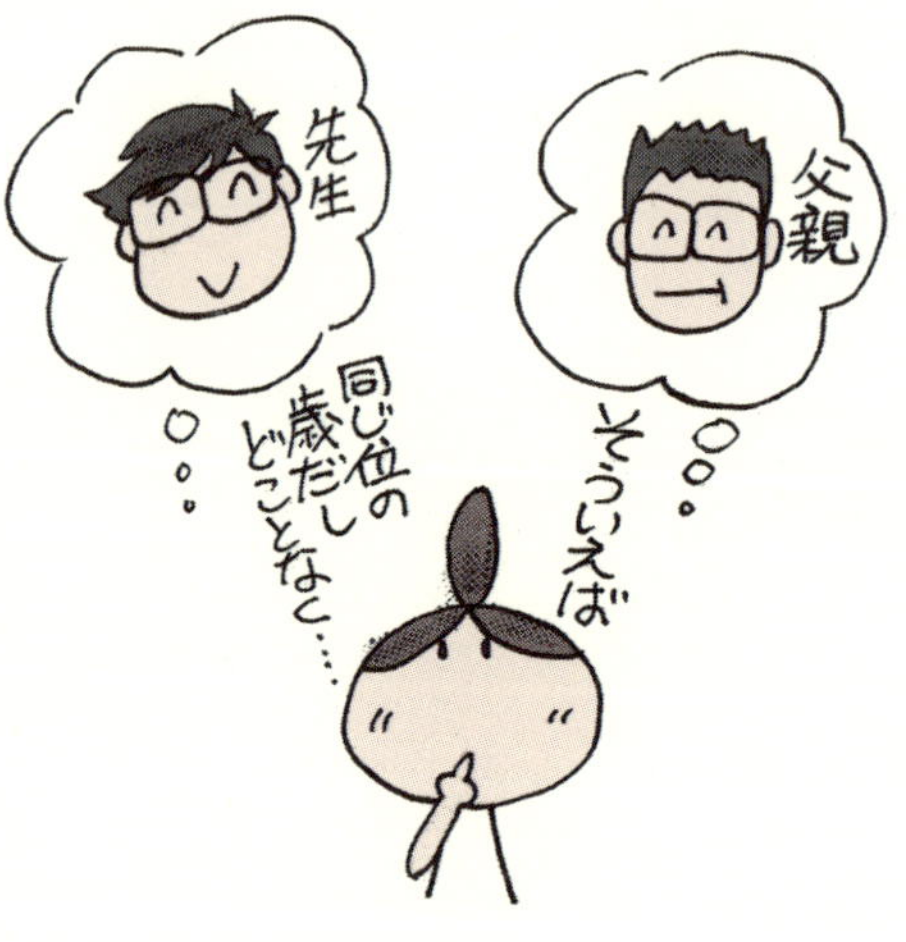

父親
先生
そういえば
同じ位の歳だし
どことなく……

「院長はワガママに見える。しかし悩んでいるのだ」阿品ファミリー歯科の変革

阿品ファミリー歯科院長　久保　修

①いつでも、どうして？と思っていた

私は一九九〇年にテナント開業しました。

「地域の方々に愛される歯科医院」を目標に、当初は順調に経過していました。しかし、一九九九年頃から来院者数の減少という形で医院経営にかげりが見えはじめ、スタッフはいつも定着せず、求人のことで頭を悩ませることがたびたびでした。

しかし、これらに対してどのように対処していいのかわからずにいました。

あるとき、以前から望んでいた場所へ新築移転できることが決まり、私の心にスイッチが入りました。さまざまなセミナーに参加、他の歯科医院見学など。当時の顧問の税理士には、「先生、いいかげんにされませんと」と言われるくらいでした。見よう見まねで新しいことを導入し、少しずつですが、経営が改善の方向に歩みはじめたように見えました。

②突然起こった悪夢

その頃の私は、自分が頑張っていることだけを主張し、医院を支えてくれているメンバーへの感謝の気持ちが落ちていたと思います。いろいろなことがあったにせよ、忘れもしない二〇〇六年一二月一四日。

朝礼での一言がきっかけとなりました。

「君達がいなくても、自分一人でできるから」

その言葉を聞くと常勤のメンバーは、一カ月前に入ったばかりの新人一人を残して、全員が帰ってい

ってしまいました。

副院長の妻にも呆れられました。

たとえどんなときでも、信頼し、認め、理解していれば、こんなことは起きなかったはずでした。その後、常勤メンバーは、歯科医院の移転を直前にして退職していきました。

過去は、消すことはできません。しかし、未来は自分の力で組み立てることができると信じ、私は当院の「医院変革」、そして私自身の「自己変革」を始めたのでした。


一つの歯科医院の出来事を紹介しました。

この話が話題になると、多くの先生に言われます。

「小原さん、それは特別なことじゃない。いつでも起きる可能性があることだ。僕のまわりにも何人もの先生が体験された」

そうなんです。こんな不安の中で、院長は診療しているのでした。

この本をお読みいただいている院長先生。**図1**は、私どもで提案している院長としての姿勢です。

ぜひとも意識してください。きっとチームが安定します。

院長としての姿勢

院長は、明確な志を理念によって示し、そのための歯科医院運営のために尽力するものである。
①院長は、理念に合った組織運営がなされているかを絶えず自問し、その運営に不安があればその戦略の変更を決断する。
②院長は、スタッフを信頼し、権限と責任を託すことで尊重し合える組織を作り上げる。
③院長は、定期的に組織運営のための時間をとり、確実な情報収集や情報発信を行う。
④院長は、組織の根幹を担当する人である。小さな枝葉に惑わされず、医院の理念に基づいた運営に努力する。

図1

2 院長夫人の立場

さて、院長を支え共に歩まれている、院長夫人のことにも触れておきましょう。診療室に出て来られる院長夫人も多いですが、そのときにはかなりの覚悟で出てらっしゃることをスタッフのみなさんは理解してください。

誰も、好んで診療室に出て来てはいらっしゃらない。一日中、職場も家庭も一緒では息つく時もないでしょう。できれば、内助の功として陰から支えたいと思いながらも、歯科医師として、歯科衛生士として、受付だったり、時には助手として院長を支えています。

難しい立場であると自覚しながらの行動です。どうか、チームの一員として受け入れ、一緒に活動されてください。

チーム一丸であるためには、立場や職種や年齢などの壁を取り払う必要があるのです。

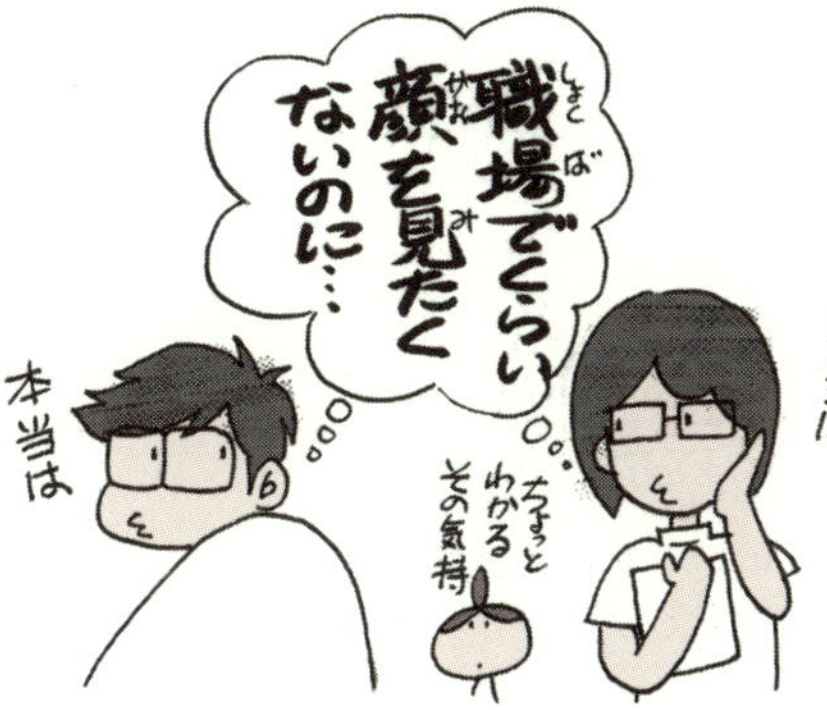
本当は
職場《しょくば》でくらい
顔《かお》を見《み》たく
ないのに…
本当は
ちょっと
わかる
その気持

ある歯科医院で起こったドラマ

「歯科医師、副院長、院長の妻であり、母である立場で」

阿品ファミリー歯科　久保　博子

①私の役割

私は、院内における自分の立場および対処法や、私から見た院長とメンバーの関係についてお話します。

私は開院当初から三人の子供が就学するまでの間、雇用の不安定もあって夕方から夜にかけて手伝ったかと思えば、子供たちを預けてフルで従事したり、また仕事内容も診療、受付、アシスタントと、すべてにわたってかかわってきました。子供が小学校を卒業するまでは、午前中の診療のみに携わり、子育て中心の生活を送っていました。

その頃、私は院長に「メンバーのお母さん的な存在でいてほしい」と言われました。確かにメンバーの相談に乗ったりはしていましたが、確実な解決策を見出すことはできませんでした。その頃の自分は、医院を運営していくという気持ちを持ち合わせてはいませんでしたし、勤務時間も不規則だったので、対処する余裕もありませんでした。しかし、院長がよく我慢して、私を細々とでも医院に携わらせてくれたことを、今では感謝しています。

②歯科医院が変わる前の不安

二〇〇六年、歯科医院経営の悪化や、スタッフが一時にそろって辞めてしまったり、また、診療室と自宅を一緒にするなどの移転が重なり、どうにかしなければならないと思うことが重なりました。いろいろな困難の中で院長は、一大決心により外部の力を借りながら、医院経営をチームで取り組み、運営していく覚悟をしました。これを機に、私もフルタイムで働き、医院変革に加わることになりました。

その頃のメンバーは、新人と自院での経験が一年未満のアシスタントおよび受付で、診療室内は慣れない状況で日々が過ぎ、不安と疲労の空気が漂っていました。私はみんなの様子を見ながら「どうした？ 元気ないねー」「何か困り事があるんじゃない？」と声を掛けたり、メンバーからの相談を受け、各々が自分の中に悩みやモヤモヤをためないように、院内の風通しがよくなるように心掛けていました。

しかし、院長も私も「変えなければ」という強い気持ちで望んでいましたが、作った理念が自分の中にもまだ落とし込まれておらず、具体的にどう動けばよいのかわかっていませんでした。その状況で、院長は小原さんや私を通してスタッフと連携を取ることもあり、院長とメンバーの相互理解には程遠いものがありました。また院長の考えていることを、私自身理解できないこともあったため、ストレスを感じながらも、自分の意に反する行動を取ることもありました。夫婦だから、暗黙のうちにわかる、ということはありません。他人と話す以上にコミュニケーションを取らなければ、みんなが不安を感じるのではないかと思うこともありました。

③変革が進む中で

メンバーは、わからないながらも、課題にまじめに少しずつ取り組み、変革も徐々に進み出しました。各々の仕事が明確化し、お互いの立場を認め尊重するようになり、チームとしての形が見えはじめてきました。そうなってくると、私のいらぬ気配りも必要なくなり、悩みの相談も減っていきました。

少しずつですが、院長はチーフやメンバーとも直接話をする機会が増え、信頼関係も生れてきています。時には、お互いの言い分に「カチン」とくることもあるようですが、以前より風通しがよくなり、コミュニケーションを通じて問題解決に向けて努力しているのがよくわかります。

④今の私達が思っていること

チームで歯科医院の運営を進めることは、メンバーにとって働きやすい環境を整えるだけでなく、人間的成長、社会的常識を兼ね備えた素敵な女性に成長することを可能にします。

加えて院長と私は、チームを確立するために、素直で協調性があり、医療を職業にするという高い志を備えた人材の雇用に努めることが、大事な役割だと考えるようになりました。

チームを成長させるためには、子育てで言われるのと同様に、院長と私は方向性を絶えず確認しながら、一枚岩でいかなければいけないと思っています。

家庭と職場で顔を合わせ続けることは、夫婦であってもストレスになります。

院長の奥さんであるために、スタッフとの距離を縮められない方もいます。

しかし、みんなで取り組みましょう。…仲間として。

さて、もう一人、院長を支えてほしい人がいます。

それがチーフです。

3 チーフの立ち位置

チーフからの相談を受けることがあります。

「チーフになって、院長とスタッフの間に入り、自分がどちらの立場にいればいいのかがわかりません」

私は、中間にいればいいのではないかと返答します。どちらかにつくと考えるから難しいのです。特に歯科医院は女性の集団ですから、「院長の言うことばかり聞いて」などの心ない言葉に、チーフといえども傷つきます。

「私は、歯科医院のために、いつも客観的に見ているのよ。誰につくのでもなく、歯科医院や患者さんのためにどうあるべきかを考えたいの」と、答えてはどうでしょう。

自分の立ち位置を考えて、自己防衛をして誰かを悪く言ってしまうのならば、組織は混乱するだけです。

「チーフの役割は自分にとって少し厳しい」

阿品ファミリー歯科（チーフ・受付）　山田亜希子

①歯科医院に再度勤めることになって

二〇〇六年一二月にスタッフとして入社しました。七年間、歯科での勤務経験もありましたが、退職し一般企業に三年勤務していたためのブランクもあり、とても不安でした。正直、最初は歯科での感覚を取り戻すのと、仕事についていくことで精いっぱいでした。年長者ということもありましたが、入社したのは一番後ですし、なかなか気づいたことを口に出すこともできず、毎日疲労でいっぱいでした。ですが、やはり歯科での勤務はやりがいもあり、何より自分がしている仕事が明確に結果として出るということの満足感もあり、なんだか複雑な時期だったように思います。

②チーフになったとき

半年たって、バタバタした毎日を過ごしている中で、チーフというポジションをいただきました。しかし、私はチーフというものを経験していないうえ前例がない状況でしたので、正直自分がどのように動いたらよいのかわからず、どうしたらよいのか、どのようにスタッフをまとめていけばよいのかと悩むばかりでした。この時期は、チーフとしての自覚も自分自身には持てず、ただ「どうすれば…」と思うばかりで、行動を起こしても空回りばかりしていたように思います。院長ともうまくコミュニケーションを取ることができず、今思うと認めてもらってないということで辛かったなぁと思います。

自覚が持てないままチーフとして職務につき、受付業務と並行しながらという状況でしたので、どのように動けばよいのかということを考えるのが大変でした。どちらも中途半端になり、自分自身、憤りと状況への不満でいっぱいでした。このときには、院長や副院長には自分の持っている不満をぶつけることができず、うまくコミュニケーションが取れなかったことが今でも申し訳なかったと思います。スタッフとのコミュニケーションはうまく取れていましたが、どちらかというとチーフとしてではなく、スタッフとしての立場で考えていたので、チーフとしてどのように立ち振る舞えばよいのかと悩みました。与えていただいたポジションを全うすることができず、スタッフと院長をつなぐパイプ役として自分がどうすればよいのかがわからなかったのです。

③変革が進む中で思いはじめたこと

変革が行われていく中でいろいろな問題が出てきました。しかしその都度、院長や副院長へ不満をぶつけることしかできず、自分がチーフとしての自覚を持てなかったという点が今でも反省すべき点だと思っています。

チーフになってもうすぐ二年です。今は、チーフとしての自覚を持ち、院長・副院長・スタッフをつなぐパイプ役として職務に就きたいと思っています。そのためには、私自身が人間的にも成長する必要があると思いますし、もっと自分がしなければならないことがあると思います。報告・連絡・相談といった基本をしっかりと行い、理念にある歯科医院を目指して医院の全員の意識を統一できるよう努めていきたいと思っています。

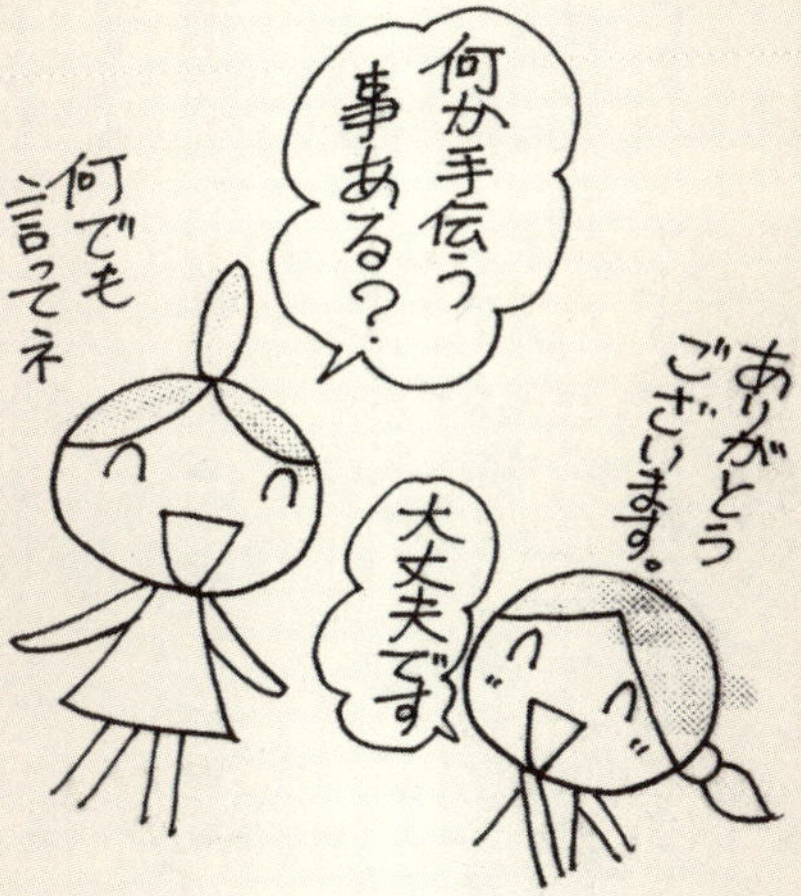

まだまだチーフの言葉には迷いがあります。しかし、本音を語っていると感じられるでしょう。悩みがあって当然です。人は悩みながら成長するのですから。

もし、このレポートを読まれた方が、「ちゃんと役割を説明してお願いしなかったので混乱が起きたのヨ」と思われたとしたら、それは間違いです。

院長は、チーフの役割をまとめ上げ、本人を呼んでチーフとしての役割を説明し、紙に書いて本人に渡しました。加えて全員の前でチーフの任命をして、ホワイトボードにチーフの役割と称した紙を貼りました（図2）。また、すべてのスタッフに組織図によってチーフの位置付けを示しました。

それなら、なぜチーフは自分が「どのように動いたらよいかわからず、どうしたらよいのか、どのようにスタッフをまとめていけばよいのか」と悩んだのでしょうか。

チーフは新しい役割を求められたときに思ったはずです。

「私にはブランクがある。人より少し上手かもしれないけれども、まだそんな役割を受けたくない」

そう思ったとしても当然です。入ってまだ一年も経っていない状態の中でのチーフの仕事は重荷

チーフとしての役割

チーフは、歯科医院の理念に基づきスタッフをまとめ、院長の望む方向に向かって、チーム一丸で取り組む体制作りを行う。

①チーフとして、スタッフをまとめ、スムーズな診療体制を整える。
②チーフは、会議・ミーティングで決定したことに基づき、担当者、期日を明確化し、システムを組むための指揮をとる。
③スタッフ間で問題が生じた場合は、院長に報告し、その対応策を練るために、会議・ミーティングにおいて議題として提案する。
④朝礼時には司会を務め、朝からスタッフの活力を引き出すことに努める。

図2

にさえなったでしょう。彼女は、求められている業務になかなか対応できない節目（トランジション）にいたのです。この時期は真面目に取り組んでいる人ほど混乱し、苦悩に満ちた時期となります。こんなときには、とことん悩んで考えればよいのです。そうすれば何かピンとくる体験をしたときに、ターニングポイントとして捉えることができます。後から思えば「あのときに自分は変わった」とはっきりと自覚できます。これを境に人間はグ〜ンと成長します（図3）。

今、チーフはちゃんとした自信と、心くばりの効いた謙虚さと優しさで、チームをまとめています。

私は、一流のチーフに成長したなと感じながら彼女を見ています。

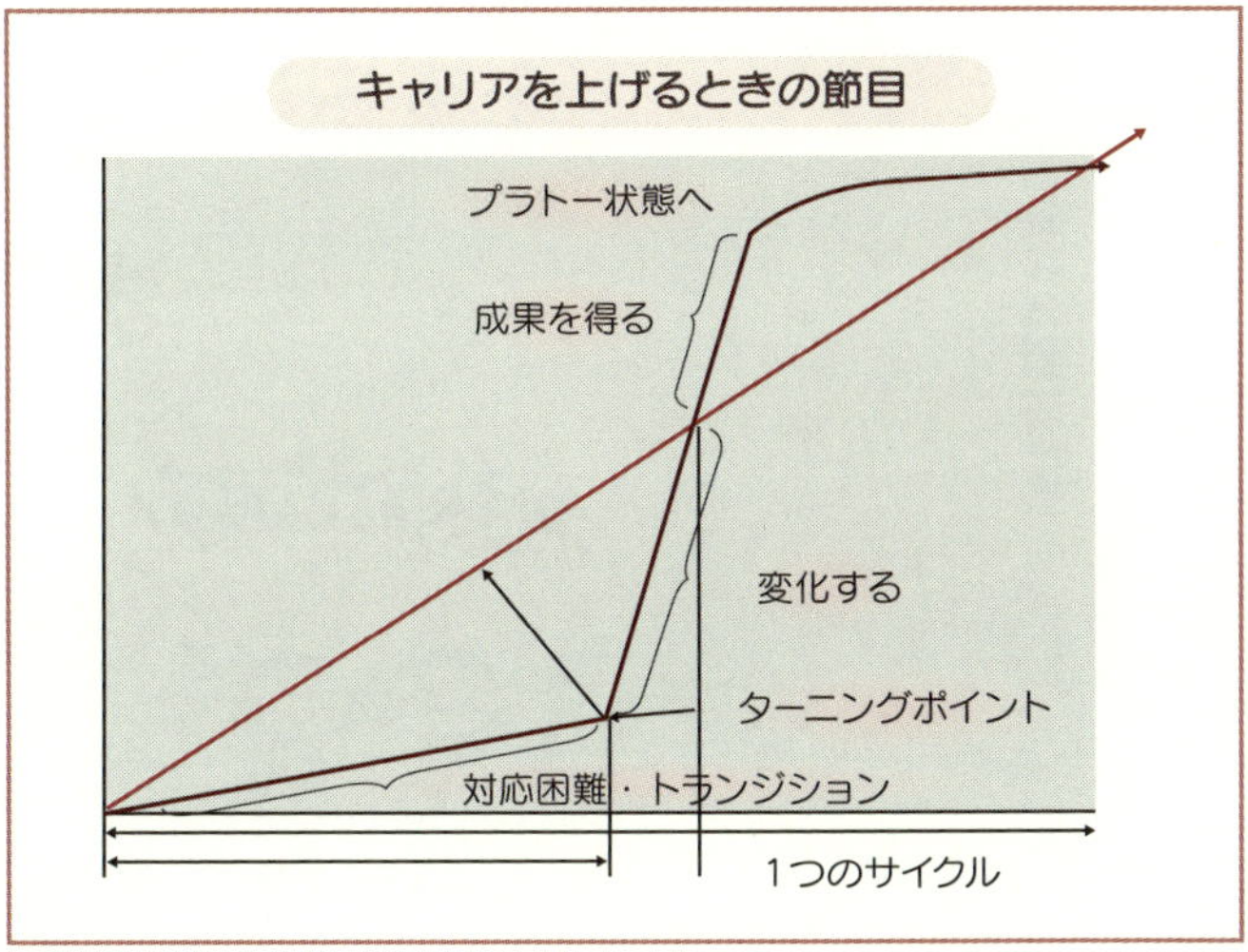

図3

4 チーフが行う朝礼の司会（例）

チーフの仕事は、いろいろな問題に取り組み、院長の目指す方向にみんなをまとめていくことです。しかし、一度でもやってみれば、女性の集団はまとめるのが難しいことがわかります。

そこで、チーフに任せる最初の仕事は「朝礼の司会」と提案しています。朝から声を出してキビキビとした朝礼を行ってみましょう。一日がシャキッと行動できるはずです。

ここで、役割が明確な自覚を持ったチーフが、どのような朝礼の司会を行うことができるのかをまとめてみました。

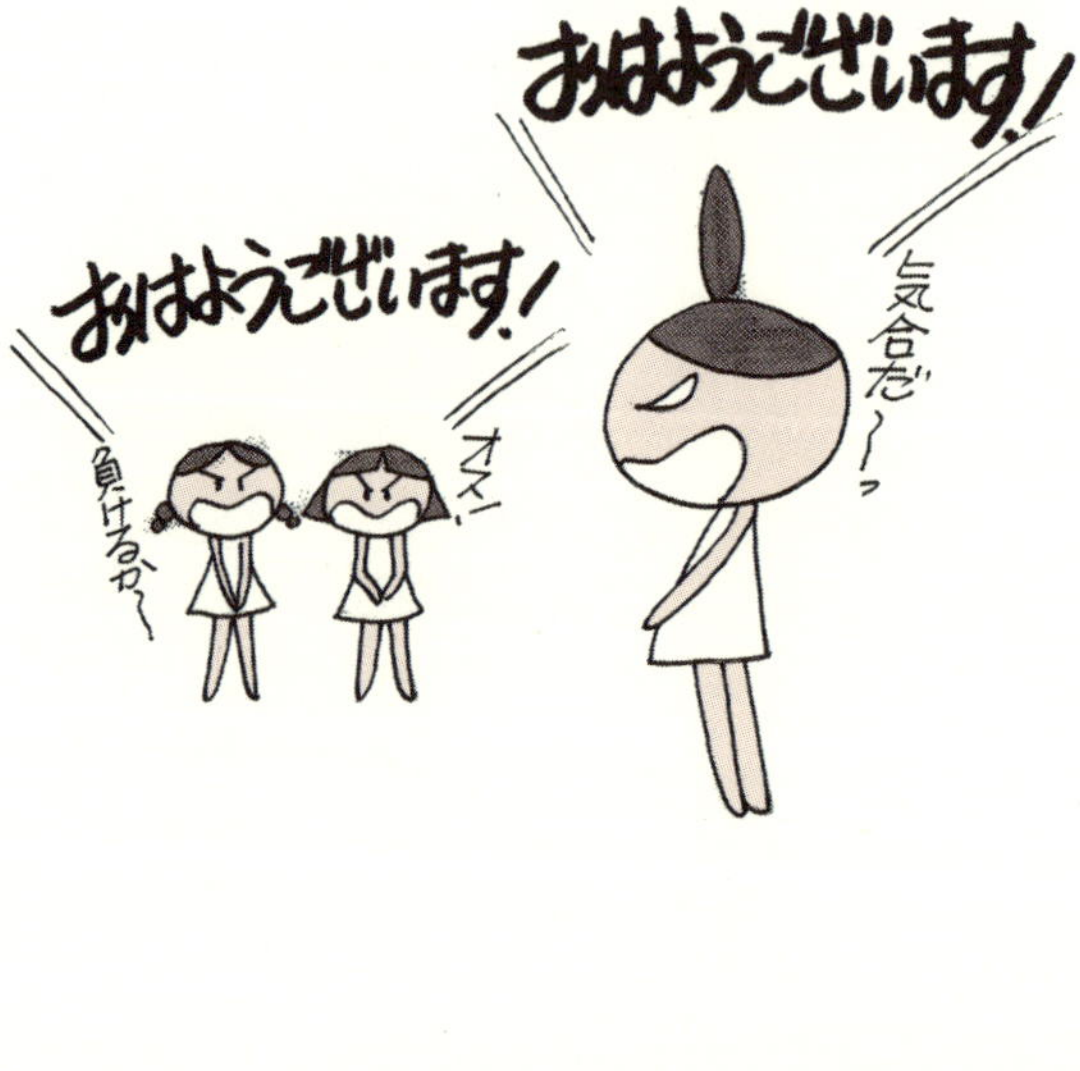
おはようございます！
気合だ〜っ
おはようございます！
オッ！
負けるか〜

朝礼の司会について

朝礼の司会は、院長から任された「チームをまとめるうえで重要な業務」です。

①朝礼の目的

・朝から、歯科医院としての規律を守る。
・チームの気持ちを一つにして、モチベーションを上げる。
・伝達事項を周知する。
・小さな問題を解決する。

②朝礼の流れ

司会者は、誰が見てもお手本にならなければなりません。

みなさんの前に立つ前に、「化粧・白衣の着方（エプロンのひも）、髪がきちんと束ねてあるか」まずは、ご自身を鏡に映してから全体の前に出るようにお願いします。
※全体の服装、髪形が崩れていると思ったら、始まる前に、「互いに確認をしてください」と言って、時間を取ってから始めてください。

③司会の言葉

・みなさん、整列をお願いします。
・お互いの身だしなみをチェックしてください。（髪・白衣・エプロン・爪）
・姿勢を正してください。
・みなさん、おはようございます。
（言った後に全員礼…できなかったら、もう一度お願いします）
・本日の「○月○日の朝礼を始めます」

・理念の唱和
・昨日の状況を受付からお願いします。（患者数・キャンセル数・無断キャンセル数等）
・ありがとうございました。
・先生、挨拶をお願いいたします。
〜話〜
・ありがとうございました。
・診療室のほうから伝達事項がありますか。
・それでは、本日もがんばって参りましょう。
・よろしくお願いします。
（言った後に全員礼…できなかったら、もう一度お願いします）

これだけで、朝から組織は締まります！

9 活性化する歯科医院！抵抗勢力編

変革するときに生じる現象を知っておく

さあ、それでは変革を行っていきましょう。今一度、変革の流れを確認してみます。

歯科医院で変革を進める場合、院長ご自身が歯科医院をどうしたいのかという理念設定を行う。それが固まると、歯科医院の置かれている環境や自分達の現状を意識して、現状での問題点を抽出し、対策を練って、みんなで取り組む。

そして、小さな改善の繰り返しによって、変革は進みます。この流れを崩さないことが、混乱を避ける手段であると述べてきました。

この体制が根付けば、時代や社会の変動に合わせて、変わることが当然とする組織文化を持った歯科医院に変化していきます。

しかし、変革はそう簡単にできないということを、ここで覚悟しておきたいと思います。

1 変革は簡単には進まない

変革は、時としてうまく進まない場合があります。何が原因しているのか。その原因は「抵抗」です。

変革するということは、今までのやり方を見直し改善していきましょうということですが、今までやってきた人にとっては、何らかのこだわりがあり、自分を否定されたように感じることがあります。抵抗はあって当然と考えましょう。

ある歯科医院で起こったドラマ

「小さなことに対する抵抗」

①ベテランほど反発する

歯科医院の変革が始まると、成長してイキイキと働ける人と、頑固にこだわって変化についてこれなくなる人があります。これは、すべての職種や人々に限らず言えることです。

長く勤務している人には、今まで自分がやってきたという強いこだわりがあります。当然、その通りであり、評価されるところです。長い年月の間に、何度も歯科医院の危機的状況を乗り越え支えてきました。

歯科医院は、経営の部分では国の保険システムに守られていますので、大きなトラブルはありませんが、少人数で歯科医療サービスを行っているのですから、人手不足やチームワークに関してのトラブルは数限りなくあります。ですから、長い間支えてきたという自負は大きくて当然です。

私は、歯科医院にマネージャー的立場で入ったときに、そこの問題となっていることに対する提案は、何度もしません。そのきっかけになる種を落とすだけです。みなさんが協議して、出された芽を大切に育てます。ミーティングの中で問題としてあがり、チームとして検討した場合のみ実施され、その後も意見を出し合いながら、さらなる改善を積み上げていきます。それが遠回りであろうとも、よほどのことがない限りその動きを止めることはしません。なぜなら、歯科医院の独自性は、スタッフのみなさんが作り上げていくものだからです。最終的には、私の最初の提案に戻ろうとも、みなさんが積み重ねてきた成果としてその現状が納得できれば、チームとして取り組んだという達成感があります。人間は、人から与えられたものをするだけでは、モチベーションは上がりません。

あるとき院長から、受付に要望が出ました。

「レセプトコンピュータに入力したことを翌日の朝にチェックしたい。朝来たら、昨日終了分のカルテをそろえて、持って来てください」普通の指示です。

しかし、その担当者が、昼間でのパート勤務であり、最終までの入力を自分のことと思わず、危機感がない場合には、そんな単純なことさえ難しい場合があります。「夕方の受付は○○さんです。ほかのメンバーがカルテを部屋において受付まで持ってきてもらっていないものもあり、院長自身がカンファレンスルームに置きっぱなしにしているときもあります」

そうなんです。だから、カルテの整理をきちんとしたいと院長が言っている。それが自分の仕事だと認識されない場合、「受付の仕事とは何か」から話し合わなければなりません。しかし、彼女は礼節がきちんとしていて、どこに出しても恥ずかしくない素晴らしい受付です。他のスタッフから、ましてや新人にはそれ以上言うことはできません。だから、ベテランは自らの仕事をいつも謙虚に見直し、冷静に日々を見つめなおす必要があります。

②彼女にとってのターニングポイント

幸いなことに、あることをきっかけに彼女は気付きました。

みんなが変革の中でいろいろなことを始めています。パートであり、半日しか勤務していない彼女は、少し寂しかったと思うのです。大きな担当は任されていませんでしたから。

問題はいつもみんなの会話の中で改善点として捉えられますので、このたびは受付の清潔感についての話が出ていました。受付にはいつも花が飾られていて、彼女の仕事に対するプライドが現れていました。

昼休みに、私は呼び止められ、

「私には小原さんの言っている意味がわかりません。受付のどこが悪いと言われるのでしょう」と聞かれました。

「そうですか、みなさんの話し合いの内容は聞かれてましたネ」

「エエ、でも私にはピンときません。何を言っているのでしょうか」

「○○さん、それではココを見てもらえますか」

私は、待合室の棚の上に手のひらを置き、サーっとその上をすべらせ、彼女の前で手を見せました。

「このことを言ってらっしゃったんだと思いますヨ」手にはホコリがついていました。

彼女の顔はハッとして、「わかりました、改善します」と返事をしました。これが彼女にとってのターニングポイントでした。

それからは、私がお伺いするたびごとに受付は改善が進んで清潔です。今では、素晴らしい受付は誰ですかと聞かれるたびに、彼女の話をするようにしています。

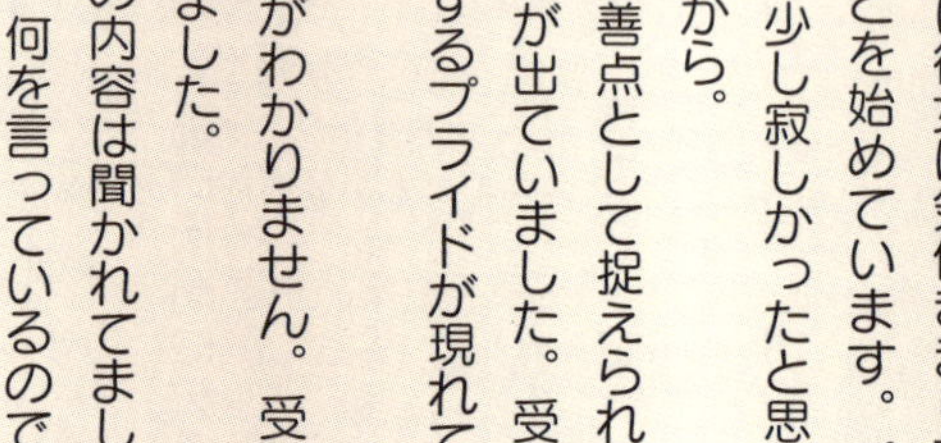

2 抵抗の理由

ジェームズ・オトゥールという経営学者は、次のように言っています。

「とりわけ最も変化を求められた人々が、変革を拒んでいるかのようだ。こうした抵抗における最も不可解な点は、人々が有害で悪しき変革のみならず、明らかに自分たちの利益となる変革さえ拒んだことである」

歯科医院をもっとよくしていこうという目的を持って、チーム一丸で対応していこうとしても、時としてうまくいかない状態になることは特別のことではないのです。どうしてそうなるのかを知っていれば、配慮した言動にもなりますし、対応策を事前に練ることができます。大切なことですので、理解しておきましょう。

実は、変革に抵抗する理由は『経営革命大全』では、ジェームズ・オトゥールは変革を拒む三十三の憶測を紹介していますし、モーガン・マッコールは人が変わらない理由を六十八あげています。

ジョセフ・ボイエットは少なくとも六つの理由があると言っているので、紹介しておきましょう。

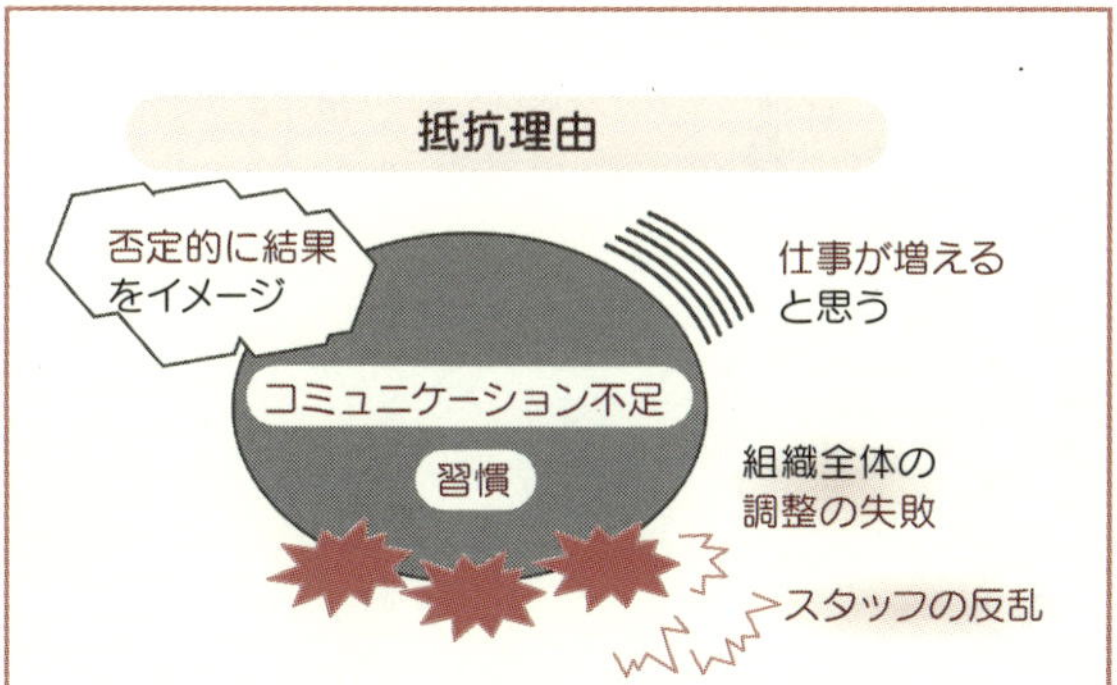

図1　小原作成（2009）

抵抗理由1　否定的な結果をイメージする
抵抗理由2　仕事が増えるのではないかという不安
抵抗理由3　習慣からの脱却
抵抗理由4　コミュニケーションの欠如
抵抗理由5　組織全体にわたる調整の失敗
抵抗理由6　社員の反乱

歯科医院の状況に合わせて、考えてみましょう。

（1）抵抗理由1　変革によって、否定的な結果をイメージする

変革は、歯科医院の良いところを生かしながら、今の状態を日々改善することにあります。したがって、現状を完全に否定するものではありません。しかし、これによって自由や現在の地位、持っている権限や責任、作業の条件や給与を場合によっては失うのではないかという不安を感じるときがあるようです。

特に、スタッフの中でもベテランにとっては、今までやってきたことを否定されたと感じることもありますので、新しい体制をとったときに一番の抵抗する人はベテランである場合が少なくありません。

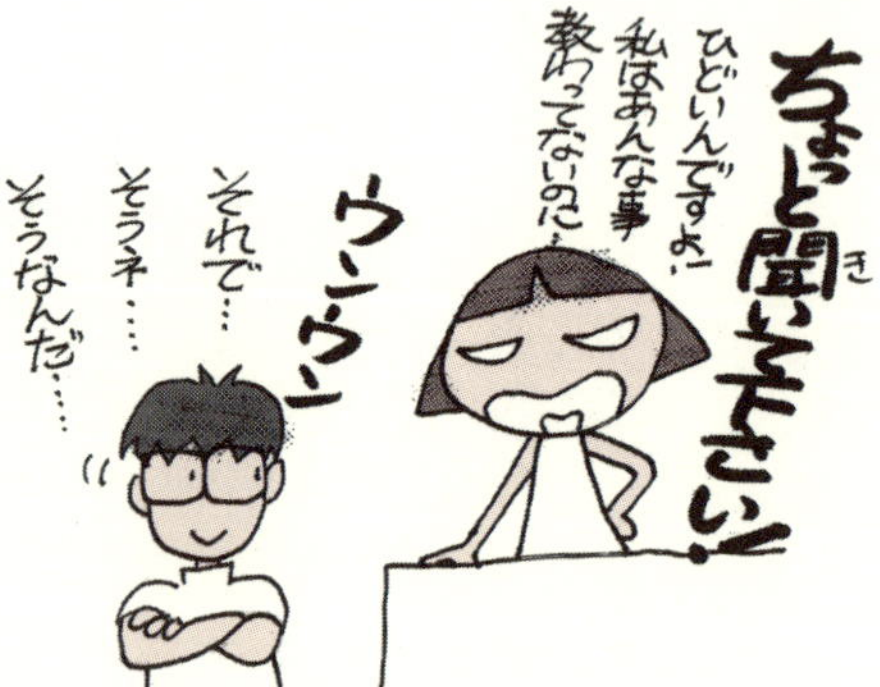
ちょっと聞《き》いて下さい!
ひどいんですよ!
私はあんな事教わってないのに!
ウンウン
それで…
そうネ….
そうなんだ….

院長が、思ったような変革ができないと言われる場合は、片腕となる身近なベテランの態度を観察してみてください。

(2)抵抗理由2　仕事が増えるのではないかという不安を持つ

変革の意識がない歯科医院は、効率化や単純化という言葉が交わされることがありません。

個人の家庭のように暗黙の了解があって、誰もが遠慮して改善をすることができなくなっています。したがって、「変革したい。改善を進めたい」と言っても、これ以上何をしたいのかと不安になって当然です。

「今までと一緒じゃだめなんですか。今でも忙しいのに、これ以上どうしたらいいのですか」などという言葉が出れば、まさしくこの状態だと知ることができます。

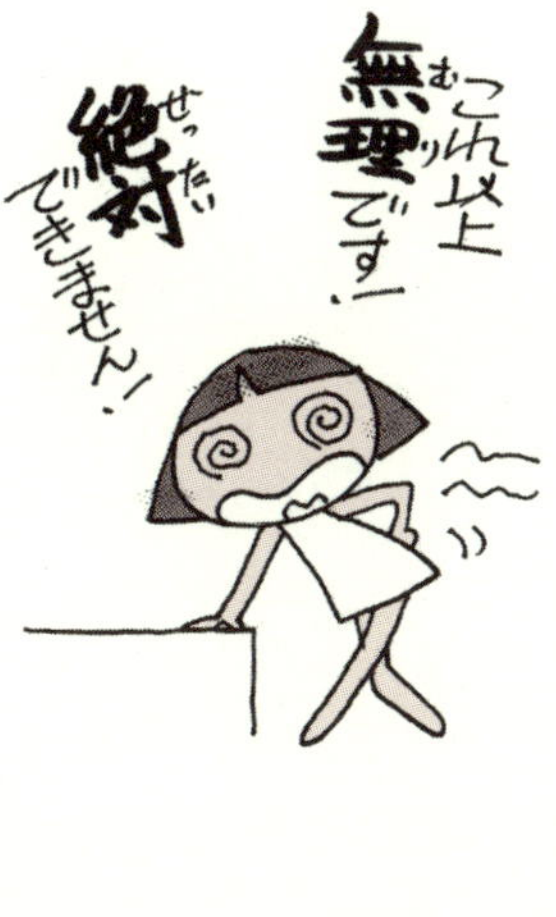
これ以上
無理《むり》です！
絶対《ぜったい》
できません！

(3)抵抗理由3　習慣からの脱却は大変なことである

人はいくつもの習慣の連鎖で生活しています。一つ変えるということは、付随するいくつもの習慣を変えることになります。これは、すべてを変えるのと同じくらいに本人にとっては辛いことがあるのです。

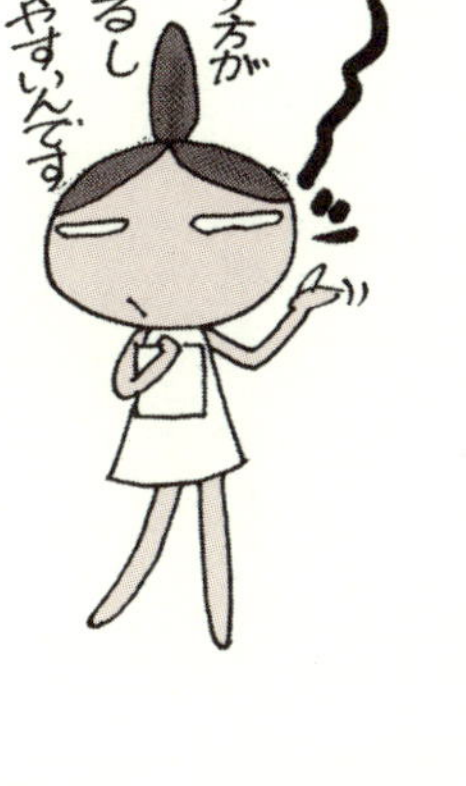
エ〜〜ッ
でも
このやり方が
慣れてるし
一番やりやすいんです

例えば、こり固まった考えの職場だったら、ゴミ箱の位置ひとつ変えることはできません。「いつもの場所に置いてください」という言葉が出るだけです。「改善するのが当然でしょ」という言葉だけでなく、「変えることは大変なことだよね」という本人のプライドを配慮しながら進めていくことも意識しなければなりません。

(4) 抵抗理由4　コミュニケーションの不足がある

歯科医院の変革を進める場合、スタッフは一つ一つのことに対して、答えがほしいと考えています。例えば次の質問に、答えるだけのエネルギーが必要です。

・この変革は、自分にとって、スタッフにとって、医院にとってどういう意味があるんでしょうか
・他にもっとよい対策はないのですか
・やり方を変えてもうまく仕事ができるとは限らないのではないですか
・このために自分はどんな犠牲を払わなければならないのですか
・自分は、変革が必要だとは感じません
・聞かされたことを信じていいのでしょうか
・これが自分達にとって正しい方向なのでしょうか

「ここまで言わないといけませんか」と落胆される院長やチーフがいるかもしれません。しかし、問題はないのです。

歯科医院には、崇高な理念があります。

毎日でも語り続けるのです。「私達の理念は、………です。歯科医院の理念に基づいた体制をとりたい。だから……をしたいのです。目標は明確です。みんなで話し合って決めていきましょう」よいことも、悪いことも、すべて「視える」状態にして、話し合う時間と場所を作りましょう。

(5) 抵抗理由5 組織全体にわたる調整に失敗している

変革は、チームでの対応です。チームワークと自発性の促進が組み込まれる必要があります。少しずつやりながらやってみたいと言われる院長がいますが、これは仕事としては失敗を生みやすい。ジワジワとやりながら考えるのではなく、みんなの気持ちを一つにして、みんなで考え、一気に取り組むというスタイルを作っていきます。

(6) 抵抗理由6 スタッフの反乱がある

「黙って計画通りにやっていればよい」という状況では、お仕着せの命令でしかありません。仕事は、人生の三分の一の時間を費やします。人からの押し付けでは、抵抗感が出ても無理はありません。

最初の企画段階から、スタッフの意見を尊重します。

私達の職場である歯科医院は、患者さんへよりよい歯科医療サービスを提供するために存在します。メンバーの一人として、ぜひとも歯科医院の変革に自ら参加されてください。変革は、充実した人生への一歩でもあるはずです。

3 変革を成功させるためのポイント

変革には、抵抗はつきものです。しかし、マイナスイメージのことばかり考えても仕方がありません。ここでは、抵抗をなるべく最少にとどめるためのポジティブ変革を提案することにしましょう。

(1) ポイント1　歯科医院に明確な理念とビジョンを提示する

私達歯科医院の目指すものは何なのか。理念の浸透は、一日、二日でできるものではありません。いつでも院長は熱く語り続けることが必要です。

その目指すものが一致しているときに、初めて気持ちが一つになるのです。

(2) ポイント2　変革の必要性を明確にする

必要なのは、危機感です。

外部環境までを含めた現状を見る体制。今のままでよいと思っている人がいれば、今やらなければならない理由が必要です。

この発信は、いつでも院長やチーフだけが行うものではありません。任されている部署や役割がある場合、誰もが危機感を述べ、理念やビジョンに合わせた変革の必要性を語ることができます。

（3）ポイント3　変革は、だらだらとしない

目標を定めれば、誰が、いつまでに、何を、どうしたいのか。計画的に一気に進めます。「○○したほうがいいと思います」だけでは、変革の業務は消えてなくなります。何をゴールとするかをわかるようにし、早い段階での成果が見えるようにして、達成した場合には、担当者や協力者に称賛の声をかけましょう。

（4）ポイント4　徹底的なコミュニケーションを図る

「黙っていても、わかるだろう」

「長い付き合いだから、察していてくれるだろう」

「○○さんに言ったので、伝達されているだろう」は、ありえません。

また、「個別の面接で意見を聞いたので、理解してくれただろう」も危険です。それぞれの人によって解釈は違っていて、ましてやそのスタッフから他の人へ伝達される段階で、それぞれの解釈が加わって伝わってしまいます。

徹底的なコミュニケーションの基本は、全体への情報の共有です。したがって、定期的なミーティングや勉強会、朝礼などの機会を使って、徹底的に話し合い、確認し合うことが必要です。

（5）ポイント5　とことん複雑であること

実は、単純な仕事はそう多くありません。また、一人だけでできる仕事もそう多くありません。

仕事は、みんなと協力しながら進めていきます。したがって、単純に見えても、実は横と縦の関係を考えながら、複雑に調整しながら進んでいます。

「誰でもできるんだけど、君にやってもらった」よりも、「君にしかできないと思っていたよ。こんなに大変な仕事をよくやってくれた」と言われるほうが絶対にいいのです。変革も、期待されるぐらいの適度な緊張感があってもいいでしょう。

(6) ポイント6 支援チームの編成

担当者一人に任せては孤独です。

「あの人、何やっているのかしら」と、周りのスタッフからは、まったく興味を示してもらえない場合も少なくありません。

「彼女には、重要な仕事を任せているから」という言葉や、ちょっとしたことに「困っていることはないか」という言葉かけがほしいものです。それも、個別ではなく、組織として支援している体制が見えれば、担当者は安心して仕事に取り組むことができます。

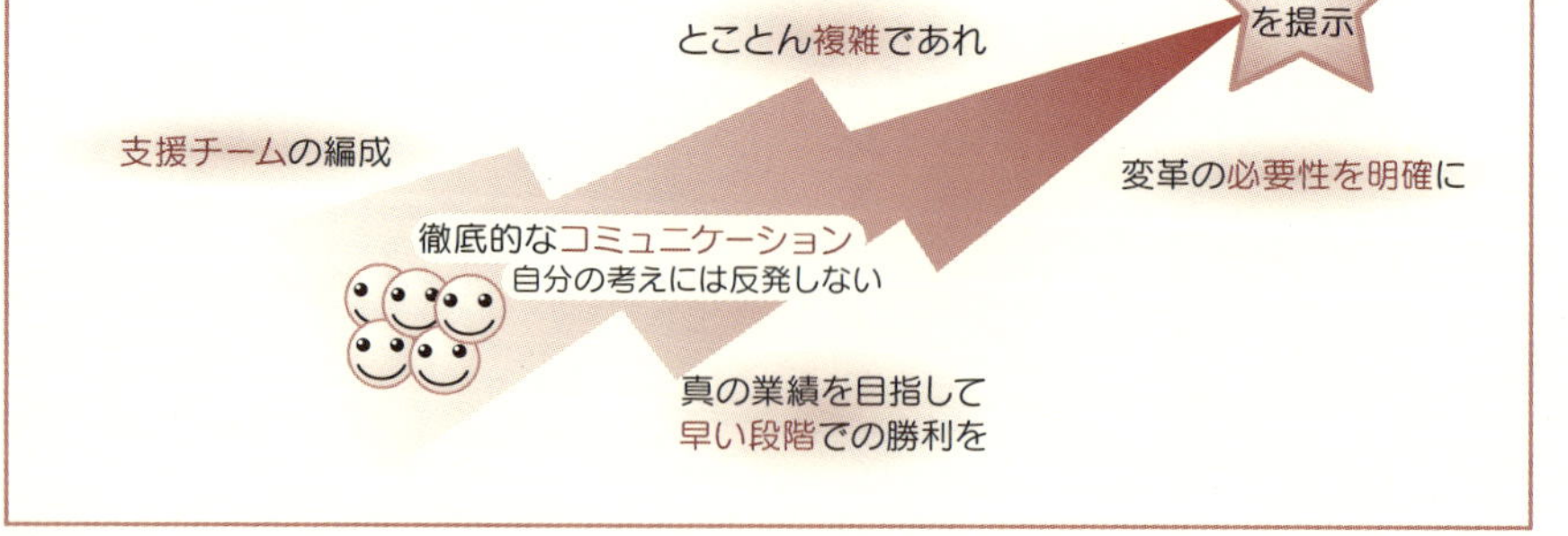

図2　小原作成（2009）

4 組織のモチベーションを上げる

変革は、誰にとってもエネルギーがいります。

歯科医院の個々のスタッフがモチベーションを上げ、チームとなることで組織としての活力を引き上げるために、一つの理論を紹介しておきましょう。

アメリカの臨床心理学者、フレデリック・ハーズバーグが提唱した二要因理論（動機付け・衛生理論）です（図3）。

これは、「仕事を行うときの〝満足〟と〝不満足〟を引き起こす要因」を研究した理論です。

人間の仕事における満足度は、ある特定の要因が関与していると言われています。

「満足」が高まる要因（動機付け要因）は、次のようなものです。

・高い業績が上がっているという実感
・仕事においての達成感
・人に認めてもらっているという安心感

ハーズバーグの二要因理論
（動機付け・衛生理論）

衛生要因	動機付け要因
職務不満の防止	積極的な職務態度を誘発
会社の方針と経営 監督 監督との関係 作業条件 給与 同僚との関係 個人生活 部下との関係 身分 保障	達成 承認 仕事 責任 昇進 成長

図3

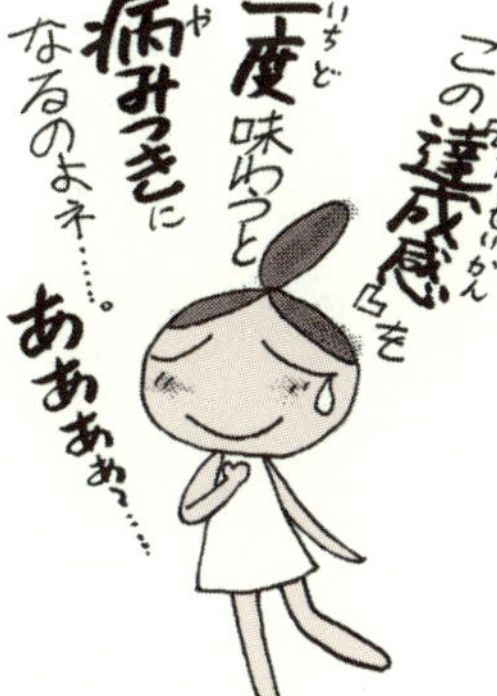
この『達成感《たっせいかん》』を
一度《いちど》味わうと
病《や》みつきに
なるのよネ……。
あああああ～……

・自分に任されている仕事がいかに大切なものであるかという理解
・任されているという責任感
・業績が上がれば昇進できる（次の仕事を任される）という期待
・自らの成長を感じることができる充実感

仕事を振るときに、これらのことを意識的に組み込むことで、モチベーションは上げることができます。

反対に、「不満足」にかかわる要因（衛生要因）は理解していないと難しい。なぜなら、よかれと思ってやったことを、当然のことと思ってしまうことが特徴とされているからです。

例えば、院長がスタッフに対して、「君は、よく頑張っているから昇給しよう。だから来月からはもっと頑張ってほしい」という気持ちを現したとします。上げてもらった給料はそのときには嬉しいと感謝するかもしれないけれども、次の月にはもらって当然と思うようになります。継続した満足感が得られない事柄が衛生要因ですので、これらは仕事の不満を予防する働きを持つにすぎません。ですから、動機付け要因を理解したうえで、スタッフに仕事を任せることが、組織全体としての成果を生むことにつながります。

小さなことですが、小さなことの積み重ねが、最後に変革を遂げるための基本となるのです。

変革は、楽しんでやらないと損です。

ほとんどの場合は、よくなること、発展すること、状況をよくするために行われます。

大変なのは、しばらくの間です。

軌道に乗れば、それが当然の体制に変わります。みんなと一致団結して、確かな変革を進めましょう。

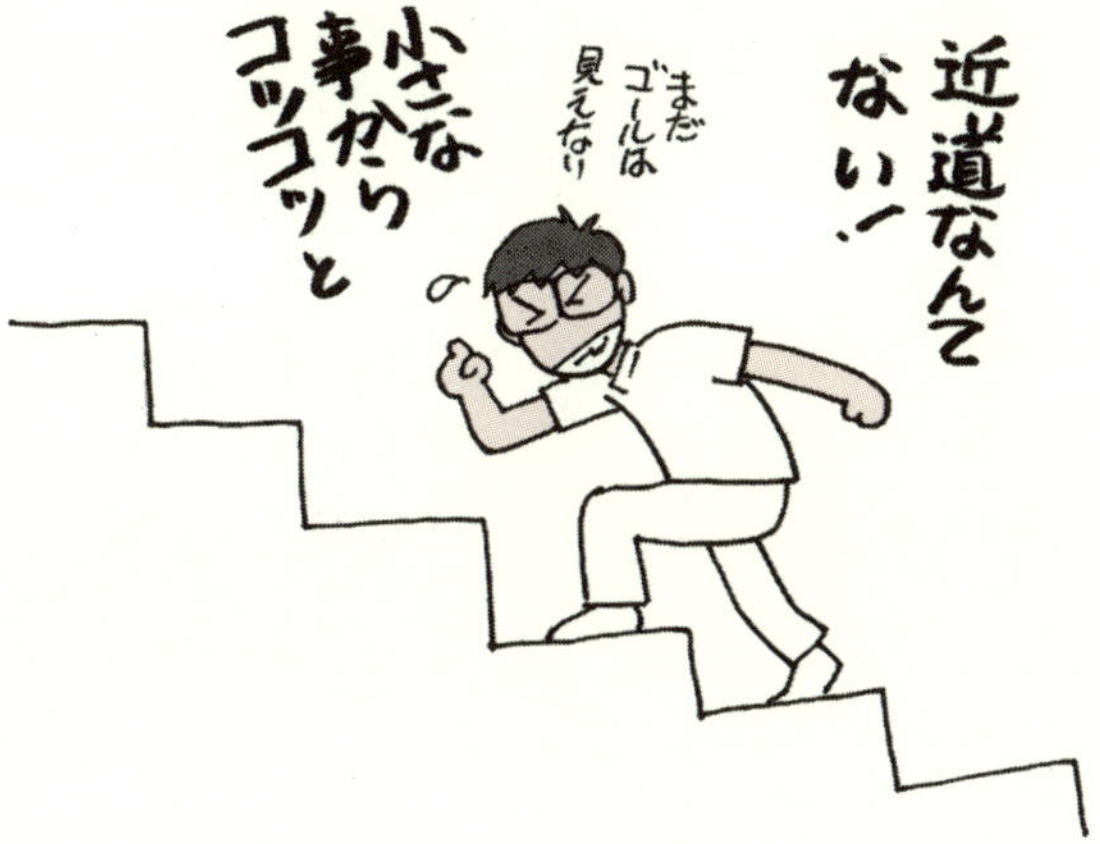
近道なんてない！
まだゴールは見えない
小さな事からコツコツと

5 ちょっとした言葉の配慮

人をとりまとめ、目標に向かって行動してもらうためには、お互いのちょっとした言葉の配慮が必要です。

自分と違う、全体目標から離れた発言が出てきたときに、どう対応していますか。「でも…」「エ〜」と発言する人を見ますが、それだけで提案した人のモチベーションは下がります。

「それは違うんじゃない？」とすぐに言ってしまう人がいますが、提案する立場にある人の話には、続きがあったり、深い考えのもとに言っていたりします。

その場合は、「そうですか…」とじっくり聞く。「そのような考えもありますね」と、ひとまず全部聞いてみましょう。

そして、語り終えたときに「ちょっと質問してもよろしいですか」「今のお話は……ということですか」という切り出しで確認をします。

会話は、キャッボールです。

お互いが気持よく発言できる体制を作れる人が、「できる人」なのです。

さて、ちょっとの配慮で気持ちよく仕事ができる言葉があります。

ありがとうございます

嬉しいです

大好きです

楽しいです
愛してます
幸せです
困っていることはありませんか

簡単な言葉です。

「…持ってきました」
「ありがとう」と、
「…持ってきました」
「はい」では、だいぶ違います。意識的に気持ちよく仕事ができる言葉を使いましょう。

一番効率が上がる手段かもしれません。

スタッフの方々と、コミュニケーションが取れないと悩むことはありません。

歯科医院には明確な「理念」があり、みんなが同じ目標を持っているのですから。

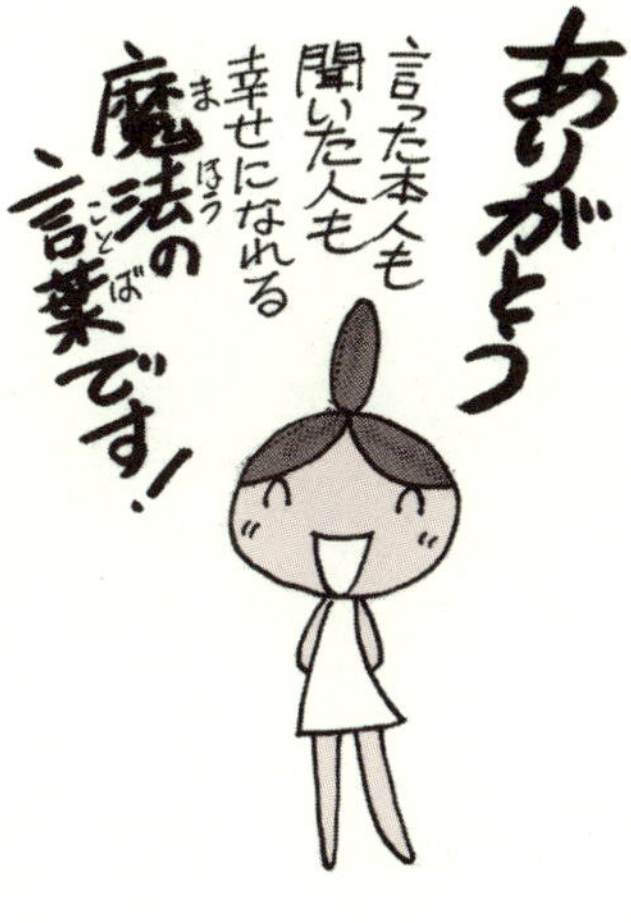
ありがとう
言った本人も
聞いた人も
幸せになれる
魔法《まほう》の
言葉《ことば》です!

チームで取り組む歯科医院の活性化の基本

まずは、歯科医院活性化の準備段階まできました。

お読みいただきまして、いかがでしたでしょうか。

やっていることは、普通のことです。しかし、普通のことを普通の感覚で進めることが一番難しいのです。

普通のことができることで、お互いを認め合い、感謝し、尊重し合う体制が作れます。

さて、いろいろな技術や知識を高めるセミナーがあります。受けてみても、なかなか実施することはできません。それは、それを行う体制がチームとしてできていないからです。

これからは、論理的思考を使って整理したり、ブレーン・ストーミングでみんなで話し合いながら、いろいろなことにチャレンジしていきましょう。

歯科医院の活性化によって、多くの患者さんに最善の歯科医療サービスを提供し、「あなたの歯科医院で診てもらいたい」と言っていただける歯科医院ファンの患者さんと出会いましょう。

きっと、患者さんにはわかります。

この歯科医院は、一致団結して、私の健康を守ってくれるのだと。

具体的な変革は、続刊「仕事の視える化」シリーズで…。

この本《ほん》が少《すこ》しでも皆様《みなさま》のお役《やく》に立《た》ちますように

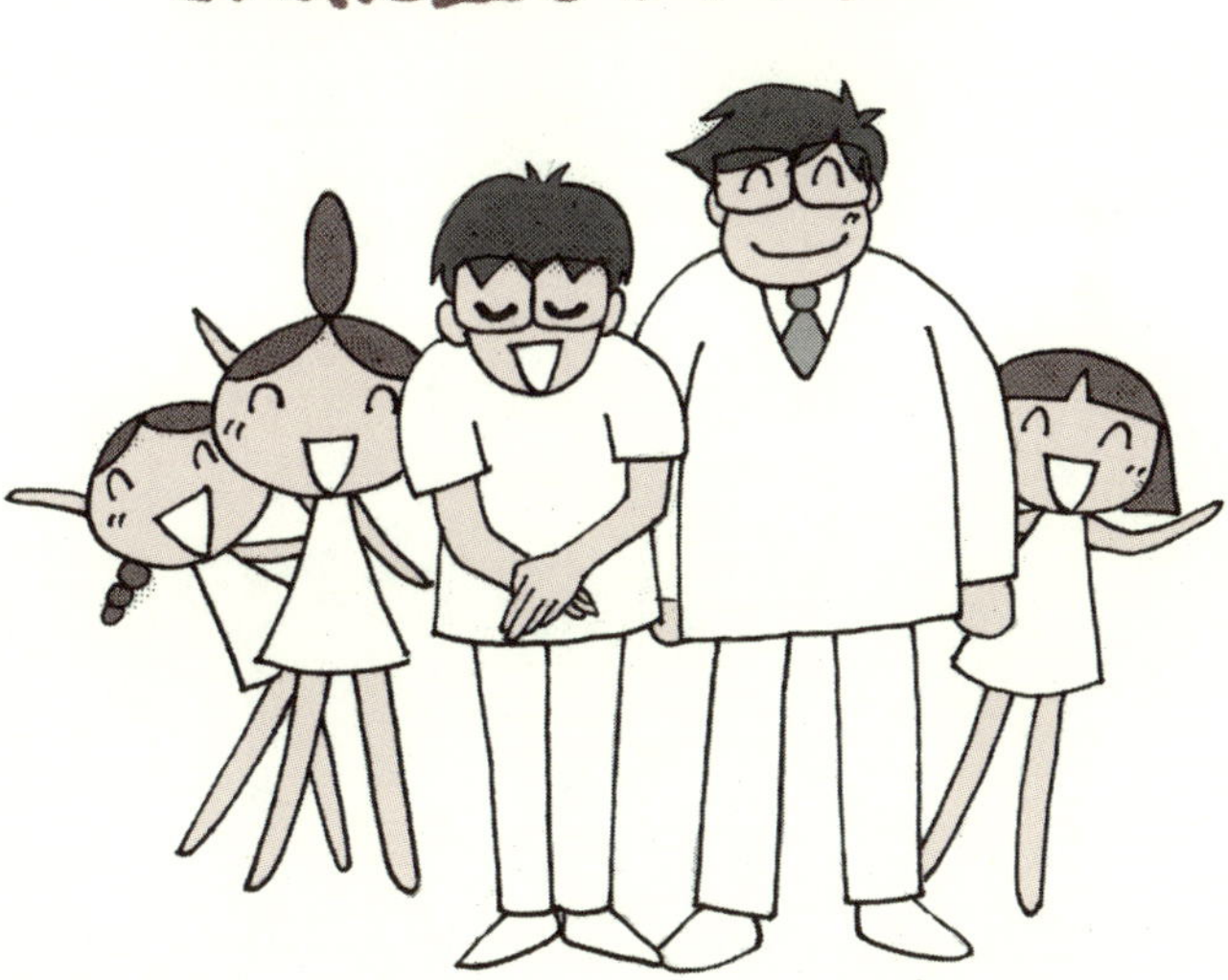

記入用紙

私の人生設計

名前

私はこんな人生を歩む	

戦略　どんな人生でありたいか

年齢	私の理想の人生
20歳代	
30歳代	
40歳代	
50歳代	
60歳代	
70歳代	
80歳代	

戦術　人生の節目…学校・就職・離職・結婚・出産・子育・離婚・倦怠期・更年期・退職等

	私の年齢	(　　)の年齢	(　　)の年齢	(　　)の年齢	(　　)の年齢	家族の節目	私の目標	目標達成のためにすべきこと
平成　年								
平成　年								
平成　年								
平成　年								
平成　年								
平成　年								
平成　年								
平成　年								
平成　年								
平成　年								

それぞれの年齢に転機時点で○

井上善海資料より改変（小原2005）

人生シート

名前　　　　　　記入　　年　　月　　日

西暦									
年齢	0-11	12-17	18-21	22-30	31-40	41-50	51-60	61-70	70-
時期	出生-小学生	中学・高校	大学・専門	成人1	成人2	壮年1	壮年2	高齢1	高齢2
主な出来事									
影響を受けた事・人・言葉									
人生にプラスの出来事 ↕									
人生のマイナスの出来事									

高満足度 ↕ 低満足度	平凡な人生であり、なんとも感じなかった時期を真ん中にして、満足度が高いものを上方に、低い時期を下方に描いてください。

歯科　　　年　　月　　日　状況

チームメンバーの確認

職種	名前	院内での役割	特　徴	年齢

	戦術	
	1	
	2	
	3	
	1	
	2	
	3	
	1	
	2	
	3	
	1	
	2	
	3	
	1	
	2	
	3	
	1	
	2	
	3	
	1	
	2	
	3	
	1	
	2	
	3	

理念

ビジョン		戦略	
1		1	
		2	
		3	
2		1	
		2	
		3	
3		1	
		2	
		3	

216
217

文献

1　印南一路：すぐれた組織の意思決定―組織をいかす戦略と政策、中央公論新社、２００３。

2　印南一路：すぐれた意思決定―判断と選択の心理学、中央公論新社、２００２。

3　片岡信之、齊藤毅憲、佐々木恒男、髙橋由明、渡辺　峻：ベーシック経営学辞典、中央経済社、２００４。

4　山下久徳、上野可南子：50の経営理論が図表とたとえ話で3時間でマスターできる本、明日香出版社、２００１。

5　桐村晋次：人材育成の進め方、日本経済新聞社、１９８５。

6　古川久敬：チームマネジメント、日本経済新聞社、２００４。

7　沼上　幹：組織戦略の考え方―企業経営の健全性のために、筑摩書房、２００３。

8　㈱インタービジョン総合研究所（小林惠智監修）：プロジェクトリーダーのための入門チームマネジメント―6人で9人分の仕事をする組織最適化の法則、ＰＨＰ研究所、２００１。

9　金井壽宏：組織変革のビジョン、光文社、２００４。

10　若松義人：なぜトヨタは人を育てるのがうまいのか、ＰＨＰ研究所、２００５。

11　二宮清純：勝者の組織改革、ＰＨＰ研究所、２００４。

12　石井住枝：トヨタの役員秘書が見たトヨタのできる人の仕事ぶり、中経出版、２００６。

13　西村克己：戦略的な人の超速・仕事術、中経出版、２００８。

14　三菱総合研究所編：最新キーワードでわかる！日本経済入門、日本経済新聞出版社、２００８。

15　赤羽建美：ずっと「一緒にいたい女性」38の魅力―気配りの処方箋、三笠書房、２００７。

16　若松義人：最強トヨタの7つの習慣―なぜ「すごい工夫」が「普通」にできるのか、大和書房、２００６。

17　㈱ＯＪＴソリューションズ：トヨタの「問題解決」で会社が変わる！、ベストセラーズ、２００８。

18　片山　修：トヨタの「できる社員」はこう考える、三笠書房、２００６。

19　若松義人、近藤哲夫：トヨタ式人づくりモノづくり―異業種他業種への導入と展開、ダイヤモンド社、２００１。

20　㈱ＯＪＴソリューションズ：人を育てるトヨタの口ぐせ、中経出版、２００６。

21　ジョセフ・ボイエット&ジミー・ボイエット（金井壽宏監訳、大川修二訳）：経営革命大全　世界をリードする79人のビジネス思想、日本経済新聞社、１９９９。

22　田尾雅夫：組織の心理学［新版］、有斐閣、１９９９。

23　野中郁次郎、竹内弘高（梅本勝博訳）：知識創造企業、東洋経済新報社、１９９６。

24　ハーベイ・ブライトマン（大前研一監訳）：戦略思考学―創造的問題解決の手法、プレジデント社、１９８３。

25　武田哲男：顧客に「感動以上」の喜びを提供するための「サービス」の常識、ＰＨＰ研究所、２００８。

26　中島　一：意思決定入門、日本経済新聞社、１９９０。

27　田尾雅夫：モチベーション入門、日本経済新聞社、１９９３。

28　奥村昭博：経営学入門シリーズ―経営戦略、日本経済新聞社、１９８９。

29　野中郁次郎：経営学入門シリーズ―経営管理、日本経済新聞社、１９８３。

30　近藤哲生：はじめてのプロジェクトマネジメント、日本経済新聞社、２００５。

31　金井壽宏：経営学入門シリーズ―経営組織、日本経済新聞社、１９９９。

32　Ｂ・トリゴー、Ｊ・ジマーマン、Ｐ・トビア、Ｒ・スミス（中島　一訳）：戦略経営の実現―ビジョンの構築と実践の方法、ダイヤモンド社、１９９０。

33　山下福夫：だれでもわかる経営分析の進め方・活用の仕方、産能大学出版部、２００２。

34　野中郁次郎：知識創造の経営―日本企業のエピステモロジー、日本経済新聞社、１９９０。

35　小野公一：キャリア発達におけるメンターの役割―看護師のキャリ

ア発達を中心に、白桃書房、２００３。
36 高橋伸夫：虚妄の成果主義—日本型年功制復活のススメ、日経BP社、２００４。
37 フレデリック・ハーズバーグ（北野利信訳）：仕事と人間性　動機づけ—衛生理論の新展開、東洋経済新報社、１９６８。
38 佐藤博樹：変わる働き方とキャリア・デザイン、勁草書房、２００４。
39 井上善海：経営計画〈ここがポイント〉、経林書房、１９９４。
40 森谷亘暉、山下福夫：新・業務改善の考え方・進め方—第三の利益獲得への推進ノウハウ、産能大学出版部、１９９６。
41 堀　公俊：問題解決ファシリテーター—「ファシリテーション能力」養成講座、東洋経済新報社、２００３。
42 堀　公俊：ファシリテーション入門、日本経済新聞出版社、２００４。
43 藤巻幸夫：図解フジマキ流アツイチームをつくるチームリーダーの教科書、インデックスコミュニケーションズ、２００５。
44 吉村孝司：企業イノベーション・マネジメント、中央経済社、１９９５。
45 石井淳蔵、奥村昭博、加護野忠男、野中郁次郎：経営戦略論［新版］、有斐閣、１９９６。
46 小野桂之介：ミッション経営の時代—社会的使命が企業を高める、東洋経済新報社、１９９７。
47 小野桂之介：ミッション経営のすすめ—ステークホルダーと会社の幸福な関係、東洋経済新報社、２０００。
48 アーサーアンダーセン ビジネスコンサルティング：ミッションマネジメント　価値創造企業への変革、生産性出版、１９９７。
49 ＤＩＡＭＯＮＤハーバード・ビジネス・レビュー編集部編訳：動機づける力、ダイヤモンド社、２００５。
50 マーカス・バッキンガム（加賀山卓朗訳）：最高のリーダー、マネジャーがいつも考えているたったひとつのこと、日本経済新聞社、２００６。
51 ＤＩＡＭＯＮＤハーバード・ビジネス・レビュー編集部編訳：人材育成の戦略—評価、教育、動機づけのサイクルを回す、ダイヤモンド社、２００７。
52 大薗恵美、清水紀彦、竹内弘高著、ジョン・カイル・ドートン協力：トヨタの知識創造経営—矛盾と衝突の経営モデル、日本経済新聞出版社、２００８。
53 アルフレッド・Ｄ・チャンドラー・Jr（有賀裕子訳）：組織は戦略に従う、ダイヤモンド社、２００４。
54 大西　守、篠木　満、河野啓子、廣　尚典、菊地章彦：産業心理相談ハンドブック、金子書房、１９９８。
55 宗方比佐子、渡辺直登編著、久村恵子、坂爪洋美、高橋弘司、藤本哲史：キャリア発達の心理学—仕事・組織・生涯発達、川島書店、２００２。
56 淺井康宏：歯科衛生士養成のあり方及びその需給バランスに関する研究、平成８・９年度厚生科学研究（健康政策調査研究事業）、１９９８。
57 井上善海：ベンチャー企業の成長と戦略、中央経済社、２００２。
58 市橋和彦：新コア・コンピタンス戦略—未来市場を勝ち抜く経略手法、プレジデント社、１９９７。
59 青島矢一、加藤俊彦：競争戦略論、東洋経済新報社、２００３。
60 伊丹敬之：場のマネジメント—経営の新パラダイム、ＮＴＴ出版、１９９９。
61 一條和生：企業変革のプロフェッショナル—持続的な成長を可能にする戦略とリーダーシップ、ダイヤモンド社、２００４。
62 可児徳子：今後の歯科衛生士に対する養成方策に関する総合的研究、医療技術評価総合研究事業研究報告書、２００１。
63 厚生労働省：医療施設調査、２００２。
64 井上善海（合力　榮監修）：環境問題と経営診断（第2章　環境問題と経営戦略）、同友館、２００３。
65 佐藤甫幸：これからの歯科医はどう活動すべきか—歯科保健医療情報資料集、口腔保険協会、２００４。
66 政府・与党医療改革協議会：医療制度改革大綱、２００５。
67 二神恭一編著：企業と経営—現代経営学講座、八千代出版、

２０００。
68 日本歯科医師会：歯科医師需給問題検討特別委員会最終報告書、２００３。
69 日本歯科医師会：歯科医療白書、社会保険協会、２００３。
70 一橋大学イノベーション研究センター編：イノベーション・マネジメント入門、日本経済新聞社、２００１。
71 市川　彰、山下達哉：現代戦略経営要論、同友館、１９９３。
72 山崎喜比古編：健康と医療の社会学、東京大学出版会、２００１。
73 龍　慶昭、佐々木亮：戦略策定の理論と技法—公共・非営利組織の戦略マネジメントのために、多賀出版、２００２。
74 D・F・エーベル（石井淳蔵訳）：事業の定義—戦略計画策定の出発点、千倉書房、１９８４。
75 H・I・アンゾフ（中村元一訳）：戦略経営論、産能大学出版部、１９９０。
76 H・I・アンゾフ（中村元一、黒田哲彦訳）：最新・戦略経営—戦略作成・実行の展開とプロセス、産能大学出版部、１９９０。
77 H・I・アンゾフ（広田寿亮訳）：企業戦略論、産能大学出版部、１９６９。
78 ジェームズ・C・コリンズ、ジェリー・I・ポラス（山岡洋一訳）：ビジョナリーカンパニー—時代を超える生存の原則、日経ＢＰ社、１９９５。
79 P・F・ドラッカー（野田一夫、村上恒夫監訳）：マネジメント—課題、責任、実践（上）（下）、ダイヤモンド社、１９７４。
80 フレッド・R・デイビッド（大柳正子訳）：戦略的マネジメント—21世紀のマネジメントモデルを構築する、ピアソンエデュケーション、２０００。
81 ゲイリー・ハメル、C・K・プラハラード（一條和生訳）：コアコンピタンス経営—未来への経営戦略、日本経済新聞社、１９９５。
82 ヘンリー・ミンツバーグ、ブルース・アルストランド、ジョセフ・ランペル（斎藤嘉則監訳、奥沢朋美、木村　充、山口あけも訳）：戦略サファリ—戦略マネジメント・ガイドブック、東洋経済新報社、１９９９。
83 M・E・ポーター（土岐　坤、中辻萬治、服部照夫訳）：競争の戦略、ダイヤモンド社、１９８２。
84 クノ・ピュンピン（高梨智弘、吉田博文訳）：企業戦略マニュアル—戦略優位の実行システム、ダイヤモンド社、１９９０。
85 エベレット・M・ロジャーズ（青池愼一、宇野善康訳）：イノベーション普及学、産能大学出版部、１９９０。
86 伊丹敬之、加護野忠男：ゼミナール経営学入門、第3版、日本経済新聞社、２００３。
87 金融財政事情研究会：第13次業種別審査事典、社団法人金融財政事情研究会、２０１６。
88 池田守男、金井壽宏：サーバントリーダーシップ入門、かんき出版、２００７。
89 廣綱晶子：最新「マネジメント」とケース分析—経営学修士号取得のためのコア・コース基礎講座、秀和システム、２００４。
90 亀崎恭尚：創造性の開発、産能大学、１９９６。
91 マンフレッド・ケッツ・ド・ブリース（金井壽宏、岩坂　彰訳）：会社の中の「困った人たち」—上司と部下の精神分析、創元社、１９９８。
92 西村克己：論理的な考え方が身につく本—問題解決力がアップする35の思考スキル、ＰＨＰエディターズグループ、２００６。

【編著者略歴】
小《お》原《ばら》啓《けい》子《こ》
1980年　広島歯科衛生士専門学校卒業，広島歯科衛生士専門学校教員
1989年　広島口腔保健センター主任歯科衛生士
2000年　広島高等歯科衛生士専門学校教務主任
2004年　産業能率大学情報経営学科卒業
2006年　広島大学大学院社会科学研究科，マネジメント専攻
2007年　デンタルタイアップ設立
2011年　株式会社デンタルタイアップ設立　代表取締役　修士（マネジメント）　経営士
主な著書　歯科衛生士のための「P-I型歯周病治療ブック」1992年
はいしゃさんのアチョー女神さま　1996年　医歯薬出版
花の歯科衛生士 歯周治療にチャレンジ　2000年　医歯薬出版
チョーイケテル 花の歯科衛生士　2000年　医歯薬出版
これでチョーカンペキ歯科衛生士の新・歯周治療の本　1996～2012年　医歯薬出版
輝く華の歯科衛生士　2006年　医歯薬出版
歯科医院の活性化　仕事の視える化シリーズ
Part 1 マニュアル作りで仕事を視える化　2010年　医歯薬出版
Part 2 5Sで仕事の視える化　2010年　医歯薬出版
Part 3 人財として人を育てる　2011年　医歯薬出版
Part 4 ホンマモンの歯科医療スタッフ　2011年　医歯薬出版
歯科医院“経営の心得”　2012年　医歯薬出版
はいしゃさんの仕事　段取り術　2014年　医歯薬出版
これでチョーカンペキ歯科衛生士の最新歯周治療の本　2014年　医歯薬出版

【イラスト】
真《ま》砂《さご》　武《たけし》
1963年福岡県生まれ
5人の子供を持つ感性豊かな会社員．いつも小原の本のイラストを担当

チームで取り組む
歯科医院の活性化―現場で起こる変革のドラマ　ISBN978-4-263-44294-4

2009年8月15日　第1版第1刷発行
2016年4月20日　第1版第3刷発行

編集者　小原啓子
発行者　大畑秀穂
発行所　医歯薬出版株式会社
〒113-8612　東京都文京区本駒込1-7-10
TEL.(03) 5395-7638(編集)・7630(販売)
FAX.(03) 5395-7639(編集)・7633(販売)
http://www.ishiyaku.co.jp/
郵便振替番号 00190-5-13816

乱丁，落丁の際はお取り替えいたします．　印刷・真興社／製本・榎本製本